W0262502

DIE WEIBLICHEN SEXUALHORMONE

IN IHREN BEZIEHUNGEN ZUM GENITALZYKLUS UND ZUM HYPOPHYSENVORDERLAPPEN

VON

DR. C. CLAUBERG

PRIVATDOZENT
AN DER UNIVERSITÄTS-FRAUENKLINIK
KÖNIGSBERG I. PR.

MIT 103 ABBILDUNGEN

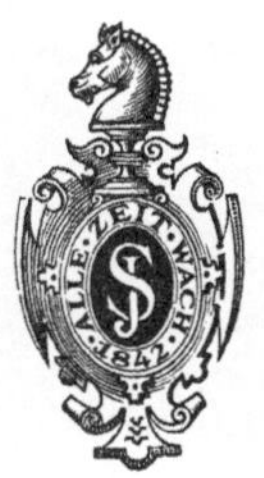

SPRINGER-VERLAG BERLIN HEIDELBERG GMBH

1933

ISBN 978-3-662-27380-7   ISBN 978-3-662-28867-2 (eBook)
DOI 10.1007/978-3-662-28867-2

Vorwort.

Das vorliegende Buch verdankt seine Entstehung dem ursprüng-lichen Gedanken einer zusammenfassenden Darstellung über das Hormon des Corpus luteum. Eine solche liegt meines Wissens bis heute in der Literatur nicht vor, was entsprechend der Neuheit dieses Gebietes verständlich erscheint. Dabei verstehe ich unter der Neuheit des Corpus luteum-Hormons vor allem seinen einwandfreien Nachweis, der erst in den allerletzten Jahren möglich geworden ist, und auch die Eingliederung dieses Hormons in die Ergebnisse der übrigen modernen Sexualhormonforschung. Eine solche Eingliederung brachte automatisch eine conditio sine qua non mit sich; denn die Eigenarten gerade dieses genannten spezifischen Hormons bedingt es, daß ein Verständnis desselben ohne das andere Hormon des Ovars, das Follikelhormon (früher sog. „weibliche Sexualhormon") über-haupt nicht möglich ist. So wären also nicht nur das eine, sondern die beiden Ovarialhormone abzuhandeln gewesen. Die heute erwiesene Gebundenheit der Funktion des Ovars an das „ungeschlechtliche" Sexualhormon des Hypophysenvorderlappens hätte dabei ein immer wieder notwendiges Zurückgreifen auf dieses letztere Organ verlangt. Die Beziehungen zu ihm mußten deshalb, wenn nicht Unklarheiten entstehen sollten, gesondert besprochen werden. So weitgehend spezialisiert heute jedes einzelne dieser Sexualhormone für sich abgehandelt werden kann, so wesentlich und notwendig ist doch das Verständnis des ganzen Getriebes dieser Hormone untereinander, als daß man dabei eines derselben ganz von dem anderen isoliert besprechen könnte. Bei der dadurch gegebenen Art der Darstellung habe ich mich bemüht, auf Einzelheiten der Arbeitsmethoden nicht näher einzugehen oder aber sie nur zu streifen. Damit wollte ich eine Störung und Belastung bei der Gewinnung eines Gesamtüber-blickes über die Sexualhormonologie sowohl für den auf diesem Gebiet erst weniger vorbereiteten Leser als auch für den Spezial-interessenten vermeiden.

Der weitaus größte Teil der dieser Arbeit zugrunde liegenden Untersuchungen wurde in den Jahren 1929—1932 während meiner Assistentenzeit an der Universitäts-Frauenklinik in Kiel von mir ausgeführt. Meinem dortigen Chef, Herrn Prof. R. SCHRÖDER, ver-danke ich die Basis, auf der stets fußend ich meinen Arbeitswegen die Richtung geben konnte. Seinen grundlegenden Forschungen über den Genitalzyklus des Weibes und dessen Pathologie, sein stetes lebhaftes und warmes Interesse für die Sexualhormonforschung und damit für meine Arbeiten, seine tiefgründigen Anregungen bei der Durchführung derselben, verpflichten mich ihm zu ganz besonderem Dank; ebenso aber auch die mir nach meiner Übersiedlung an die Königsberger Klinik von ihm gegebene Möglichkeit, das bei weitem größte Material an Mikrophotographien für diese Arbeit an der Kieler Klinik anzufertigen. Neue und neueste Untersuchungen entstammen meiner erst kurzen Tätigkeit an der Königsberger Klinik. Meinem Chef, Herrn Prof. VON MIKULICZ-RADECKI, bin ich für das volle Verständnis und die bereitwillige Unterstützung dankbar, die er mir bei meinen weiteren Arbeiten an meiner neuen Arbeitsstätte seiner Klinik entgegenbringt.

Der größte Teil meiner Untersuchungen wurde mir ermöglicht durch die weitgehende Unterstützung von seiten der Schering-Kahlbaum A. G., wofür ich an dieser Stelle meinen Dank ausspreche. Dabei möchte ich nicht verfehlen, der Fruchtbarkeit Erwähnung zu tun, wie sie der stete Gedankenaustausch mit Herrn Prof. W. SCHOELLER als deren erstem wissenschaftlichen Mitarbeiter aufweisen mußte.

Herr Privatdozent Dr. JOACHIMOVITS-Wien war so liebenswürdig, mir einige fehlende histologische Präparate von Affengenitalien zur Verfügung zu stellen, während ich Herrn Dr. HOHLWEG (Hormon-Labor der Schering-Kahlbaum A. G.) die Abb. 90 und Herrn Dr. CARLOS LORCA-Madrid die Abb. 28—33 verdanke.

Durch die Hilfe meiner technischen Assistentin Fräulein ERIKA MOHR und durch die Unterstützung von Fräulein FRIEDEL RIMMEL ist mir die Durchführung meiner Untersuchungen bzw. die Abfassung dieser Arbeit außerordentlich erleichtert worden.

Königsberg i. Pr., im Dezember 1932.

C. CLAUBERG.

Inhaltsverzeichnis.

A. Allgemeines zum Begriff „weibliche Sexualhormone“.

Die letzten Jahre haben uns auf dem Gebiete der Sexualhormonforschung eine derartige Fülle von Literatur gebracht, daß es dem Uneingeweihten und zuweilen sogar dem Spezialwissenschaftler scheinen muß, als verschwämmen dabei die Grenzen ins Unübersehbare. Es arbeiten Biologen, Physiologen, Chemiker, Zoologen und Kliniker, und doch oder gerade deshalb scheint es notwendig, einmal dasjenige fest zu umfassen, was wir Positives wissen, was an Ergebnissen sicherer, wohlerforschter Grundlagen nicht entbehrt und was also als Anhaltspunkt und Fundament für neue Untersuchungen dienen kann.

Bei der Hormonforschung haben wir es mit einer Menge verschiedenster Komponenten zu tun — z. B. dem Testtier, den verschiedenen Testtierarten, den Genitalzyklen derselben, dem Hormon, seinen Begleitstoffen, den biologischen Unterschieden zwischen Mensch und Testtier und vielem anderen —, so daß wir einstmals nicht umhin können werden, ein gewisses „Einmaleins“ der Sexualhormone, wenn man es so nennen will, aufzustellen. Das muß dann zwangsläufig alle bekannten Grundfaktoren enthalten, an denen deshalb keine Zweifel möglich sind, weil sie sich in die Naturgesetze recht und schlecht einfügen. Erst vor einigen wenigen Jahren erschien ein auf der Erfahrung und den Ergebnissen einer langen Forschungszeit basierendes Buch von R. T. FRANK - New York, betitelt „The Female Sex Hormone“ oder „Das weibliche Sexualhormon“, und bereits heute können wir von *einem* weiblichen Sexualhormon, nicht einmal von *einem Ovarialhormon* mehr reden; denn es gibt deren zweifellos mehrere. In einer Zeitschrift fand sich die Abbildung eines geschliffenen, einige Kubikzentimeter Flüssigkeit enthaltenden Glastöpfchens mit der Unterschrift: „Aus dem Hexenkessel der Hormonforschung — 1 g Hormon —, genug, um 100 Menschen in Liebesraserei zu versetzen“. Wahrlich, der Ausfluß einer völligen Verkennung der wissenschaftlichen Ergebnisse unseres Gebietes. Allzu leicht werden wir bei der Fülle der Materie und der Schlagkraft ihrer Ergebnisse geneigt, in allem, was mit Veränderungen am Genitale in Beziehung steht, eine „*hormonale* Steuerung“ zu erblicken. Trotzdem sind dabei häufig sicherlich noch andere Komponenten am Werk, die in der Gesamtheit ihres Wirkens erst den Komplex der Vollfunktion bedingen. Ich denke dabei vor allem an den sog. Sexus, das Triebgefühl, bei Tier und Mensch, und möchte glauben, daß wir darüber noch recht dürftig orientiert sind. Es sind hier neben hormonalen sicherlich nervöse, psychische und andere Faktoren im Spiele, was sich durch einfache Beobachtungen immer wieder bestätigen läßt. Was bewirken die von uns mit „Sexualhormone" bezeichneten Stoffe? Wir können nach den bisherigen Ergebnissen eigentlich nur annehmen, daß sie den Aufbau der anatomischen Struktur, ihre Umwandlung in den einzelnen Phasen und die Physiologie der rein zellulären Funktion des Genitales beherrschen. Wir sprechen vom „Oestrus" als der Brunstperiode, weil wir sehen, wie bestimmte anatomische Veränderungen am Genitale mit dem Brunstgefühl der betreffenden Tiere einhergehen, sind aber kaum berechtigt, diese anatomischen Prozesse und Veränderungen als die Brunst im Sinne des Brunstgefühls bedingend anzusprechen. Wenn auch die Beobachtung gemacht worden ist, daß mit Follikelhormon behandelte infantile weibliche Mäuse vom Bock typisch gejagt und besprungen werden, so ist damit eigentlich lediglich gesagt, daß an den Genitalorganen dieser weiblichen Tiere künstlich diejenigen anatomisch-biologischen Veränderungen erzielt wurden, die eine bestimmte Reaktion auf die Aktivität der Böcke auslösen. Eine „sexuelle Frühreife" der weiblichen Tiere ist das nicht. Schon deshalb nicht, weil — wie wir wissen — diese Veränderungen regressiv sind. Andererseits zeigt bei einer anderen Tierart, dem Kaninchen, der Bock ein dauernd „brünstiges" Verhalten, ganz gleich, ob das Weibchen sich in oder außerhalb der Brunst befindet. Wir können aus der reinen Erfahrung am Menschen heraus schon deshalb den Effekt „Brunstgefühl" nicht in absolute Abhängigkeit vom Ovarium und seinen Hormonen setzen, da ja der „Sexus" weder mit der Exstirpation der Ovarien erlischt, noch an deren geordnete cyclisch-anatomische Funktion gebunden ist. Ich erörtere diese Dinge hier einleitend, da mir einige Beobachtungen in dieser Beziehung besonders eindrucksvoll erschienen. Viele meiner operativ-*kastrierten* weiblichen Kaninchen ließen den Bock unter typisch „brünstigem" Verhalten zu, ganz gleich zu welchem Zeitpunkt nach der Ovarienentfernung sie sich befanden. Unter diesen bleibt mir ein reifes, geboren habendes, schweres Tier besonders in Erinnerung wegen seines auffallend eigenartigen Verhaltens. Das ausgewachsene Kaninchen war $1^1/_2$ Jahre lang nach seiner operativen Kastration in einem kleinen Einzelkäfig im Freien völlig isoliert gehalten worden. Es legte in dieser Zeit ein zunehmend sonderbares Verhalten an den Tag, indem es mit beiden Vorderfüßen katzenartig kratzend den Menschen regelrecht ansprang, wenn es geneckt wurde. Zum Bock gebracht benahm es sich jedoch während der ganzen Zeit bis zu seinem Tode derart weiblich brünstig, daß man es typischer nicht hätte demonstrieren können. Die Sektion ergab nichts Besonderes. Es bestanden die typischen Kastrationsveränderungen des völlig atrophischen Genitalschlauches — von etwaigen Ovarienresten keine Spur —. Einzig und allein die Hypophyse wies besondere Merkmale auf, auf die ich später zurückkomme. RIDDLE-Amerika, ein Spezialist auf dem Gebiete der Sexualorgane und -hormone von Tauben, berichtete 1930 auf der Londoner Tagung der Internationalen Gesellschaft für Sexualforschung in einer Diskussionsbemerkung über einen *operativ-kastrierten* Täuberich, der sein vorheriges Weibchen auch weiterhin äußerst typisch-männlich verteidigte, später sogar im Kampfe um dieses Weibchen starb — und nicht der geringste Rest von Hodensubstanz wurde bei dem gründlichst daraufhin untersuchten Tiere gefunden.

Andererseits habe ich kastrierte reife weibliche Kaninchen, die den Bock nicht annahmen, mit Follikelhormondosen behandelt, die einen wohlgeordneten Wiederaufbau des gesamten Genitalschlauches bewirkten, und trotzdem verweigerten diese Tiere unter den bekannten Abwehrreaktionen der Nichtbrunst mit absoluter Energie die Annahme des Bockes.

Kurz und gut, es soll damit gesagt werden, daß wir gut tun, Vorsicht walten zu lassen, wenn es sich um so weitfassende Begriffe wie „Vermännlichung" und „Verweiblichung" handelt. Ja, der Begriff dessen, was wir „Sexualhormone" nennen, sagt letzten Endes nicht das, was er soll. Es handelt sich dabei zum Tatsächlichen um Sexual*organ*hormone; denn es sind Stoffe, die in Sexualorganen oder in mit ihnen in Korrelation stehenden Drüsen gebildet werden und die den anatomischen Auf- und Umbau der Sexualorgane dirigieren, weiter nichts.

Was den Begriff des typisch Weiblichen oder typisch Männlichen anlangt, so können wir in bezug auf die sekundären Geschlechtsmerkmale feststellen, daß hier sicherlich noch andere Komponenten als die von uns bisher als Sexualhormone bezeichneten Stoffe innerer Sekretion beteiligt sind. Bekannt sind Beziehungen der Nebenniere, der Thyroidea, des Thymus und anderer endokriner Drüsen. Wir brauchen dabei nur an die Störungen des Haar- und Bartwuchses bei Nebennierentumoren denken. Und auch wieder in direkter Korrelation zu den Sexualorganen scheinen diese Drüsen zu stehen, wie Uterusblutungsanomalien bei Schilddrüsenerkrankungen zeigen. Hinsichtlich dieser Beziehungen fehlen uns leider endgültige Forschungen; denn meistens mangelt es dabei am spezifischen Test. Wir kennen bisher nur im Tierexperiment die Ausfallserscheinungen nach Exstirpation der verschiedenen Drüsen bzw. die mehr oder weniger diffuse Wirkung zugeführter Extrakte aus den betreffenden Organen. Hinzu kommt noch die Möglichkeit der indirekten Wirkung von Hormonen über eine zweite endokrine Drüse auf ein drittes Organ. Schließlich noch eines: ZONDEK hat das gonadotrope Hormon des Hypophysenvorderlappens als das dem Ovar „übergeordnete" Sexualhormon bezeichnet, weil sich mit ihm am infantilen Ovarium Veränderungen erzielen lassen, die sich sonst nur beim reifen Tier fanden. Aber auch der Hypophysenvorderlappen ist dann sicherlich nicht so weitgehend selbständig und unabhängig, als es auf den ersten Blick scheinen möchte. Auch ihm ist etwas übergeordnet, und wenn es letzten Endes das gesamte Soma unter dem Einfluß von Klima, Temperatur, Ernährung usw. ist. Beispiele dafür finden wir nicht nur beim Tier, sondern auch beim Menschen: Viele Tiere sind nur einmal oder einige Male im Jahr brünstig, viele Affenarten weisen nur zu bestimmten, für die nachfolgende Brutpflege besonders günstigen Jahreszeiten eine vollständige Funktion des Genitalzyklus auf; eine große Anzahl von Kaninchen geht zu bestimmten Zeiten in den sog. „Anoestrus" mit völliger Ruhe der Ovarialfunktion, ein anderer Teil wieder nicht. Bei der Frau kennen wir diese Verhältnisse in Form sekundärer temporärer Amenorrhoen und haben sie am typischsten zur Zeit ungünstiger allgemeiner Ernährungsverhältnisse in und nach dem letzten Kriege in der sog. „Kriegsamenorrhoe" kennengelernt. Sehr wahrscheinlich ist ja hier die Mitwirkung von Vitaminen, wofür wir durch gewisse Ausfallserscheinungen im Tierexperiment Anhaltspunkte haben.

B. Vergleichende Betrachtungen zur Histologie und Physiologie des Genitalzyklus der Laboratoriumstiere und des Menschen.

Als sichere Basis zum Studium der Sexualhormone ist die Kenntnis des Objektes erforderlich, an dem gearbeitet wird; das sind die Genitalorgane der Laboratoriumstiere und deren wechselnde verschiedene Funktionszustände. Ohne klare Einsicht in das normale Geschehen ist hier keine Deutung von Versuchsergebnissen möglich. In der Literatur finden wir das für uns Wissensnotwendige recht verstreut und wenig übersichtlich. Zusammenfassende, vergleichende Darstellungen enthalten hauptsächlich Beschreibungen des Makroskopischen oder höchstens des Grobmikroskopischen. Außerdem sind gerade in den letzten Jahren, in der Zeit des Aufschwunges der Sexualhormonforschung, neuere Ergebnisse hinzugekommen, die für uns von wesentlicher Bedeutung sein dürften. Ich habe es deshalb im folgenden unternommen, einmal eine enge Gegenüberstellung dessen zu bringen, was feinmikroskopisch zum Verständnis unseres Gebietes gehört, wobei ich die makroskopisch-anatomischen Verhältnisse als bekannt voraussetze und hinsichtlich der Nagetiere auf die im vorigen Jahr im Handbuch von JAFFÉE erschienene Abhandlung von PREISS-ECKER-Wien verweise.

1. Wesen des Genitalzyklus. — Phasenprinzip.

Das Wesen der cyclischen Veränderungen am Genitale der Säuger müssen wir in der Bereitstellung eines reifen Eies zur Befruchtung ersehen. Dabei finden wir bei den hier zur Besprechung stehenden Tieren Affe, Kaninchen, Meerschweinchen, Ratte und Maus ebenso wie beim Menschen ein bestimmtes Prinzip gewahrt. Dieses Prinzip ist völlig gleich und immer in seiner Vollkommenheit 2phasig. Im Falle einer Befruchtung und Eieinbettung kommt eine 3. Phase hinzu, nämlich die der Frühgravidität. Das 2-Phasenprinzip des progravidien Genitalzyklus steht in völliger Abhängigkeit zweier Ovarial-hormone, wie wir später sehen werden. Während das Ovarium im cyclischen Wechsel zwei verschiedene Hormone produziert, dirigiert es durch die spezifische Wirksamkeit dieser beiden Hormone die cyclischen Veränderungen innerhalb des Genitalschlauches. Jedes der beiden Hormone ist chemisch-biologisch ein einheitlicher Stoff, ganz gleich im Ovarium welches dieser Tiere er gebildet wird. Dementsprechend findet auch die spezifische Wirksamkeit dieser beiden Stoffe innerhalb der beiden Phasen ihren bestimmten Ausdruck, nämlich indem es sich bei der 1. Phase immer um Aufbau-, d. h. Wachstums- oder Proliferationsvorgänge — bei der zweiten immer um Umwand-lungs-, d. h. Umbildungs- oder Transformationsprozesse — handelt. Unter dem Einfluß des völlig reif werdenden Ovarialfollikels wachsen innerhalb der 1. Phase in den Schleimhäuten des Genitalschlauches neue Zellen. Diese werden in der 2. Phase durch die Wirkung eines hinzukommenden neuen Hormons das Corpus luteum in einem spezifischen, für die Eieinbettung notwendigen Sinne umgewandelt. Wenn also die Ursachen für die cyclischen Veränderungen bei allen Tieren dieselben sind, so ist andererseits das „Terrain" — wenn man es so nennen darf — bei den einzelnen Tierarten verschieden, da ja die Zellen gleicher Organgewebe bei den verschiedenen Tierarten mehr oder weniger deutliche Unterschiede zeigen. Ich darf vielleicht einen Vergleich mit den Pflanzen anstellen: Auch hier sind im wesent-lichen Boden- und Nährmaterialien dieselben, sie treiben Blätter und Blüten und doch entstehen die verschiedensten Ausdrucksformen hinsichtlich der letzteren. In der menschlichen Uterusschleimhaut kommt es in der 2. Phase der Umwandlung unter anderem zu einer Sekretionstätigkeit der in der 1. Phase gewachsenen, proliferierten Drüsen. Es wird dort diese 2. Phase im Gegensatz zur ersten oder Proliferationsphase mit dem Ausdruck Sekretionsphase belegt. Da wir bei verschiedenen Tieren, z. B. Ratte und Maus, keinen Anhalts-punkt dafür haben, daß bei der Umwandlung (Transformation) der Schleimhaut eine wahre Sekretabgabe der Drüsenzellen stattfindet, ist es nicht ganz richtig, allgemein von Sekretionsphase zu sprechen. Wir tun deshalb vielleicht gut daran, wenn wir diese 2. Phase schlechthin und allgemein bezeichnen wollen, sie im Gegensatz zur Proliferationsphase die *Transformationsphase* zu nennen. Dann ist also:

1. Follikelphase des Ovars = Proliferationsphase im Genitalschlauch.

2. Corpus luteum-Phase des Ovars = Transformationsphase im Genitalschlauch.

An welchen Geweben des Genitalapparates vollziehen sich nun von der Ovarialtätigkeit abhängige cyclische Veränderungen? Wenn man die Gesamtheit der vorkommenden Veränderungen bei den verschiedenen Tieren zu gleicher Zeit überblickt, muß man sagen: am ganzen Genitalschlauch — an Tube, Uterusschleimhaut, Cervix, Vagina, und auch an der Uterusmuskulatur. Trotzdem müssen wir hier eine Einschränkung machen. So ist zum Beispiel die Schleimhaut der Cervix beim Menschen nur sehr geringem, bei der Maus und Ratte keinem feststellbaren cyclischen Wechsel unterworfen. Hinsichtlich der Vagina zeigen die kleinen Nager Meerschweinchen, Ratte und Maus zum Teil die deutlichsten Veränderungen überhaupt, während bei der menschlichen Vagina ein solcher Zyklus bis heute noch zum mindesten umstritten ist, wahrscheinlich sogar negiert werden kann (STIEVE). *Immer* jedoch sind cyclische Veränderungen an derjenigen Schleimhaut festzustellen, die zur direkten späteren Aufnahme des befruchteten Eies bestimmt ist, das ist die *Uterusschleimhaut.* Wenn auch ein Teil dieser Veränderungen etwas schwieriger zu deuten ist und erst in neuester Zeit endgültig klargestellt wurde, so sind typische Merkmale doch überall einwandfrei vorhanden.

Über den Sinn und Zweck der cyclischen Veränderungen in den verschiedenen Schleimhäuten unterhalb, d. h. caudalwärts des Uterus, also in der Cervix und Vagina, wie sie bei den kleinen Nagern vorkommen, herrscht nur zum Teil völlige Klarheit. Für die Uterusschleimhaut selbst ist dagegen das Ziel, auf das hier die lokalen Wandlungen gerichtet sind, ohne weiteres deutlich. Unter der neuen Follikelreife wächst in der Proliferationsphase ein neuer Grundstock oder ,,Rohbau" der Schleimhaut. Unter der spezifischen Wirkung des Corpus luteum wandelt sich in der Transformationsphase durch bestimmte Veränderungen das in der Proliferationsphase entstandene ,,trockene Schleimhautgerüst" in ein für die jeweilige Eieinbettung nährstoffreiches, saftiges Gewebe um. Die Uterusschleimhaut kommt dadurch erst in ihre Vollfunktion, ohne welche ein befruchtetes Ei sich nicht einnisten könnte.

Ebenso wie die Reifung des Follikels bis zum Sprung und damit die Entwicklung einer Proliferationsphase im Genitalschlauch eine bestimmte Zeit beansprucht, erfordern auch die Ausbildung des Corpus luteum und die begleitenden Umwandlungsprozesse der Transformationsphase eine gewisse Anzahl von Tagen. Die Dauer der einzelnen Zyklusphasen wird dadurch festgelegt, ist jedoch bei den einzelnen Tierarten durchaus verschieden. Beim Menschen verhält sich die Dauer der Proliferationsphase zur Dauer der Transformationsphase etwa wie 1 : 1; Proliferations- und sog. Sekretionsphase sind also dort annähernd gleich lang. Auch in diesem Verhältnis bestehen bei den verschiedenen Tierarten Unterschiede, wie wir weiter unten sehen werden. Mit dem Sprung eines ausgereiften Follikels wird das mit ihm gleichzeitig vollständig reif gewordene Ei ausgeschwemmt und befindet sich während der nachfolgenden Corpus luteum-Entwicklung auf dem Transport durch die Tuben. Findet keine Befruchtung des Eies statt, so erlischt die Funktion des Corpus luteum nach einer jeder Tierart eigenen Zeit und damit setzen Degenerationserscheinungen in den cyclierenden Schleimhäuten des Genitalschlauches ein. Diese Degenerationen sind wieder am deutlichsten in der Uterusschleimhaut. Beim Menschen und Affen kommt es zu einer völligen Abstoßung des größten Teiles der Schleimhaut. Es entsteht dabei ein Ödem im Zwischengewebe, die Kerne der Zellen zerfallen (Pyknosen), eine Leukocytose setzt ein und unter nekrobiologischen Erscheinungen zerfällt die Schleimhaut autolytisch. Dabei werden vorübergehend Gefäße eröffnet und es blutet nach außen — die Erscheinung der sog. Menstruation. Bei den Nagern vollzieht sich dieser Prozeß durchaus nicht unter so stürmischen Symptomen. Wohl kommt es zu degenerativen Prozessen und auch werden Zellen abgestoßen, eine eigentliche Blutung fehlt jedoch, wenigstens eine nach außen sichtbare. Manchmal finden sich in dieser Zeit Zeichen kleiner Blutungen in der Schleimhaut und feine Blutkörperchen im Uteruslumen — z. B. beim Kaninchen —, von einer „Menstruation" können wir jedoch nicht sprechen. Bei den Nagern bestehen die Zeichen der Beendigung eines solchen Zyklus im wesentlichen in einer Leukocytose, in Zellzerfallsprozessen mit Ausstoßung eines wechselnden Anteils derselben und in Schrumpfungen der Zellen. Beim Menschen bleibt immer eine basale Partie (die „Basalis") der Uterusschleimhaut bestehen, von der die Neubildung im nächsten Zyklus ausgeht. Die darüber befindliche „Funktionalis" geht jedesmal vollständig verloren. Diese unveränderliche Regenerationszone der Basalis liegt also im menschlichen Uterus der Muskelinnenwand direkt parallel als gesonderte Partie auf. Bei den Nagern ist eben der regenerative Grundstock der Uterusschleimhaut im Verhältnis zum vergänglichen Anteil viel größer und scheint in die Gesamtschleimhaut hineingeflochten zu sein. Außerdem besteht z. B. für die Maus die Möglichkeit, daß durch einfache Schrumpfung der bestehenbleibenden Zellen diese sich aus der Zellart der Transformationsphase in wieder regenerationsfähige „basale" Zellen rückwandeln, von denen aus dann gleich wieder die neue Proliferation stattfinden kann. Zu einer *Zyklus-Abschluß-Degeneration* kommt es also überall, nur konstatieren wir diese beim Menschen sehr einfach durch die nach außen deutliche

Blutung, während bei den Nagern eine andere Möglichkeit der Feststellung als die direkte histologische nicht besteht. Die Besprechung dieser Dinge erfordert einen kurzen Hinweis auf den Begriff der Genitalblutungen überhaupt. Wir wissen ja allgemein, daß eine Blutung aus dem Genitale der Frau bei weitem nicht immer eine Menstruation im Sinne dieser Zyklus-Abschluß-Degeneration der Uterusschleimhaut sein braucht. Andererseits sehen wir, daß die beim Menschen immer mit den Erscheinungen der Blutung einhergehende Zyklusbeendigung beim Tier keine nach außen feststellbare Blutung aufweist. Wir kennen bei einigen Tieren aber nach außen sichtbare Blutungen zur Zeit der Brunst. Wie wir aus unserer Zusammenstellung sehen, haben diese Blutungen mit „Menstruation" nicht das Geringste zu tun. Sie sind außerdem ganz anders bedingt und beruhen nicht auf Abbauvorgängen. In diesen Fällen tritt um die Zeit der Ovulation etwas Blut per diapedisem aus den Genitalschleimhäuten, nicht einmal allein aus der Uterusschleimhaut. Diese partiellen Blutaustritte kommen einzig und allein zustande durch die um diese Zeit so starke Hyperämie und Schwellung des ganzen Genitales der betreffenden Tiere im Verein mit der Disposition der Schleimhautoberflächen dieses Gebietes zu Blutaustritten überhaupt. Bei der Menstruationsblutung der Frau handelt es sich um eine *Haupterscheinung,* nämlich um den Ausdruck der Beendigung eines wegen ausgebliebener Eieinbettung hinfälligen, aber vollständig abgelaufenen Zyklus. Bei der sog. Ovulationsblutung der Tiere handelt es sich um eine *Nebenerscheinung* innerhalb des Zyklus beim Übergang von Proliferationsphase zur nun erst beginnenden, für die Eieinbettung gerade wesentlichen Transformationsphase. Zur Zeit der Menstruationsblutung: Abgang des bereits abgestorbenen, unbefruchtet gebliebenen Eies! Während der Ovulationsblutung: Völlige Blüte und beginnende Befruchtungsbereitschaft der Eier!

2. Wesen der Eieinbettung und Frühgravidität.

Treffen lebenskräftige Spermatozoen und befruchtungsfähiges Reif-Ei zu geeignetem Zeitpunkt der Transformationsphase zusammen, so kommt es zur Befruchtung, und während seiner weiteren Wanderung wird das Ei nidationsreif. Mit dem Augenblick der Berührung des befruchteten Eies mit seinem vorbereiteten Schleimhautbett, also vom Beginn der Eieinnistung an, kommt es zu einer entscheidenden hormonalen Umstimmung. Das folgt daraus, daß dann zunächst niemals das Corpus luteum zugrunde geht, sondern im Gegenteil nunmehr ein Plus an Funktion bekommt. Es bleibt dann nicht nur die Degeneration des Corpus luteum aus, es persistiert nicht nur der gelbe Körper, sondern durch weitere Hypertrophie seiner spezifischen Zellelemente, durch erneute stärkere Durchblutung (s. Maus) entwickelt er sich zum typischen Frühschwangerschafts-Corpus luteum. Nicht etwa, weil ein befruchtetes Ei sich im Uterus befindet oder weil das weiter funktionierende Corpus luteum die Menstruation „hemmt", sondern weil es nunmehr auch nicht zu Degenerationserscheinungen in der vom Ovarium abhängigen Uterusschleimhaut kommen kann, bleibt die nächste Blutung beim Menschen aus. Die Umwandlungsprozesse der Transformationsphase kommen nicht zu einem Abschluß, sondern werden jetzt in extenso fortgeführt. Es entsteht ein Schleimhautgebilde, das wir bei der Frau eine *Decidua* nennen, das eigentlich seinen Namen zunächst zu unrecht trägt und das wir im Vergleich zu unseren Laboratoriumstieren eine Frühschwangerschaftsschleimhaut nennen wollen.

Im Zusammenhang mit dem obenerwähnten, vom sich einbettenden befruchteten Ei ausgehenden neuen hormonalen Reiz muß hier noch eine Eigenschaft der Uterusschleimhaut der Transformationsphase erwähnt werden; das ist deren besondere Reaktion auf Fremdkörperreize. Loeb (1907) hat zuerst am Meerschweinchen experimentell gezeigt, wie an der Stelle eines die Uterusschleimhaut durchgreifenden, eingenähten Fadens Knötchen durch deciduale Wucherung entstehen, wenn sich die Schleimhaut gleichzeitig unter der Wirkung des Corpus luteum befindet. Später ist dann das gleiche an der Ratte, der Maus und am Kaninchen gezeigt worden (Long und Evans, Parkes, Courrier). Man hat diese Wucherungen „Deciduome" oder „Placentome" genannt. Sie treten nur an der Stelle des Fremdkörperreizes auf und sind ausschließlich an die *Früh*funktion des Corpus luteum gebunden. Courrier konnte sie am Kaninchen nur bis zum 8. Tage nach dem Follikelsprung erzeugen; Loeb am Meerschweinchen vom 2. bis 9. Tag und Long und Evans, sowie W. M. Allen (1931) bei der Ratte nicht über den 7. Tag hinaus. Es handelt sich also dabei um eine Wucherungsbereitschaft der Uterusschleimhaut auf durchaus indifferente Reize, die aber rein lokal auftritt, und zwar zu frühem Stadium des Corpus luteum. Es sind das die Zeitpunkte innerhalb derer bei den einzelnen Tieren die Eieinbettung beginnt. Man könnte deshalb geneigt sein, im bloßen Fremdkörperreiz des befruchteten Eies die Ursache für die deciduale Fortbildung der Schleimhaut zu sehen. Das wäre jedoch nicht richtig. Wohl ist dieser kontaktile lokale Effekt als „Einfänger" des Eies denkbar, besonders bei den mehrere Eier aufnehmenden langgestreckten Fruchthaltern der Nager. Wir wissen aber vom Menschen her, daß die allgemeine Deciduabildung auch an allen anderen Stellen der Uterusschleimhaut gleichmäßig auftritt. Ferner zeigen die neueren Untersuchungen, daß selbst bei einhörniger Schwangerschaft, also bei Vorhandensein fetaler Elemente im anderen Uterushorn und Vollfunktion der Corpora lutea, sich zu späteren Zeiten als in der

Frühphase der Corpora lutea keine solchen Deciduome erzielen lassen. Die Erscheinung ist also an den Ablauf einer Früh-Corpus luteum-Phase gebunden, eine Rückwirkung im Sinne der Erzeugung eines wahren Schwangerschafts-Corpus luteum liegt nicht vor. Dazu gehört nach allen bisherigen Erfahrungen die hormonale Korrelation vom Ei zum Corpus luteum.

Was nun diese Beziehung Ei-Corpus luteum anlangt, so liegen die Verhältnisse folgendermaßen: Das sonst in seinem cyclischen Ablauf in Degeneration gehende Corpus luteum erhält vom sich einbettenden befruchteten Ei auf direktem oder indirektem Wege einen frischen Impuls zu gesteigertem Wachstum und vermehrter anhaltender Funktion. Diese gesteigerte Funktion wirkt sich auf die Uterus-schleimhaut im Sinne der Fortbildung einer Decidua, wie sie das Ei seinerseits bei zunehmender Ausbreitung und Entwicklung als Nähr-boden benötigt. Es kommt also zu einem Gegenseitigkeitsmechanis-mus hormonal-biologischer Wechselbeziehungen, der einerseits die Lebensbedingungen für das noch unselbständige Ei schafft und andererseits durch die dadurch mögliche Weiterentwicklung des Eies dieses letztere immer neues, auf seinen Protektor — das Corpus luteum — wirkendes Hormon produzieren läßt. Diese Wechsel-beziehung hält so lange an, bis eine genügend feste Verbindung des Eies mit dem mütterlichen Boden bzw. die Selbständigkeit der Frucht erreicht ist. Die dazu benötigte Zeit ist im Verhältnis zur Gesamt-dauer der Schwangerschaft bei den einzelnen Tierarten wiederum verschieden. Wenn die Erfahrung lehrt, daß beim Menschen die Exstirpation des Schwangerschafts-Corpus luteum oder der Ovarien zur Zeit der Mitte der Schwangerschaft nichts schadet, bei der Maus unter diesen Bedingungen selbst in der 2. Hälfte der Gravidität noch Abort eintritt, so darf daraus weder der allgemeine Schluß ge-zogen werden, das Corpus luteum sei für die Erhaltung der Schwanger-schaft nicht notwendig, noch darf man darin den gegenteiligen Beweis erblicken. Trotzdem bei Mensch, Affe und Laboratoriumsnagern die Art der Placentation die gleiche, nämlich hämochorial (GROSSER) ist, bestehen doch große Unterschiede in der Dauer der Notwendigkeit des Corpus luteum für die Erhaltung der Gravidität. Ebenso sind die histologischen Vorgänge während der Implantation äußerst unter-schiedlich (s. GROSSER!). Die Dauer der Schwangerschaft beträgt beim

Menschen	281	Tage	
Makakus rhesus . .	200	,,	durchschnittlich (genaue Angaben fehlen)
Meerschweinchen . .	60	,.	
Kaninchen	30	,.	
Ratte	22	,,	
Maus	21	,,	

Vom Menschen liegen Beobachtungen vor, daß Entfernung des Corpus luteum bis in den 4. Monat der Schwangerschaft hinein Abortus nach sich zieht. Im Beginn des 4. Monats ist die Entwicklung der Placentaranlage vollständig, so daß es verständlich erscheint, daß jenseits dieser Zeit das Corpus luteum überflüssig wird. Es ist zwar über Erhaltenbleiben der Schwangerschaft nach Corpus luteum-Exstirpation zu früheren Zeitpunkten der Gravidität berichtet worden (Essen-Möller u. a.), doch dürfte das nicht die Regel darstellen. Außerdem sind derartige Fälle nur einwandfrei, wenn mit Sicherheit das Bestehen eines zweiten Corpus luteum ausgeschlossen werden kann. Die Fälle, in denen zur Zeit der Schwangerschaft je ein funktionierendes Corpus luteum in beiden Ovarien gefunden wird, sind jedoch nicht so sehr selten. Wir können also zum mindesten annehmen, daß die 3 ersten Monate der Gravidität beim Menschen das Vorhandensein eines Corpus luteum erfordern; das würde etwa $^1/_3$ der Schwangerschaftsdauer bedeuten. Vom Kaninchen weiß man seit den ausgedehnten Untersuchungen Fraenkels (1907 und vorher), daß die Schwangerschaft immer unterbrochen wird, wenn die Corpora lutea in der 1. Hälfte derselben entfernt werden. Corner und Allen zeigten, daß unter Umständen die Gravidität bestehen bleiben kann, wenn mindestens zwei der beim Kaninchen gewöhnlich zahlreichen Corpora lutea erhalten blieben. Bei den betreffenden Versuchen wurden die einzelnen Corpora lutea durch feinste Thermokauterisation entfernt. Ich kann diese Angaben bestätigen. Immer kann man bei diesem Tier *ein* Ovarium exstirpieren, ohne daß es zum Abortus kommt. Exstirpiert man jedoch beide Ovarien, so resultiert in der 1. Hälfte der Schwangerschaft bedingungslos eine Unterbrechung. Diese Unterbrechung besteht übrigens dann meistens darin, daß Fet und Placenta resorbiert werden und nicht etwa nach außen abgehen. Im allgemeinen soll die Schwangerschaft bei Exstirpation der Ovarien in der 2. Hälfte derselben erhalten bleiben. Ich konnte auch hier einige Male das Zugrundegehen der Feten beobachten, und zwar zum Teil auch unter Resorption der Früchte und Placenten ohne typischen Abort nach außen. In diesen Fällen werden die Eikammern in einen gleichmäßig gelblich-weißen Brei verwandelt, um dann allmählich durch Resorption zu schrumpfen. Es ist übrigens nicht ausgeschlossen, daß nach Exstirpation eines Ovariums beim Kaninchen sich im Ovarium der anderen Seite neue Corpora lutea dazu bilden. Ich habe in verschiedenen Versuchen, die ich weiter verfolgen will, Anhaltspunkte dafür. Auch sah ich unter solchen Bedingungen einen kleinen Teil der Feten in der Entwicklung zurückbleiben. Knaus ist übrigens auf Grund seiner muskelphysiologischen Studien am Kaninchenuterus zu der Annahme gekommen, daß die Funktion der Corpora lutea bei diesem Tier etwa am Übergang zum letzten Drittel der Gravidität erlischt. Nach allen Erfahrungen kann man annehmen, daß das wohl das Richtige trifft. Ratte und Maus haben unter sich ähnliche Genitalverhältnisse, so daß sie sich auch hinsichtlich der eben besprochenen Beziehung in der Schwangerschaft wahrscheinlich gleichsinnig verhalten. Jedenfalls finden sich für die Maus genügend Anhaltspunkte, daß bei ihr die Corpora lutea bis fast zum Ende der Gravidität erforderlich sind. Schon der mikroskopische Bau der Corpora lutea, die fast bis zum Ende der Gravidität stärkste Vascularisation und enorm große Granulosazellen aufweisen, spricht dafür. Zunehmende Bindegewebsbildung in den Corpora lutea setzt erst in den letzten Tagen der Gravidität ein[1]. Im Experiment habe ich kürzlich (unveröffentlicht) die zeitlichen Verhältnisse der Notwendigkeit der Corpora lutea studieren können. Ich habe bei Mäusen zu allen Zeitpunkten der Gravidität außer in den letzten 4 Tagen beiderseits die Ovarien exstirpiert. Es mußte dabei wegen der Kleinheit der anatomischen Verhältnisse natürlich um so vorsichtiger vorgegangen werden. Immer kam es aber zu einer Unterbrechung der Schwangerschaft. Aus alledem ist schon zu ersehen, daß wir nicht berechtigt sind, generell von der Notwendigkeit oder Nichtnotwendigkeit des Corpus luteum für die weitere Entwicklung der Schwangerschaft zu sprechen. Das Corpus luteum ist eben unentbehrlich, bis die völlige Autonomie des Eies erreicht ist; erst dann wird es überflüssig und kann in Degeneration gehen. Dieser Zeitpunkt innerhalb der Gravidität ist entsprechend den großen Unterschieden bei den einzelnen Arten verschieden. Generell unterscheiden müssen wir aber 3 Phasen für die Entwicklung einer Gravidität:

1. Die rein mütterliche Phase der Eireifung — das Ei entsteht als Zelle der Mutter im Ovarium in absoluter Abhängigkeit von dessen Funktion.

2. Die mütterlich-fetale Phase der Einbettung und Entwicklung des befruchteten Eies bis zur Selbständigkeit der Placenta — fetale und mütterliche Veränderungen halten sich gewissermaßen die Waage, indem das Corpus luteum der Mutter, vom sich weiter entwickelnden Ei aus angeregt, das Ei schützt.

3. Die rein fetale Phase — die Placenta und damit das ganze Ei ist selbständig und bedarf des Schutzes seiner Ursprungsdrüse nicht mehr.

Auch die in den eben angestellten Betrachtungen erörterten Beziehungen in der Frühschwangerschaft sind zum Verständnis der Sexualhormonforschung von Bedeutung. Gerade das Corpus luteum, diese „temporäre Spezialdrüse" im Schoße der inkretorischen Drüse Ovarium, erlangt zur Zeit der Frühschwangerschaft seine Höchstblüte. Diese Drüse darf in ihrer Bedeutung für den Fernschutz des aus

---

[1] Siehe CLAUBERG: Arch. Gynäk. **147,** H. 3 (1931).

dem Eierstock freigewordenen und damit scheinbare Selbständigkeit erlangt habenden, in Wirklichkeit aber zunächst noch völlig abhängigen Eies nicht verkannt werden. Dem Corpus luteum des Zyklus ist bis in die jüngste Zeit hinein zweifellos zu wenig Ehre angetan worden. Zum Tatsächlichen wäre aber der ganze Sinn der ovariell-cyclischen Funktion ohne das Corpus luteum hinfällig. Das Corpus luteum ist die intermediäre Drüse, ohne welche das unselbständige, noch unbefruchtete und das befruchtete, noch unselbständige Ei niemals ein selbständiges Schwangerschaftsprodukt werden würde.

3. Histologische Einzelheiten und Verschiedenheiten beim Genitalzyklus.

a) Ovarien.

Das eingangs besprochene Phasenprinzip des Genitalzyklus basiert zweifellos auf dem Gleichklang des Wechsels der Ovarialveränderungen bei den verschiedenen Tieren und findet in den Ovarien am deutlichsten den Ausdruck seiner Einheitlichkeit. Bevor es überhaupt zu einem Schleimhautzyklus im Genitalschlauch kommt, ruht nicht etwa das Ovarium, sondern es gehen auch *vor* der eigentlichen Geschlechtsreife dauernd Veränderungen in ihm vor. Es wachsen aus dem riesigen Vorrat von Primordialeiern dauernd Follikel, und zwar nicht nur gleichmäßig, sondern zunehmend. Diese Follikel kommen jedoch nicht zur endgültigen Reife, sondern gehen vorzeitig atretisch zugrunde. Durch diese Vorgänge nimmt das Ovarium an Masse zu, ohne daß jemals ein Reifefollikel-Corpus luteum-Zyklus abgelaufen wäre. Gleichsinnig mit diesen vorcyclischen Prozessen und der Zunahme der Ovarialsubstanz wächst allmählich die Uterusmuskulatur und die Wand des übrigen Genitalschlauches. Die Schleimhaut wird dadurch nur sehr wenig beeinflußt. Sie verlangt ein akutes Plus am Geschehen im Ovarium, das erst in der erstmaligen Vollreife von Follikeln seinen Ausdruck findet. Das volle Ausreifen eines Follikels oder — entsprechend der Tierart — einer gleichen Gruppe von Follikeln erfolgt aber erst, wenn ein gewisser Grundstock an Ovarium durch die vorcyclischen „Follikelgärungen“ und -atresien erreicht und wenn damit ein gehöriges Wachstum der Muskulatur des Uterus erfolgt ist. Wir wissen, daß diese „Follikelgärungen“ — wenn man sie so nennen darf — während der ganzen Geschlechtsreife gewissermaßen im Unterbau (Grundstock) der zyklusbedingenden Reiffollikel weiter ablaufen. Hinsichtlich der Uterusmuskulatur können wir also feststellen, daß sie proportional mit diesen vorreifcyclischen Veränderungen des Ovariums wächst, und daß sie später in Korrelation zu der Grundsubstanz des Ovariums steht, auch wenn keine cyclischen Schleimhautprozesse mehr oder vorübergehend nicht stattfinden. Wir

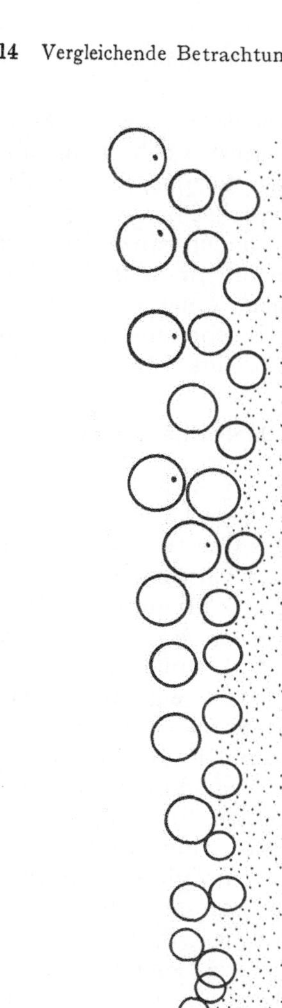
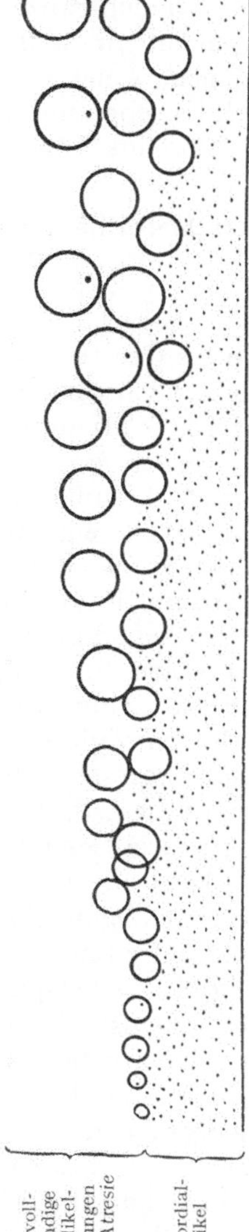
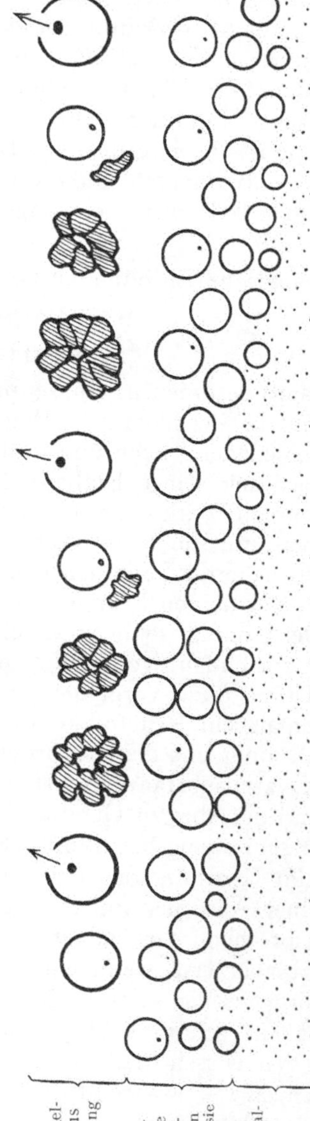

Abb. 1. Schematische Darstellung der Entwicklung des Ovars zu seiner Vollfunktion.

müssen daraus den Schluß ziehen, daß die „unterhalb" oder neben dem Reiffollikelzyklus im Ovariumgrundstock sich abspielenden Prozesse dem Wachstum und später der Erhaltung der Uterusmuskulatur oder allgemein der Wand des Genitalschlauches und seiner Umhüllungen dienen.

Daß dem so ist, ergibt sich aus Folgendem: Von den kleinen Nagern weisen einige zu gewissen Zeiten unverhältnismäßig wenig Ovarialzwischengewebe oder Grundsubstanz auf (z. B. Maus und Ratte).

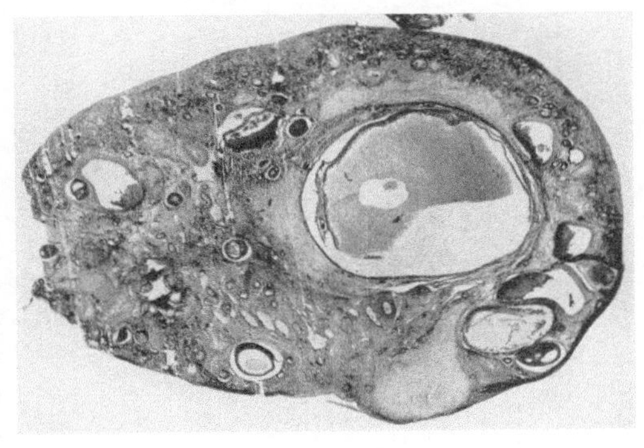

Abb. 2. Follikelphase. Ovarium vom Affen (Makakus rhesus). (Viel Grundsubstanz — wenig Reiffollikel.)

Das findet dann seinen Ausdruck darin, daß in deren Ovarien die Masse der Reiffollikel und Corpora lutea bei weitem überwiegt gegenüber der Grundsubstanz. Das sind aber auch diejenigen Tierarten, bei denen physiologischerweise ein starkes Schwanken in der Dicke der Uterusmuskulatur besteht und bei denen überhaupt eine große Labilität der Wände des Genitalschlauches in dieser Beziehung herrscht. Beim Kaninchen hingegen findet sich immer eine enorme Zwischensubstanz und „interstitielle Drüse", und dementsprechend schrumpft der Uterusmuskel nur zu sog.„anoestrischen" Zeiten, wie sie bei einem größeren Teil der Tiere in den

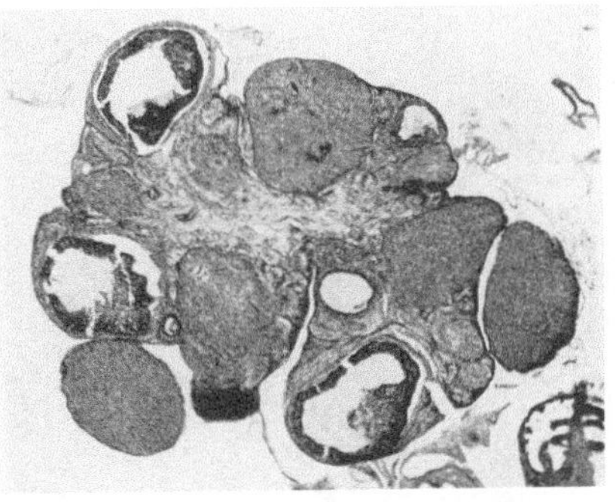

Abb. 3. Follikelphase. Ovarium der Ratte. (Wenig Grundsubstanz — viele Reiffollikel.)

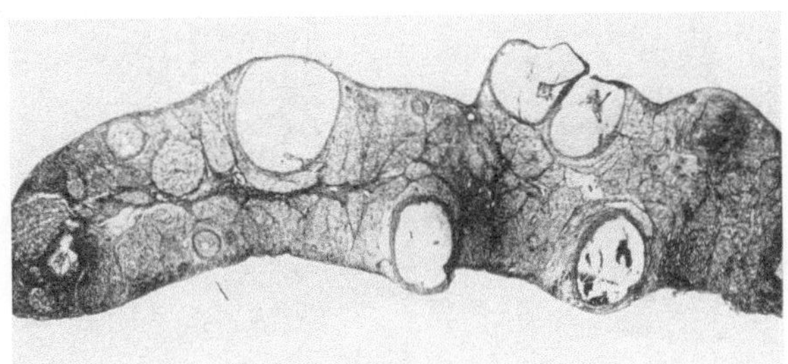

Abb. 4. Follikelphase. Ovarium des Kaninchens. (Viel Grundsubstanz — viele Reiffollikel.)

Spätherbst- und Wintermonaten vorkommen. Während dieser Perioden ruht aber dann nicht nur die Reiffollikelbildung, sondern

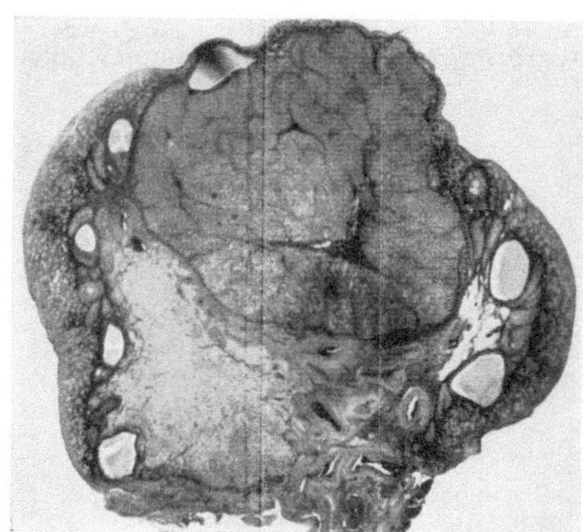

Abb. 5. Corpus luteum-Phase. Ovarium vom Affen.

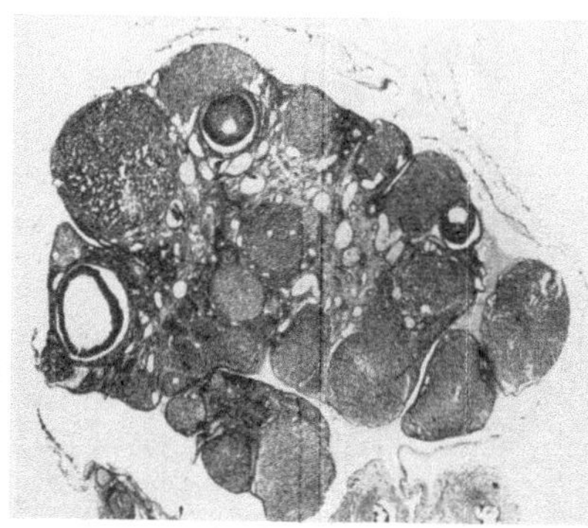

Abb. 6. Corpus luteum-Phase. Ovarium der Ratte.

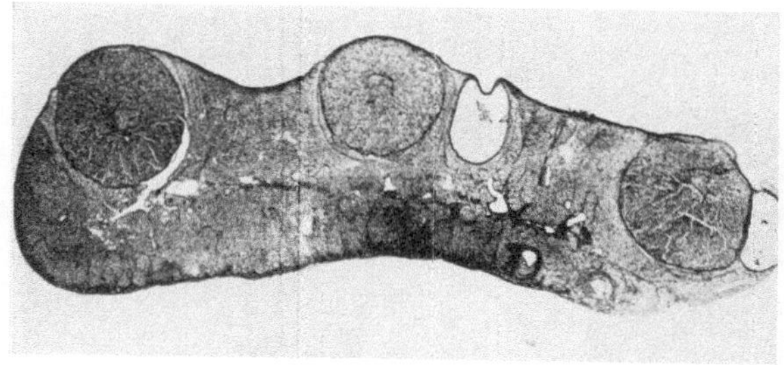

Abb. 7. Corpus luteum-Phase. Ovarium des Kaninchens.

auch das sonst so reichliche und „lebendige" Grundgewebe des Ovars macht einen sehr dürftigen Eindruck.

Wir können bei den funktionierenden Ovarien der hier besprochenen Arten hinsichtlich der Verteilung von Grundmasse zu zyklusbedingenden Reiffollikeln 3 verschiedene Typen erkennen, davon ich je eine zur Abbildung bringe.

1. Viel Grundmasse, wenig Reiffollikel — Mensch, Affe, Meerschweinchen.

2. Wenig Grundmasse, viele Reiffollikel — Ratte, Maus.

3. Viel Grundmasse, viele Reiffollikel — Kaninchen.

Innerhalb der Corpus luteum-Phase dürften diese prinzipiellen Unterschiede sich noch deutlicher darstellen lassen. Es sei deshalb zum Vergleich je ein Ovarium der gleichen Tierarten zu dieser Phase wiedergegeben.

Auf histologische Einzelheiten sei bezüglich des Ovariums an dieser Stelle verzichtet. Ich verweise auf die Arbeiten von R. Schröder (bei der Frau), Hartmann-Baltimore, Joachimovits und v. Herwerden (beim Affen), Hammond und Marshall, Clauberg (bei Kaninchen), Long und Evans (für die Ratte), Sobotta, E. Allen, Clauberg (für die Maus).

Die feinmikroskopischen Unterschiede der Ovarien sind hier deshalb von geringerer Bedeutung, da in den Ovarien der verschiedenen Tierarten 2 in chemisch-biologischer Beziehung einheitliche Hormone nach dem gleichen Prinzip gebildet werden. Die beiden Hormone haben auf ihre eigene Bildungsstätte keinen Einfluß, wenigstens verursachen sie auf direktem Wege keine Veränderungen an den Ovarien. Die Wirkung der beiden im Ovar gebildeten Hormone spielt sich am Genital*schlauch* ab, und zwar mit deutlichen histologischen Unterschieden an den Schleimhäuten derselben. Von diesen Schleimhäuten müssen wir natürlich Genaueres wissen. Auf die unterschiedliche Zusammensetzung hinzuweisen, welche die Ovarien hinsichtlich ihrer an sich gleichen anatomischen Artsubstrate zeigen, habe ich jedoch einmal mit Rücksicht auf das Uterusmuskelwachstum und die möglichen Veränderungen der Wand des Genitalschlauches bei einigen der Laboratoriumstiere für notwendig gehalten. Zum anderen aber glaube ich, daß diese unterschiedlichen Verhältnisse uns die verschiedene Reaktionsfähigkeit der Ovarien der einzelnen Tierarten auf das Hypophysenvorderlappenhormon mit erklären helfen. Darauf kommen wir später zurück.

Wie gesagt, der uns beim Studium der Ovarialhormone interessierende Genitalschleimhautzyklus ist normalerweise im anatomischen Sinne an die Bildung reifer Follikel gebunden. Diese müssen zum Sprung kommen und nachfolgende Corpora lutea aus ihnen entstehen, wenn der Zyklus vollständig sein soll. Dabei entspricht die Zahl der zyklusbedingenden Follikel und der aus ihnen frei werdenden Eier etwa der Anzahl der durchschnittlich sich entwickelnden Feten (bzw. ist etwas größer als letztere) und beträgt

beim Menschen	1	bis höchstens		2
,,　Affen	1	,,	,,	2
,,　Kaninchen . . .	5	,,	,,	12
,,　Meerschweinchen .	2	,,	,,	5
bei der Ratte	5	,,	,,	12
,,　,,　Maus	5	,,	,,	12

Dazu ist bemerkenswert, daß bei den Nagern zweieiige Follikel nicht selten vorkommen, bei der Maus sogar relativ häufig sind. Nebenbei sei erwähnt, daß bei der Maus im Beginn der Follikelreife das Ei zentral im Follikel gefunden wird und also gewissermaßen ein radiärer Cumulus oophorus sich findet. Bei weiterer Entwicklung des Follikels liegt aber dann auch bei diesen Tieren das Ei mit seinen umgebenden Follikelzellen peripher innerhalb der Follikelwand wie bei allen anderen Arten. Ähnliches findet sich vorübergehend beim Kaninchen, hier jedoch im späteren Stadium des Follikels. Beim Kaninchen, dessen Bursa peritonealis ovarii im Gegensatz zu den kleinen Nagern bekanntlich nicht geschlossen ist, habe ich nicht selten das Vorkommen sog. äußerer Überwanderung von Eiern feststellen können. Dadurch nämlich, daß bei schwangeren Tieren mit starker unterschiedlicher Verteilung der Eikammern auf die beiden Uterushörner sich die weitaus meisten Corpora lutea auf der Seite des den kleinsten Teil der Früchte enthaltenden Uterushornes fand und umgekehrt.

Die Anzahl der frischen Corpora lutea in Blüte entspricht naturgemäß der Anzahl der reif gewordenen Follikel. Die Art der Entwicklung der Corpus luteum-Drüse variiert, wie sich an den beiden Testtieren Maus und Kaninchen des Näheren sehen läßt, wenn auch hier wieder das Hauptprinzip gleich ist — das ist die enorme Hypertrophie der Granulosazellen des früheren Follikels. Bei den Nagern ist Retention des Eies im Corpus luteum nicht selten und soll bei der Ratte nach LONG und EVANS bei einem von durchschnittlich 7 reifenden Follikeln die Regel sein.

Wenn wir nun die cyclischen Veränderungen der Genitalschleimhäute während der Follikel- und Corpus luteum-Phase, also das *Proliferations-* und *Transformationsstadium,* studieren wollen, so scheint es mir für die Besprechung geeignet, die beiden Phasen für jedes Tier gesondert zu behandeln. Für den Vergleich der histologischen Präparate habe ich es jedoch für richtig gehalten, die gesamten Bilder der Proliferationsphase aller Tierarten einerseits gesondert zusammenzustellen. Diesen sind andererseits die gesamten zusammengefaßten Abbildungen der Transformationsphase dementsprechend im ganzen gegenübergesetzt.

Es ist nicht die Absicht, hier Einzelheiten während der Entstehung der Phasen und damit deren ganze Entwicklung zu bringen, sondern für die Hormonforschung ist als Prototyp das Blüte- oder Höchstfunktionsstadium von Proliferations- und Transformationsphase der einzelnen Schleimhäute und deren Differenzierung von Wichtigkeit. Dabei ist die Dauer der einzelnen Phasen für uns zunächst von sekundärer Bedeutung; denn wir müssen nicht Übergangsbilder zum Vergleich heranziehen, sondern solche, die den Unterschied von Proliferations- und Transformationsphase am deutlichsten und damit einwandfreiesten demonstrieren. Für die Proliferationsphase ist das der Zeitpunkt, wo der oder die Follikel im Ovarium gerade reif sind, ohne daß bereits — wie das bei den mehrfollikeligen Tieren vorkommt — ein Teil derselben gesprungen sei. Für die Transformationsphase liegen die Verhältnisse etwas anders, da im Gegensatz zum durchaus akuten Prozeß des Follikelsprungs die Degeneration im Corpus luteum allmählich und mit Übergängen einsetzt. Wir tun also gut daran, uns hier primär nach den Schleimhautbildern zu richten und jeweilig dasjenige Bild der Transformationsphase zum Vergleich

heranzuziehen, welches am typischsten ist, ohne dabei auf die Gesamt-
dauer der Corpus luteum-Wirkung bei dem betreffenden Tier Rücksicht zu nehmen.

b) Uterusschleimhaut.

α) **Mensch.** Proliferationsphase. Die durch den vorhergegangenen Menstruationsprozeß zerstörte und abgegangene Uterusschleimhaut (Funktionalisanteil) ist von der Basalis aus wieder
regeneriert. Aus den Drüsenresten der Basalis ist zunächst eine
Epithelialisierung der Uteruswundfläche erfolgt. Durch Wachsen
neuer Zellen hat sich ein gleichmäßiges, in der Höhe individuell
etwas variierendes, durchschnittlich 5 mm dickes Stroma gebildet,
dessen Kerne spindelig sind und verhältnismäßig dicht, jedoch regelmäßig angeordnet stehen. Es finden sich Mitosen. Die Drüsen zeigen
einen gestreckten, geraden Verlauf, ihr Lumen ist nicht erweitert.
Die Drüsenzellen sind gleich hoch und gut begrenzt, ihre Kerne stehen
basal und sind von spindeliger Form. Das Protoplasma der Drüsenzellen ist mucicarminnegativ. Das Oberflächenepithel verhält sich
wie das Epithel der Drüsen. Leukocyten fehlen (Abb. 8 a).

Transformationsphase (= Sekretionsphase). Das in der
Proliferationsphase neu aufgebaute Schleimhautstroma ist saftig
geworden und aufgelockert. Die Zellen und ihre Kerne sind größer,
ausgereift und weitergestellt. Das Gewebe ist blutreich und ödematös.
Die Drüsenzellen befinden sich im Sekretstadium. Durch die Abgabe
des jetzt stark mucicarminpositiven Sekretes verschwimmen nach
der Oberfläche hin die Grenzen der Drüsenepithelien. Die Kerne
derselben sind groß und sind von der Basis der Zelle her zentralwärts
gerückt, indem sie einen hellen Hof an der Stelle ihres früheren Sitzes
basal zurücklassen. Die Oberflächenepithelien verhalten sich ebenso.
Im Stroma finden sich vereinzelte Leukocyten. Die Drüsenlumina
sind weit und geschlängelt, zunehmend „sägeförmig" (Abb. 9 a).

Die Dauer eines vollständigen, normalen Genitalzyklus beträgt
bei der Frau bekanntlich 28 Tage, wovon ungefähr die Hälfte der
Zeit auf die Follikel- und die andere Hälfte auf die Corpus luteum-
Phase entfällt.

β) **Affe.** Proliferationsphase. Ausgiebige Forschungen über
den Genitalzyklus liegen natürlich im wesentlichen für die kleineren
Laboratoriumsaffen vor (E. ALLEN, CORNER, HARTMANN, VAN HER-
WERDEN, JOACHIMOVITS), hauptsächlich für den Makakus rhesus,
auf den sich die hier wiedergegebenen Beschreibungen beziehen.

Wenn auch beim Affen ähnliche Verhältnisse bestehen, wie beim
Menschen, so sind doch hinsichtlich der Abstoßung der Uterusschleimhaut sehr wesentliche Unterschiede zu verzeichnen.

2*

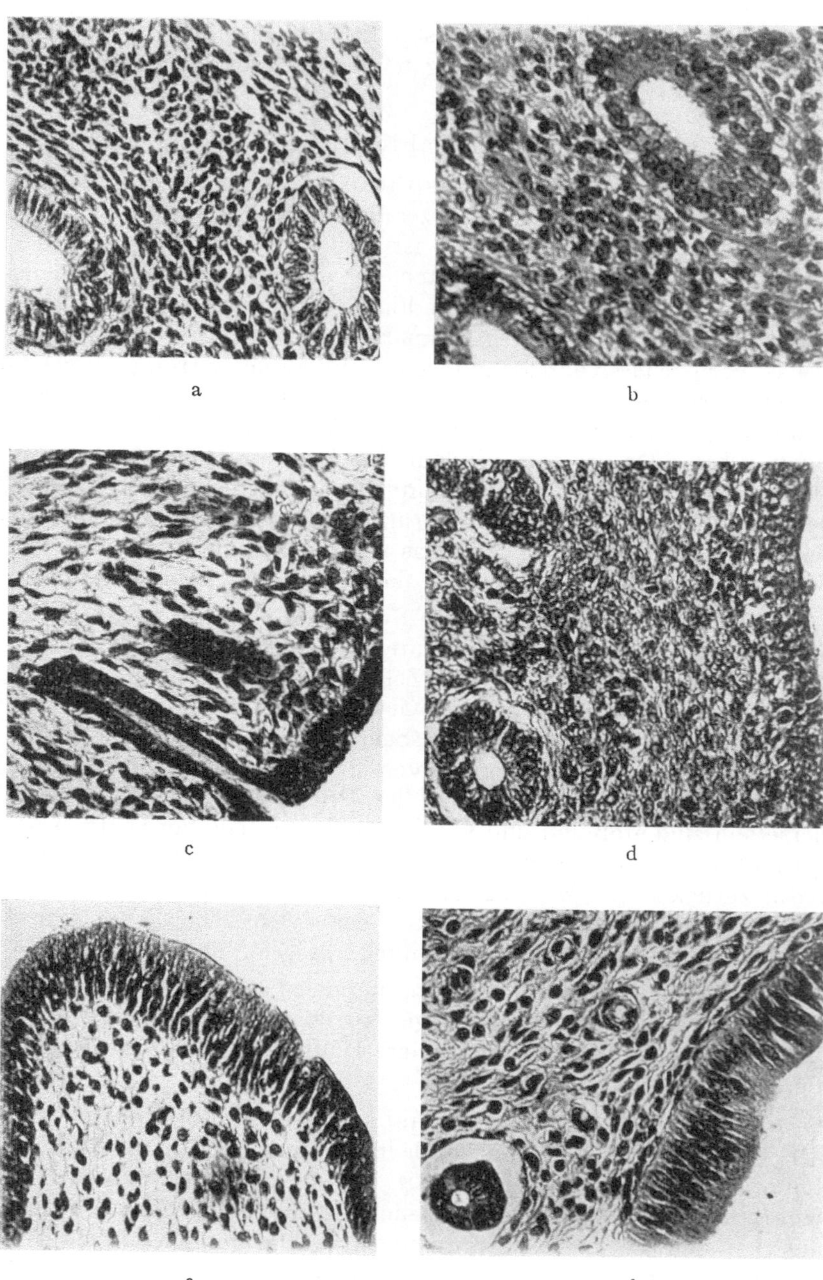

Abb. 8. Proliferationsphase der Uterusschleimhaut von a Mensch; b Affe; c Kaninchen; d Meerschweinchen; e Ratte; f Maus. (Gleiche Vergrößerung.)

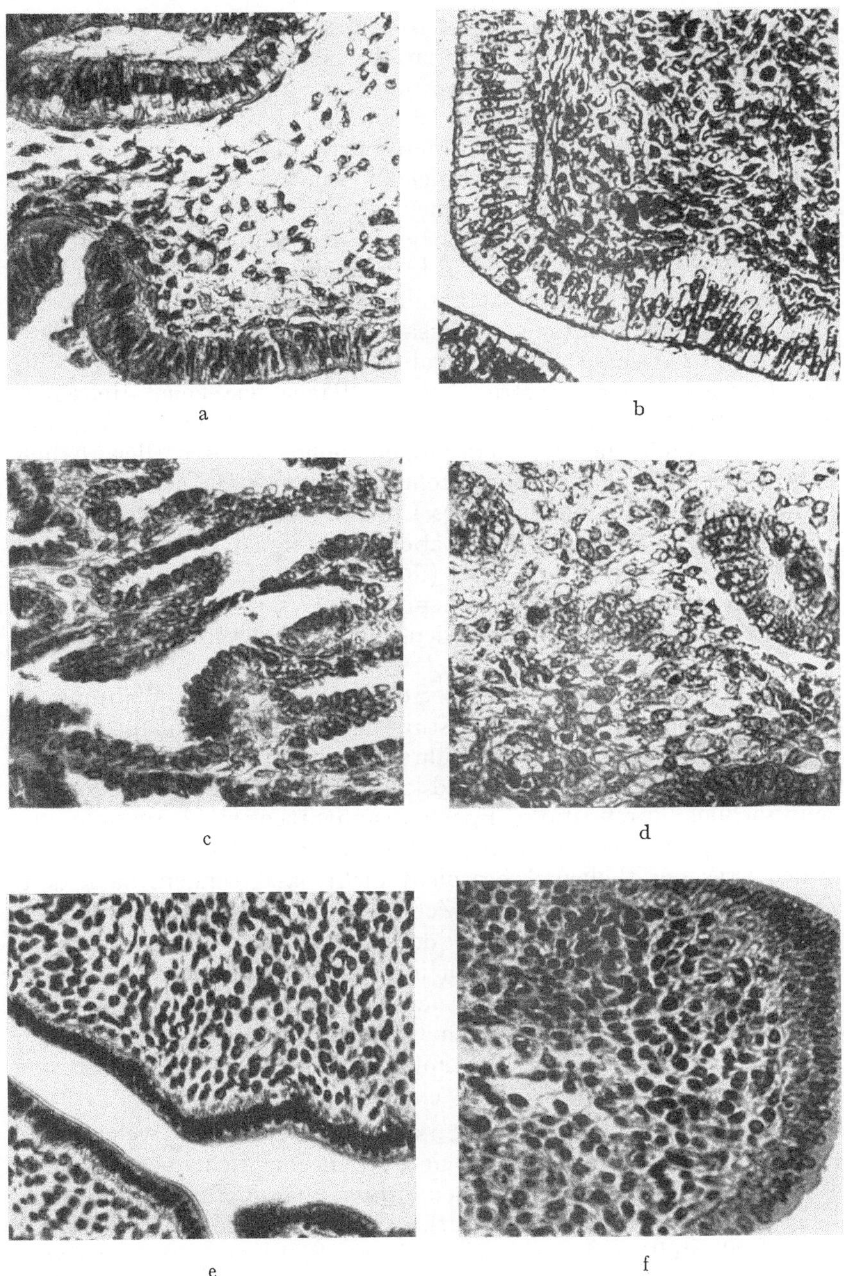

Abb. 9. Transformationsphase der Uterusschleimhaut von a Mensch; b Affe; c Kaninchen; d Meerschweinchen; e Ratte; f Maus. (Gleiche Vergrößerung.)

So geht nur bei den wenigsten Tieren die ganze Funktionalis während der Menstruation verloren, bei den meisten wird nur $^1/_4$ bis $^1/_3$ derselben abgestoßen. Es bestehen also zweifellos Anlehnungen an die Verhältnisse bei niederen Tieren. Wohl besteht eine Basalisschicht ähnlich derjenigen beim Menschen. Diese liegt jedoch nicht allein der Uterusinnenwand parallel an, sondern reicht mit Drüsenausläufern zum Teil und mehr oder weniger tief in die Muskulatur direkt hinein, ähnlich wie wir es beim Menschen in Form der sog. Adenomyosis als pathologisches Bild kennen. Entsprechend der Abstoßung geringerer Schleimhautanteile als beim Menschen erfolgt die Regeneration nicht nur aus der Basalis, sondern gleichzeitig aus dem Rest der Funktionalis. In der Proliferationsphase, deren Beginn in der Reparation der Menstruationswundfläche wie beim Menschen besteht, stehen die Zellen des Stromas dicht und ihre Kerne sind spindelig. Auch die zylinderförmigen hohen Drüsenzellen haben stäbchenförmige, an der Basis stehende Kerne. Die Drüsen selbst sind gestreckt und haben ein enges Lumen. Auffallend ist der Reichtum an feinen, langgestreckten, aber verzweigten Gefäßen, die bis in die subepitheliale Zone reichen (JOACHIMOVITS). Das Oberflächenepithel verhält sich wie das Drüsenepithel, nur ist es ein wenig niedriger als dieses. Mitosen sind vorhanden, in den Drüsenzellen reichlich; Leukocyten fehlen (Abb. 8 b).

Transformationsphase (= Sekretionsphase). Während in der Proliferationsphase das Wachstum der neuen Schleimhaut erfolgt, ist diese jetzt in ein saftreiches, nährstoffhaltiges Gewebe verwandelt. Die Stromazellkerne sind groß und kugelig, das ganze Gewebe locker, hauptsächlich durch starke Plasmaausschwitzungen (JOACHIMOVITS) zwischen den Zellen. Die Drüsen sind stark geschlängelt. Die Kerne in den Drüsenepithelien stehen nicht mehr basal, sondern nach dem Zentrum der Zelle zu. An den Zellbasen hinter den Kernen finden sich Aufhellungen. Der Inhalt der Drüsenzellen ist mucicarminpositiv, ein Zeichen, daß sie sich in Sekretion befinden. Vereinzelt finden sich Leukocyten gegen Ende des Stadiums (Abb. 9 b).

Die Dauer eines vollständigen Genitalzyklus beträgt beim Affen etwa 24—29 Tage, wobei auf Follikel- und Corpus luteum-Phase ungefähr je die Hälfte der Zeit entfallen.

γ) Kaninchen. Proliferationsphase. Der Prozeß, welcher der „Menstruation" beim Menschen und Affen entspricht, besteht beim Kaninchen im wesentlichen in einer starken Schrumpfung der Schleimhaut. Es tritt zwar eine sehr starke Leukocytose auf und es kommt manchmal stellenweise zu submukösen Blutungen, auch werden Leukocyten, manchmal vereinzelte rote Blutkörperchen und Zellen ins Uteruslumen abgegeben, jedoch ist der verloren gehende Anteil der Schleimhaut sehr klein gegenüber dem schrumpfenden, aber erhalten bleibenden. Unter der Wirkung der reifenden und reifen Follikel erfolgt ein Aufbau der Schleimhaut, der außerordentliche Unterschiede gegenüber demjenigen der Corpus luteum-Phase zeigt. Die Stromazellkerne stehen verhältnismäßig weit, sind aber im einzelnen klein und spindelig. Gegen die Oberfläche zu sind sie etwas dichter angeordnet. Drüsen sind nur spärlich vorhanden, und zwar nur nahe der Oberfläche als kleine Einsenkungen und Einstülpungen des Oberflächenepithels. Am drüsenreichsten — wenn man bei den Drüsen überhaupt von reichlich sprechen kann — ist die gegenüber den anderen Schleimhautwülsten sehr niedrige antimesometrale Falle. Die Oberflächenepithelien sind niedrig, ihre Kerne basalständig und etwas gedrängelt. Leukocyten fehlen; Gefäße sind spärlich (Abb. 8 c).

Transformationsphase. Es dürfte wohl nirgends ein so enorm deutlicher Unterschied zwischen Proliferations- und Transformationsphase bestehen wie bei diesem Tier. Dieser Umstand hat wohl auch mit dazu beigetragen, daß die Corpus luteum-Phase des Kaninchens unter dem Namen Pseudogravidität so bekannt ist. Zum Tatsächlichen handelt es sich dabei aber nicht um eine „falsche oder scheinbare Gravidität", sondern lediglich um die normale Corpus luteum-Phase ohne Gravidität. Der Unterschied zur Proliferationsphase ist am deutlichsten zwischen dem 6. und 8. Tag der Corpus luteum-Entwicklung.

Zu dieser Zeit ist die sonst so gleichmäßig gebaute „ruhige" Schleimhaut in einen vollkommenen Drüsenkörper derart umgewandelt, daß man sie mit einem Adenom verwechseln könnte. Und zwar ist die drüsige Umformung vom Rande der Schleimhaut her durch tiefe Einsenkungen und Einschnitte der früher so spärlichen Randdrüsen und des Oberflächenepithels entstanden, zuerst in der antimesometralen, zuletzt in der mesometralen Falte. Die Stromakerne sind groß, kugelig und blasig-aufgetrieben. Stärkste Gefäßneubildungen haben stattgefunden. Die in der Proliferationsphase so mager erscheinende Schleimhaut ist sichtbar saftig geworden. Die Drüsen- und Oberflächenepithelien scheinen zu sezernieren, wie an Sekretauflagerungen und freiem Sekret im Lumen manchmal festzustellen ist. Leukocyten fehlen (Abb. 9 c).

Dem Kaninchen wird ein regelrechter Genitalzyklus im allgemeinen abgesprochen und die Ovulation, der Follikelsprung, soll nur nach dem Coitus erfolgen. Wir wollen darauf weiter unten kurz zurückkommen. Ich muß jedoch an dieser Stelle folgendes feststellen:

1. Das Kaninchen ist nicht dauernd brünstig, wie oft angenommen wird, sondern in Perioden von nicht ganz 4 Wochen. Es folgt daraus, daß es nicht dauernd reife Follikel im Ovarium hat, sondern das die Reiffollikelbildung cyclischem Wandel unterworfen ist.

2. Das Vorkommen des spontanen Follikelsprunges bei Weibchen, die zu mehreren zusammengehalten werden, wird von allen Forschern zugegeben, die viele Kaninchen beobachtet haben.

3. Ich habe vereinzelt die Beobachtung gemacht, daß auch beim völlig isoliert gehaltenen Tier Corpus luteum-Bildung nicht ausgeschlossen ist. Damit kann die strikte Bindung des Follikelsprunges an die Kohabitation nicht aufrechterhalten werden.

4. Auch habe ich Kaninchen den Bock zulassen sehen, ohne daß sie sprungreife Follikel im Ovarium und nachfolgende Corpus luteum-Bildung aufgewiesen hätten.

5. Wenn Corpora lutea ohne Eintritt einer Gravidität sich bilden, so dauert ihre Wirksamkeit etwa 17 Tage, also recht lange. Diese verhältnismäßig besonders lange und — wie oben beschrieben — so besonders eindrucksvolle Transformationsphase ist die eigentliche Corpus luteum-Phase des Kaninchens und bedarf rechtlich nicht der Bezeichnung „Pseudogravidität". Denn das unbefruchtete Ei hat mit Gravidität nichts zu tun und selbst das unbefruchtete Ei spielt in diesem Prozeß nicht einmal eine Rolle.

d) **Meerschweinchen.** Proliferationsphase. Beim Meerschweinchen bestehen lange dioestrische Phasen, während welcher die ruhende Uterusschleimhaut niedrig und „mager" gefunden wird. Unter der Wirkung der relativ rasch reifenden Zyklusfollikel wächst diese Schleimhaut im Sinne der Proliferation ihrer Zellelemente. Wenn die Follikel reif sind, findet das stattgefundene neue Wachstum seinen Ausdruck in einer starken Dichtdrängelung der Kerne, die besonders am Oberflächenepithel kenntlich ist. Die zunächst spindeligen Kerne des Oberflächenepithels können so dicht gedrängt stehen, daß sie Mehrschichtigkeit vortäuschen. Das in der Ruhe ziemlich niedrige Deckepithel ist hoch und zylindrisch geworden. Seine dichtgedrängelten Kerne sind basalständig, ebenso wie diejenigen der Drüsenepithelien. Die Grenzen der genannten Epithelien sind scharf. Die ebenfalls dichtstehenden Kerne des Stromas sind kleiner als im Corpus luteum-Stadium. Mitosen sind während des Aufbaues deutlich. Es findet sich eine mittlere Menge von Drüsen, die, wenn sie im Schnitt längs getroffen sind, kurz und gestreckt verlaufen (Abb. 8 d).

Transformationsphase. Die Veränderungen durch das Corpus luteum erscheinen dem Untersucher zunächst weniger deutlich, sind jedoch in ähnlichem Sinne zu werten wie bei Ratte und Maus. Auffallend ist eine starke Hyperämie und Gefäßausbildung. Das ganze Gewebe des Stromas wird locker und „saftig", die Kerne reifen und sind größer, haben fast blasigen Charakter. Ähnlich verhält es sich mit den Kernen der Drüsen- und Oberflächenepithelien, die groß, aufgetrieben und kugelig erscheinen. Die Drüsen verlaufen jetzt mehr geschlängelt und sind auch nahe der Oberfläche reichlicher. Das Vorrücken ihrer Kerne ist weniger deutlich, besteht aber zweifellos; und es kommt auch zu einer gewissen Sekretabgabe der Epithelien (Abb. 9 d).

ε) **Ratte.** Proliferationsphase. Bei Ratte und Maus kommt es während der neuen Follikelreife anfänglich zu einer reichlichen Flüssigkeitsausscheidung in das Lumen des Uterus hinein, wodurch dieser stark erweitert wird. Ursprung, Bedeutung und weiterer Verbleib derselben sind durchaus unklar. Bei der Maus habe ich diesen Vorgang außerdem häufiger fehlend als vorkommend feststellen können. Long und Evans halten es nach ihren ausgedehnten Beobachtungen an der Ratte für wahrscheinlich, daß diese Flüssigkeit akut aus dem Uterus nach außen durch die Vagina abgegeben wird, wenn auch die Vagina vor und kürzeste Zeit nach dieser Flüssigkeitspassage durchaus immer trocken gefunden wurde. Wie der bei diesen Tieren so sehr deutliche Aufbau der Vaginalschleimhaut während der Follikelphase zeigt, handelt es sich jedoch auch hier um Wachstums-, also Proliferationsvorgänge. Das wird im übrigen durch die experimentellen Ergebnisse mit dem Follikelhormon am kastrierten und infantilen Tier einwandfrei dargetan. Auf der Höhe der Proliferationsphase sind die Kerne des hohen Stromas spindelförmig, vom Fibroblastentypus. Drüsen sind spärlich und hauptsächlich an der Oberfläche vorhanden, wie überhaupt die Basis der Schleimhaut keine Veränderungen aufweist. Am Schleimhautrande stehen die Kerne dichter. Das Oberflächenepithel ist hoch, zylinderförmig. Die Kerne desselben sind spindelig und stehen basal. Hinter der Basis der Oberflächenepithelien findet sich als Abgrenzung zum Stroma, noch zu diesem gehörig, eine Basalmembran (Abb. 8 e).

Transformationsphase. Die ebenerwähnte Basalmembran an der Grenze von Stroma zum Oberflächenepithel verschwindet. Dafür treten hinter den Kernen der Oberflächenepithelien Aufhellungen auf und die Kerne selbst liegen nicht mehr basal, sondern zentral in den Epithelien. Sowohl die Oberflächenepithelkerne als auch die Kerne der Stromazellen werden groß, rund-kugelig und hell. Diese Erscheinungen erwecken primär den Eindruck der Degeneration und sind auch als solche von Long und Evans beschrieben. W. M. Allen (1931), der die Corpus luteum-Phase der Ratte eingehend studierte, hat gezeigt, daß diese Erscheinungen das Übergangsstadium zur wohlcharakterisierten Corpus luteum-Phase darstellen und daß diese Schleimhaut dann einen durchaus gesunden Eindruck macht, wie auch die Abbildung zeigt (Abb. 9 c).

ζ) **Maus.** Proliferationsphase. Wie schon eingangs erwähnt, besteht bei Ratte und Maus der Prozeß, den wir beim Menschen so typisch als Menstruation kennen, im wesentlichen in einer Schrumpfung der Zellelemente der Schleimhaut. Aus dieser geschrumpften Schleimhaut ist dann die Regeneration im direkten Übergang von dem vorhergegangenen abgelaufenen Zyklus in die neue Proliferation ohne weiteres möglich. Lange Zeit sind die Veränderungen in der Uterusschleimhaut der Maus als gering oder kaum vorhanden bezeichnet und vernachlässigt worden. Es sind jedoch wohlcharakterisierte Unterschiede zwischen der Schleimhaut unter Follikelwirkung und derjenigen unter dem Einfluß des Corpus luteum vorhanden, wie ich sowohl im Experiment als auch beim Studium und der genauen Analyse der postoestrischen Veränderungen am normalen Tier zeigen konnte. Auf der Höhe der Proliferationsphase sind die Stromazellkerne klein und spindelig; sie liegen am Schleimhautrande dichter, wenn auch nicht so nahe beieinander wie in der Transformationsphase. Die Oberflächenepithelien sind hochzylindrisch, ihre Kerne spindelig lang, an der Basis der Zelle in Längsrichtung stehend und sich stark drängelnd. Als Abgrenzung zum Stroma besteht eine deutliche Basalmembran. Leukocyten fehlen (Abb. 8 f).

Transformationsphase. Die Stromazellkerne sind rund und groß, durch ihre Größenzunahme liegen sie am Schleimhautrande sehr dicht. Die Kerne der Oberflächen- und Drüsenepithelien sind ebenfalls groß und kugelig geworden, sie sind von der Basis nach der Mitte der Zellen oder noch mehr lumenwärts abgerückt, wobei sie einen hellen Hof hinter sich lassen. Die Basalmembran ist verschwunden, wodurch ein Verschmelzen der Aufhellungszonen hinter den Oberflächenepithelkernen mit dem Stroma möglich und die ganze Schleimhaut ein einheitliches Gebilde wird. Es kommt hinzu, daß die Aufhellungszonen unter sich verschmelzen. Eine starke Gefäßneubildung bis in die oberflächliche Lage der Schleimhaut hinein hat stattgefunden. Leukocyten, die am Beginn des Stadiums eingewandert waren, finden sich nicht mehr (Abb. 9 f).

c) Vaginalschleimhaut.

Weniger einheitliche Verhältnisse der cyclischen Veränderungen als bei der Uterusschleimhaut sehen wir an der Schleimhaut der Vagina. Ich betonte bereits, daß das Bestehen eines Zyklus der menschlichen Vagina wohl abgelehnt werden kann. Zum mindesten ist der Wechsel hier sehr undeutlich und, wenn überhaupt in einzelnen Fällen nur andeutungsweise vorhanden, so ist er wohl als eine Art Atavismus aufzufassen. Das bestätigen die Untersuchungen am Affen als dem „Übergangstier" zu den kleineren Nagern, bei dem derartige Veränderungen im Aufbau des Vaginalepithels schon eher zur Beobachtung kommen. Selbst das Kaninchen weist nur geringe Veränderungen der Vagina während der Corpus luteum-Phase auf, die man auch hier noch — oder schon — als „unvollkommen" bezeichnen

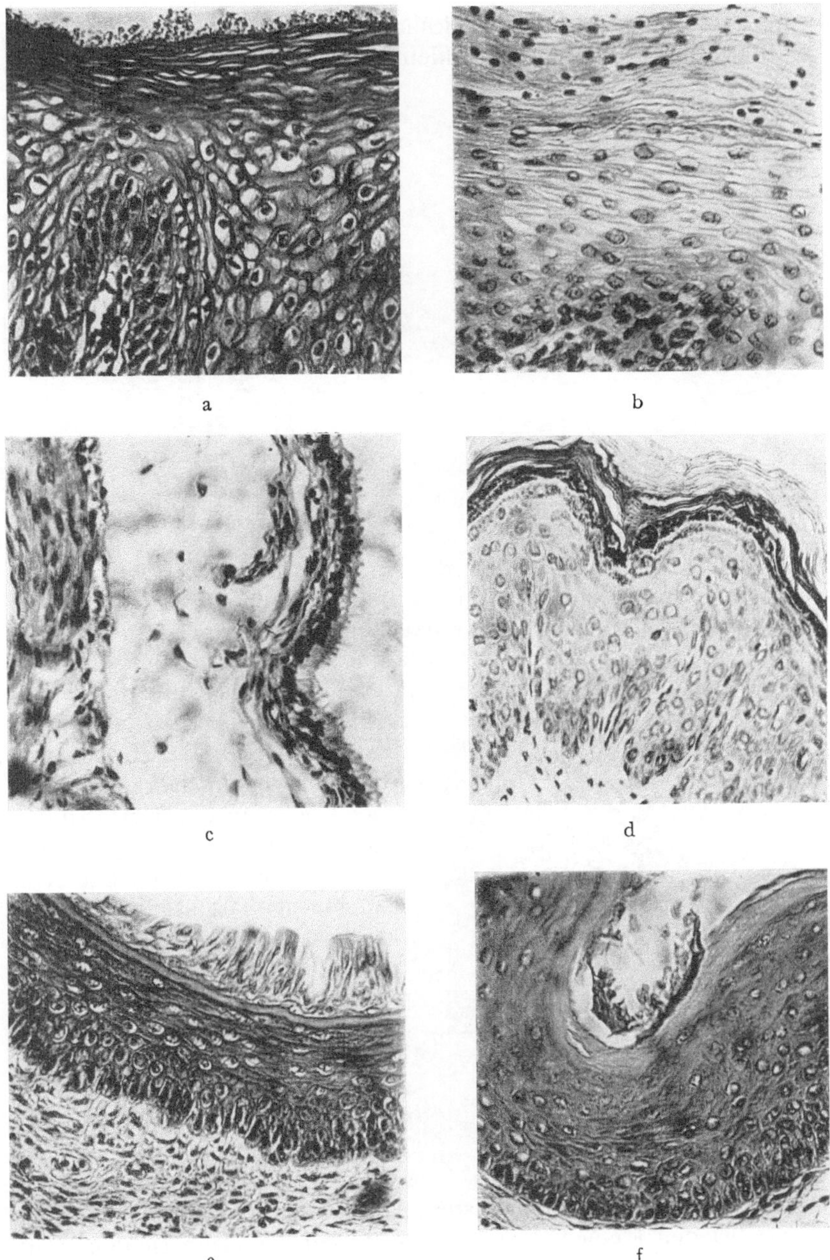

Abb. 10. Vaginalschleimhaut von a Mensch; b Affe; c Kaninchen; d Meerschweinchen; e Ratte; f Maus. (Gleiche Vergrößerung.) Proliferationsphase.

kann. Ich beschränke mich deshalb auch in der Reproduktion der Bilder dieser Phase auf die kleineren Nager — Meerschweinchen,

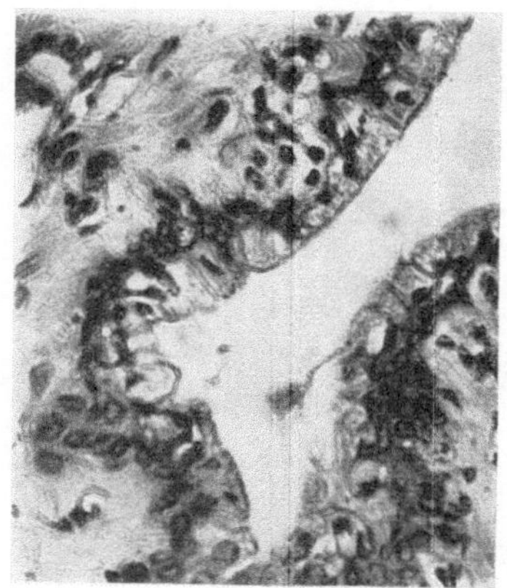

Abb. 11a.

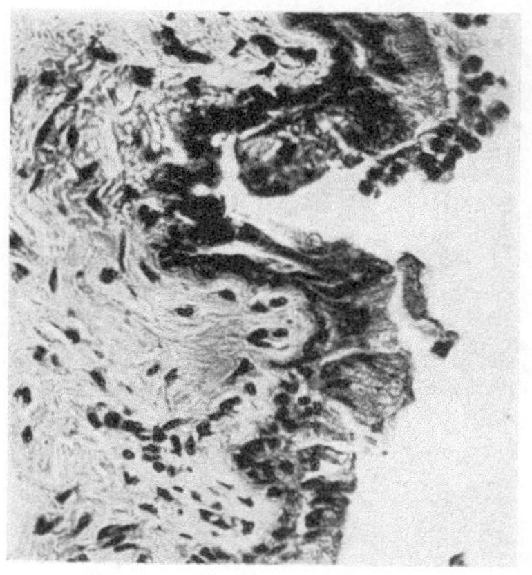

Abb. 11b.

Ratte und Maus. Während bei diesen Tieren nun die *Uterusschleimhaut*veränderungen zur Zeit von Proliferations- und Transformationsphase so fein-histologisch differenziert sind, daß es erst genauester

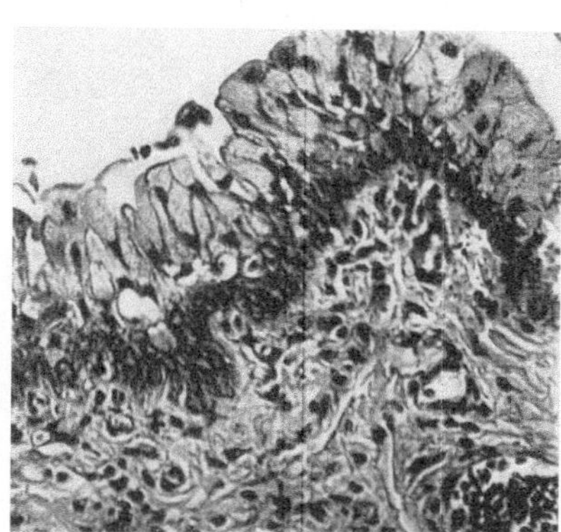

Abb. 11c.

Abb. 11a—c. Vaginalschleimhaut von a Meerschweinchen; b Ratte; c Maus. Transformationsphase.

auf Grund von Rückschlüssen vorgenommener Untersuchungen bedurfte, um sie zu erkennen (ganz im Gegensatz zu Mensch, Affe und Kaninchen), sind bei ihnen wieder im Gegensatz zu den 3 genannten die vaginalcyclischen Prozesse außerordentlich deutlich, man möchte fast sagen imponierend. Wohl schrumpft bei allen Arten nach der Ovarienexstirpation die Vagina und wird atrophisch; bei Mensch, Affe und Kaninchen jedoch muß angenommen werden, daß normalerweise der Ovariengrundstock genügend Follikelhormon als „Basishormonspiegel" produziert, um die Vaginalschleimhaut in einem gewissen Aufbau permanent zu erhalten. Anders bei den kleinen Nagern! Hier bricht die Vaginalschleimhaut jedesmal bis auf das germinative Epithel zusammen, wenn reife Follikel atresieren und damit ihre Funktion aufgeben, ohne daß es zur Corpus luteum-Bildung kommt (unvollständiger, halber, „oestrischer" Zyklus).

Springen jedoch die Follikel oder die meisten derselben, so kommt es unter der Wirkung der sich anschließend entwickelnden Corpora lutea und deren spezifischen Hormons zu einer Umwandlung der durch die Follikelwirkung vorangehend im proliferativen Sinne neu aufgebauten, vorentwickelten Schleimhaut. Und zwar besteht dieser Transformationsprozeß in der Umwandlung des — bis dahin an der Oberfläche Verhornung aufweisenden — vielschichtigen Plattenepithels in eine neue Zellart mit zunehmend verschleimendem Charakter. Bei der Maus geht dann dieser aktive Prozeß der Verschleimung mit einem allmählichen Verlust an Schleimzellen einher, bis schließlich eine nur zwei- oder einreihige, dem germinativen Epithel direkt aufsitzende Schleimepithellage übrig bleibt. Diese aber bleibt dann permanent, bis die Wirkung der Corpora lutea aufhört.

Um den Aufbau der Vaginalschleimhaut bei den verschiedenen Tieren vergleichend zu zeigen, habe ich einmal das proliferative Stadium (Höchstfunktion zur Zeit der Follikelreife = Oestrus) der kleinen Nager mit dem von Kaninchen, Affe und Mensch in Abbildungen nebeneinander gestellt (Abb. 10). Entsprechend den nur geringen Veränderungen zur Zeit der Corpus luteum-Phase beim Kaninchen, den nur angedeuteten beim Affen und den von den meisten Autoren überhaupt abgestrittenen Veränderungen beim Menschen zu dieser Zeit des Zyklus, bringe ich für die Corpus luteum-Phase lediglich die Nebeneinanderstellung der Vagina von Meerschweinchen, Ratte und Maus, um zu zeigen, daß bei ihnen eine von vielen Seiten abgelehnte spezifische Corpus luteum-Phase am Genitalschlauch überhaupt besteht (Abb. 11).

d) Tubenschleimhaut.

Aus demselben Grunde sollen hier noch die Bilder der Tubenschleimhaut von Mensch, Kaninchen und Maus im Proliferations- und Transformationsstadium demonstriert werden (Abb. 12). Vom Affen, Meerschweinchen und von der Ratte finden sich in der Literatur weniger Angaben über Tubenveränderungen, trotzdem sie auch dort zweifellos deutlich vorhanden sind. Es ist ersichtlich, daß das Prinzip der Veränderungen im Tubenepithel dasselbe ist wie allgemein innerhalb des Genitalzyklus: In der Transformationsphase gehen die Epithelien in „Sekretion" über, ein Vorgang, der zur Lebensfähigkeit des Eies notwendig zu sein scheint, wie zum mindesten WESTMANN an Eileitern des Kaninchens instruktiv gezeigt hat.

e) Cervixschleimhaut.

Wieder anders verhält es sich mit der Cervixschleimhaut. Für sie werden im allgemeinen keine oder nur geringe cyclische Veränderungen angegeben. Um aber zu zeigen, wie unterschiedlich das Cervixepithel

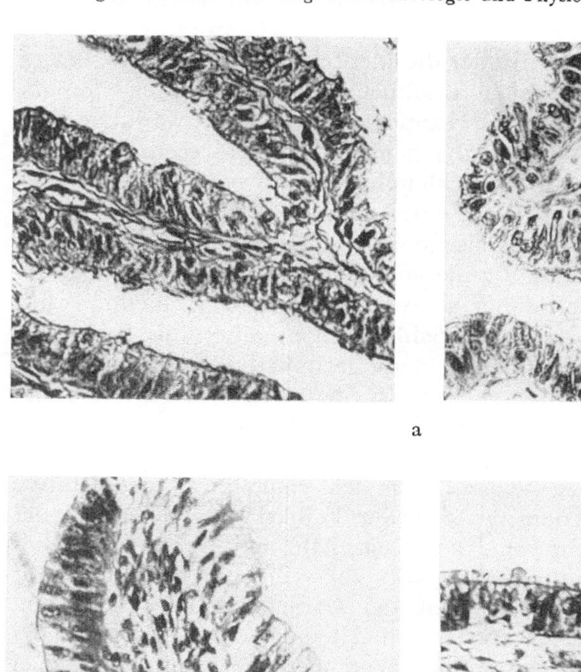

a

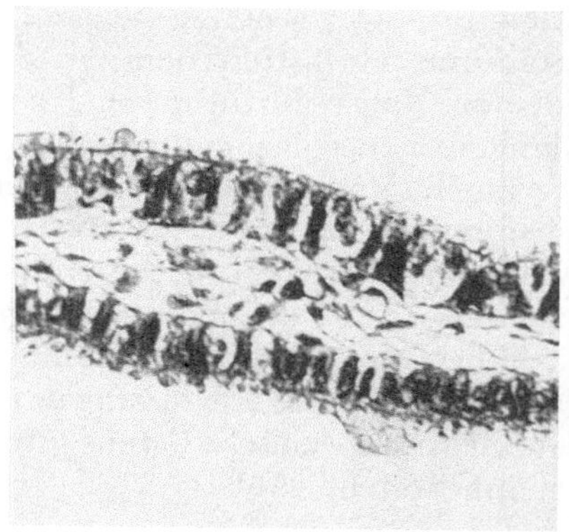

b

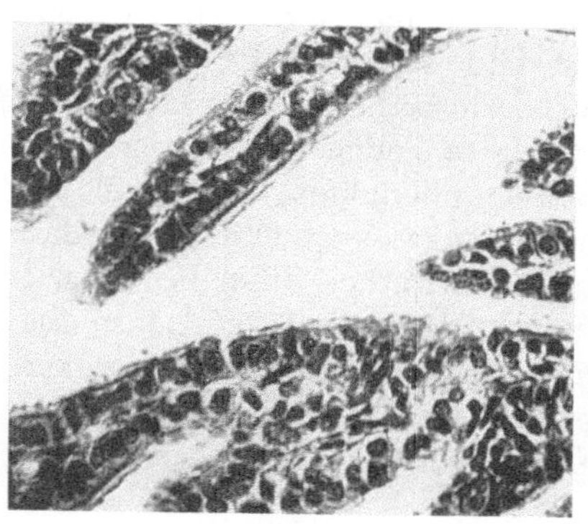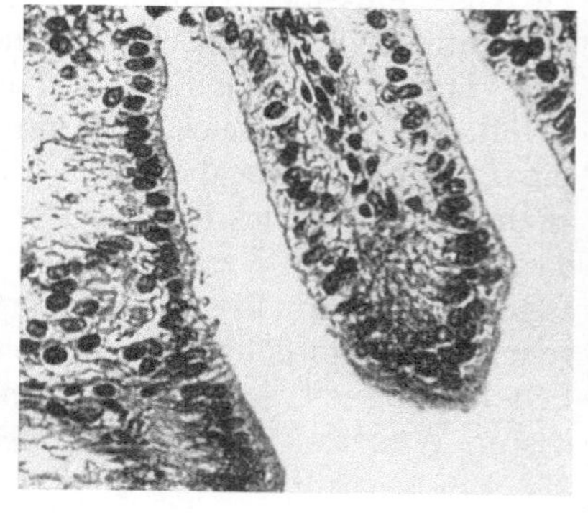

c

Abb. 12. Tubenschleimhaut von a Mensch; b Kaninchen; c Maus.
(Gleiche Vergrößerung.)
Links: Proliferationsphase.   Rechts: Transformationsphase.

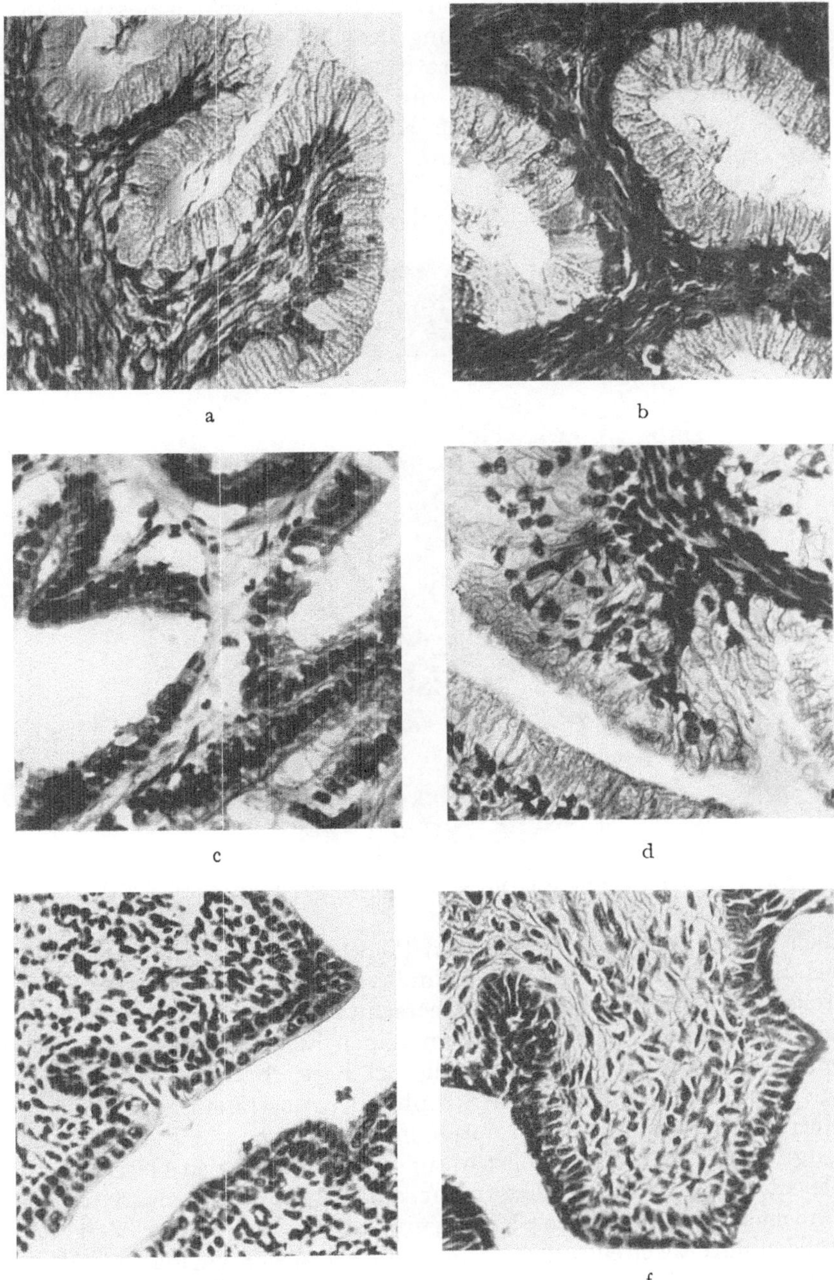

a

b

c

d

e

f

Abb. 13. Cervixschleimhaut von a Mensch; b Affe; c Kaninchen; d Meerschweinchen; e Ratte; f Maus. (Gleiche Vergrößerung.)

überhaupt sich zum übrigen Epithel des Genitalschlauches verhält, sei hier eine Nebeneinanderstellung desselben bei den verschiedenen Tierarten gebracht. Die Präparate stammen alle aus der Proliferationsphase, und zwar sind sie zur Zeit der Follikelreife oder kurz vorher gewonnen (Abb. 13). Die Kenntnis der Besonderheiten des Cervixepithels ist notwendig, um Verwechslungen zu vermeiden. Aus diesem Grunde habe ich die Cervixschleimhaut von Kaninchen und Meerschweinchen noch einmal gesondert, und vom Kaninchen

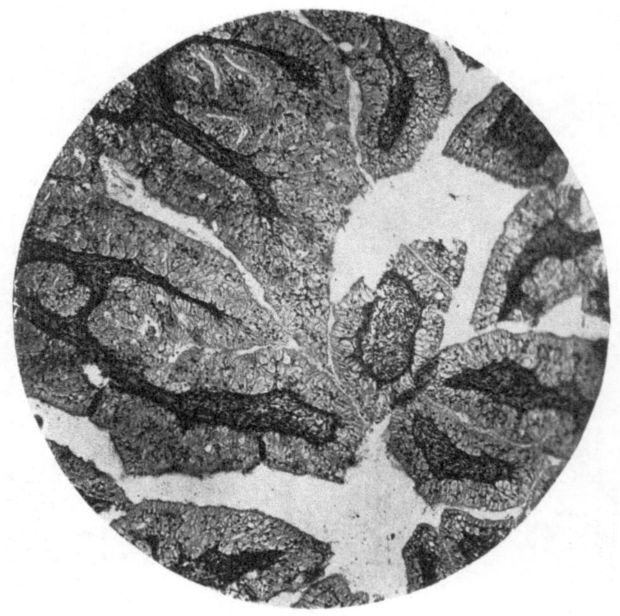

Abb. 14. Cervix vom Meerschweinchen. Proliferationsphase.

auch aus der Zeit der Corpus luteum-Phase einander gegenübergestellt. Bei Maus und Ratte habe ich keine cyclischen Veränderungen feststellen können. Die Cervix des Meerschweinchens jedoch weist einen ausgesprochenen Zyklus auf, der in seinen Einzelheiten erst kürzlich von H. Hartmann und Olbers aus der Kieler Frauenklinik gekennzeichnet ist. Wenn man ein atrophisches Kastrationsgenitale vom Meerschweinchen mit einem durch Follikelhormon völlig proliferativ aufgebauten oder einem solchen zur Zeit des normalen Oestrus vergleicht, so fällt dabei nichts mehr auf als der Unterschied in den Schleimhautverhältnissen der Cervix. Diese ähneln zur Zeit der Follikelblüte zweifellos dem Schleimepithel in der Vagina von Maus und Ratte während der Corpus luteum-Phase, haben dagegen nicht das geringste mit Corpus luteum-Wirkung zu tun, sondern sind

lediglich eine spezielle Ausdrucksform der Reaktion dieses beim Meerschweinchen besonders gearteten Epithels auf *Follikelhormon* hin.

Ein anderes, man möchte sagen hinsichtlich Follikel- und Corpus
luteum-Wirkung *umgekehrtes* Bild bringt uns die Cervix des Kaninchens. Dort gibt infolge der nur geringen cyclischen Veränderungen
des Cervixepithels das histologische Bild im anderen Sinne Anlaß
zur Verwechslung von Corpus luteum- und Follikelphase. Die Cervixschleimhaut des Kaninchens stellt sich nämlich in beiden Phasen

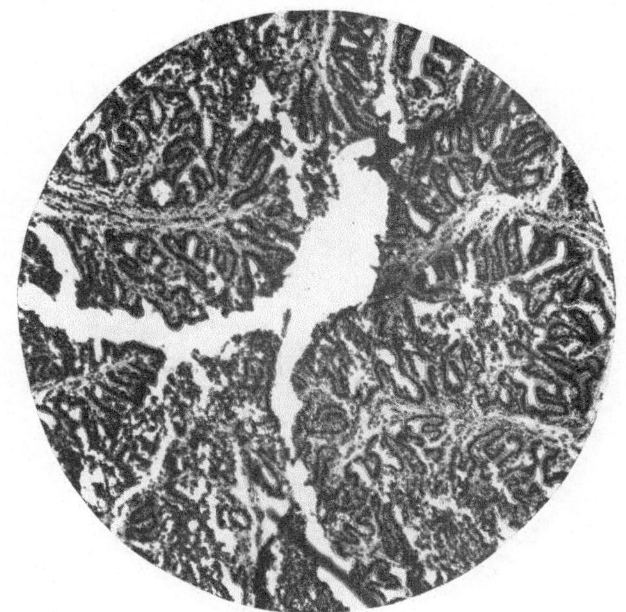

Abb. 15. Cervixschleimhaut des Kaninchens. Proliferationsphase.

unter einem Bilde dar, das der drüsig umgewandelten *Uterus*schleimhaut *desselben* Tieres zur Zeit der Corpus luteum-Phase bei oberfläch-
licher Betrachtung durchaus ähnelt. Diese Ähnlichkeit kommt aber
wieder lediglich durch die Anordnung der Drüsenfalten der Cervix
zustande, welche nur geringem Wechsel unterworfen sind. Da dieses
permanente Bild sowohl zur Zeit der Follikel- als auch der Corpus
luteum-Phase sich — grobmikroskopisch betrachtet — gleich bleibt,
würden wir bei der Untersuchung sehr tiefliegender Uterusabschnitte
des Kaninchens zur Zeit der Follikelphase leicht zu einer Mißdeutung
kommen können, wenn uns dieser Zustand nicht genauestens bekannt ist. Es sei dazu bemerkt, daß der Cervixabschnitt beim Kaninchen, entsprechend dem Bestehen zweier gesonderter Muttermunds-
öffnungen nach der Vagina hin, paarig angelegt ist, ganz im Gegensatz
wiederum zu den Verhältnissen bei Maus und Ratte.

Wir wollen also aus diesen ganz kurzen Betrachtungen festhalten: Die Meerschweinchen-Cervix-Schleimhaut weist einen außerordentlich deutlichen Zyklus auf. Das Proliferationsstadium derselben unter der Wirkung des Reiffollikels erinnert sehr an den Transformationsprozeß unter Corpus luteum-Wirkung in der *Vaginal*schleimhaut von Ratte und Maus.

Die Kaninchen-Cervix-Schleimhaut weist nur geringe cyclische Wandlungen auf. Ihr Proliferationsstadium erinnert sehr an den

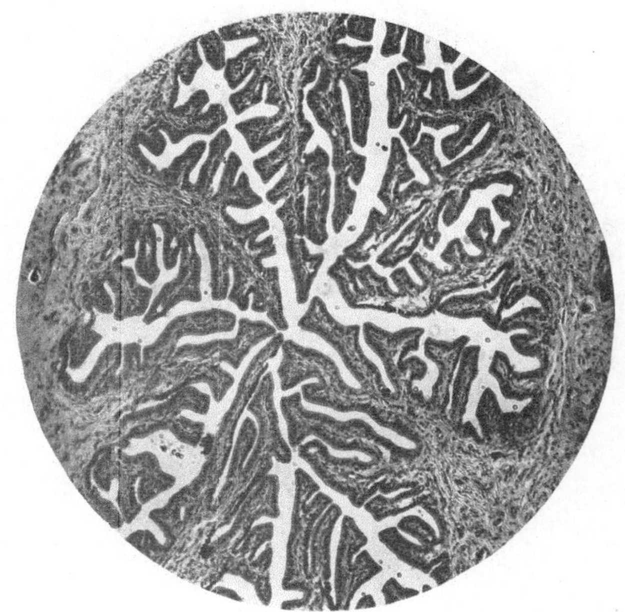

Abb. 16. Cervixschleimhaut des Kaninchens. Transformationsphase.

Transformationsprozeß in der *Uterus*schleimhaut des Kaninchens, also derselben Tierart.

Ersteres (beim Meerschweinchen) hat mit Corpus luteum-Wirkung nichts gemeinsam.

Zweites (beim Kaninchen) wird sowohl unter der Follikel- als auch der Corpus luteum-Phase (mit nur feinmikroskopischen Unterschieden) beobachtet und darf deshalb nur in gleichzeitigem Vergleich mit der Uterusschleimhaut desselben Tieres auf seine Phasenzugehörigkeit beurteilt werden.

Daß beides für die Beurteilung des Testes auf Luteohormon, des spezifischen Hormons des Corpus luteum, von Bedeutung ist, werden wir später ohne weiteres erkennen.

4. Der vollständige und der unvollständige Genitalzyklus, deren Beziehungen zu den Ovarialhormonen.

Über den Genitalzyklus bei der Frau sind wir zweifellos bestens unterrichtet, vor allem seit den Arbeiten von Hitschmann und Adler, Robert Meyer, Robert Schröder.

Ich glaube, man kann sagen: dank der Tatsache, daß man bei ihm keine Rückschlüsse aus dem Scheidensekretabstrich wegen des Fehlens eines Scheidenzyklus hat ziehen können! Dadurch nämlich sind diese Forschungen ausnahmslos auf die Basis der gründlichen histologischen Durchuntersuchung der Gesamtgenitalorgane gezwungen worden. Lediglich im immer wiederholten Vergleich der Veränderungen des Ovariums mit den jeweiligen des Genitalschlauches, hier im besonderen der Uterusschleimhaut, konnten die Forschungen so weit gedeihen, daß es heute möglich ist, aus dem histologischen Bild der menschlichen Uterusschleimhaut auf den Zustand im zugehörigen Ovarium und umgekehrt mit beträchtlicher Exaktheit den Zyklusabschnittermin zu bestimmen (R. Schröder). Nach außen hin besteht beim Menschen einzig und allein noch die so deutliche Ausdrucksform des jedesmaligen Abschlusses eines Genitalzyklus, die Regelblutung oder Menstruation. Aber auch diese bewerten wir mit Recht nur in ihrer rhythmischen Wiederkehr unter bestimmten Bedingungen als solche, wenn anders wir nicht in der Erkennung der Pathologie der Blutungen Täuschungen erleben wollen. Anders bei den Nagetieren und — wie die letzten Jahre gezeigt haben — auch sogar beim Affen. Bei den kleinen Nagern hat die Entdeckung wechselnder oder rhythmischer Scheidensekretveränderungen (Papanicolaou und Stockard, Allen und Doisy, Long und Evans) im letzten Jahrzehnt eine Umwälzung hervorgerufen, die einschneidend gewesen ist. Diese Untersuchungen sind zur Basis der Sexualhormonforschung geworden; zum mindesten bedeuten sie das Glied, das es ermöglicht hat, auf Grund eines bestimmten Testes den wesentlichen der gesuchten Stoffe in der Gruppe der Sexualhormone, das Follikelhormon, genau zu differenzieren. Anderseits aber haben sie auch dazu geführt, für eine längere Reihe von Jahren diesen in seiner Wirkung jetzt eindeutig zu testierenden Stoff für den einzigen seiner Art, für den einzigen im Ovarium gebildeten zu halten. Das Schollenstadium in der Vagina der kleinen Nager ist sicherlich in seiner Bedeutung für die Hormonforschung nicht unterschätzt, in seinem Wesen innerhalb des Genitalzyklus dieser betreffenden Tiere jedoch etwas überbewertet worden. Man hat seither nur von dem oestrischen Zyklus gesprochen und folgendes nicht genügend in den Vordergrund geschoben. Wenn wir vom Genitalzyklus sprechen, so war damit bis dahin immer die Gesamtheit von Aufbauphase bis zum

3*

Follikelsprung und von Transformationsphase bis zum Corpus luteum-Niederbruch gemeint, und es wurde vom Beginn eines neuen Aufbaues bis zum Zerfall der Schleimhäute (Menstruation) gerechnet. Das Schollenstadium jedoch hat mit einer Menstruation nicht das geringste zu tun, wenn auch häufig nach ihm ein Zusammenbruch oder ein Ansatz dazu auftritt. Das Schollenstadium ist lediglich der Höhepunkt der Proliferationsphase, der uns nach außen hin so deutlich und einfach feststellbar in Erscheinung tritt. Die Hauptsache beim Prozeß der Eibildung, das ist die Freiwerdung des reifen Eies und die für dessen Aufnahme notwendige Umwandlung der Schleimhaut, steht dann erst vor der Tür und beginnt mit Ablauf des Schollenstadiums, d. h. mit dem Follikelsprung. Hätten diese Nager zur Zeit des Abbruches der Corpus luteum-Wirkung einen spezifisch gearteten Scheidensekretabstrich (etwa rote Blutkörperchen oder bestimmte gekennzeichnete Zerfallszellen), so würden wir sicher von einem solchen Zeitpunkt bis zum nächsten den Zyklus bei ihnen rechnen und vom Blutungs- oder Menstruationszyklus sprechen. Zwischen je 2 solchen Zeitpunkten würde sich dann ein Schollenstadium als Ausdruck der Follikelreife und des Überganges von Proliferations- zur Transformationsphase finden. Wenn wir also beim oestrischen Zyklus von einem Schollenstadium zum nächsten unsere Beobachtungen anstellen, so legen wir diesem den Abschnitt zugrunde, der zwischen den deutlich erkennbaren Blütestadien („Oestren") zweier gleicher Zyklusabschnitte von 2 verschiedenen, aufeinanderfolgenden Zyklen liegt. Der Abschnitt, den wir beim Menschen als Menstruation sehen, befindet sich dann irgendwo zwischen diesen beiden Oestren oder Schollenstadien. An welcher Stelle er dort liegt, ist uns mit Hilfe des Scheidensekretabstriches allein unmöglich zu entscheiden, da er sich darin nicht zu erkennen gibt. Es kommt noch eines hinzu: Beim Menschen sehen wir die Menstruation — wir wissen, daß ein Genitalzyklus vollständig abgelaufen ist. Bei den kleinen Nagern sehen wir das Schollenstadium — wir wissen nicht, was danach im Ovarium und in den Genitalschleimhäuten vor sich geht. Und zwar ist bei den Nagern selbst nach Auftreten des Schollenstadiums infolge Follikelreifung im Ovarium immer noch die Möglichkeit der Atresierung des oestrusbewirkenden Follikels vorhanden. Diese nachfolgende Atresie ist nicht nur möglich, sondern sie ist sogar häufig. Seit den Forschungen über die Schollenbildung in der Vagina hat man aus einfachen Summenberechnungen den „oestrischen Zyklus" für Ratte und Maus mit einer Dauer von 4—5 Tagen ermittelt. *Vor* der Kenntnis des Schollenstadiums haben bedeutende Forscher den Genitalzyklus dieser Tiere durch gewiß eingehende, rein histologische Untersuchungen der ganzen Genitalien von anderer, längerer Zeitdauer festgestellt; z. B.

SOBOTTA für die Maus 21 Tage! Speziell für die Maus konnte ich durch ausgedehnte anatomische Studien nachweisen, daß gerade die in 4—5tägigen Intervallen auftretenden „oestrischen Zyklen" keinen vollständigen Genitalzyklus im Sinne der auf die Follikelreifung nachfolgenden Corpus luteum-Entwicklung sind. Es handelt sich dabei zwar um „oestrische Zyklen" im wahrsten Sinne des Wortes insofern als rezidivierende cyclische Follikelreifungen ablaufen; zu einer Corpus luteum-Bildung kommt es jedoch nicht; und gerade deshalb, weil durch Atresie der Follikel ein Zyklus unvollständig abgebrochen wird, kann es zu so rascher Folge der „Oestren" kommen. Wir müssen also nach meinen vorliegenden Untersuchungen an der Maus bei so kurz aufeinanderfolgenden Schollenstadien auf den Ablauf von cyclischen Follikelatresien schließen; denn im Falle der ordentlichen Corpus luteum-Entwicklung dauert es bis zur Wiederkehr des nächsten Schollenstadiums länger, bei der Maus 9—10 Tage.

Es unterliegt danach keinem Zweifel, daß wir bei den Nagern mit 2 Arten von Genitalzyklen zu rechnen haben. Der eine ist der vollständige, die Vollfunktion bedingende Genitalzyklus mit Follikelreife, Follikelsprung und anschließender Corpus luteum-Bildung, der dann durch das Zugrundegehen des Corpus luteum beendet wird. Das ist der eigentliche Genital*voll*zyklus, der einzig und allein zur Gravidität führen kann und den wir deshalb auch Prograviditätszyklus nennen können. Nur diese Art Zyklus ist mit dem menschlichen Menstruationszyklus zu vergleichen. Der andere ist der unvollständige Zyklus mit Follikelreife und nachfolgender Follikelatresie, der seinen Namen „oestrischer Zyklus" voll verdient, solange wir das funktionierende Corpus luteum davon ausschließen.

Zusammengefaßt ergeben sich *2 Zyklusarten!*

1. *Genitalvollzyklen* oder Progravidrtätszyklen = vollständige Genitalzyklen mit Follikelreifung und nachfolgender *Corpus luteum-Bildung.*

2. *Oestrische Zyklen* = unvollständige Genitalzyklen mit Follikelbildung und nachfolgender *Follikelatresie.*

Die ersteren sind Funktionszyklen, die zweiten sind funktionslose Zyklen. In dieser Gegenüberstellung ist nicht nur eine reine Schematisierung zu ersehen, sondern ich glaube, daß sie uns manche Unklarheiten deuten hilft, wie wir gleich sehen werden.

Während bei den Tieren mit cyclischen Veränderungen des Scheidensekretes das Herannahen einer Follikelreife auf einfache Weise am Auftreten von nur Epithelien und dann Schollen im Ausstrichpräparat erkennbar ist, lassen sich jedoch nach dem Verschwinden der Schollen nicht die geringsten Rückschlüsse auf den Zustand in Uterus und Ovarien ziehen. Wir können also niemals in der Zeit jenseits des Schollenstadiums durch den bloßen Scheidenabstrich feststellen, ob die vorher oestrusbedingenden Follikel gesprungen sind und zu Corpora lutea werden oder ob sie in Atresie gingen. Mit anderen Worten: Die Proliferationsphase können wir bei diesen Tieren durch den Abstrich ermitteln, die Transformationsphase nicht; dazu gehört die histologische Untersuchung der ganzen Organe. Es folgt daraus, daß der Begriff des „Metoestrus" oder „Postoestrus" uns im histologischen Sinne gar nichts sagt und nach allem eine Bezeichnung rein zeitlichen Inhalts ist und bleiben muß (= Zeit nach dem Oestrus). Die Kenntnis aller dieser Dinge ist natürlich von Bedeutung, wenn es sich um die Bestimmung der Zyklusdauer, das zeitliche Verhältnis der einzelnen Phasen untereinander und die Unterschiede in der Regelmäßigkeit des Ablaufs der Zyklen bei den verschiedenen Tierarten handelt. Zum Verständnis dieser Unterschiede muß noch kurz der Begriff des „Dioestrus" oder „Anoestrus" gestreift werden. Es handelt sich dabei um die Zeiten, in denen keine cyclischen Veränderungen ablaufen. Wir müssen wissen, daß ein solcher Anoestrus bei allen Tierarten zu jeder Zeit auftreten kann, wenn die allgemeinen Lebensbedingungen schlechter sind. Es ruht dann die ganze Ovarialfunktion oder sie ist minderwertig. Bei einigen Tieren gehört das zum Physiologischen, wie wir schon beim Kaninchen erwähnten. Andererseits kommen auch dioestrische Phasen innerhalb der Zyklen selbst und zu diesen gehörig vor. Dafür ist das Meerschweinchen der Prototyp, bei dem die dioestrische Phase viel länger dauert als die eigentlichen Funktionsphasen des Zyklus zusammengenommen.

Wenn wir uns unter Berücksichtigung aller dieser Dinge den Rhythmus der Zyklen bei den einzelnen Tieren ansehen, so ergibt sich etwa folgendes Bild. Ich bemerke dabei, daß die reproduzierten Kurven rein schematisch entworfen sind und hinsichtlich der Dauer der Zyklusabschnitte bei den verschiedenen Tieren nicht systematisch untereinander verglichen werden dürfen. In den Kurven bedeuten die in senkrechter Richtung mit geraden Strichen bezeichneten Partien die Follikel oder Proliferationsphasen, die queren, wagerechten die Corpus luteum- oder Transformationsphasen.

a) Mensch. Vollständige Genitalzyklen laufen mit der allgemein bekannten Exaktheit bei einer durchschnittlichen Dauer von 28 Tagen ab. Daß es dabei zu Störungen oder Unterbrechungen kommen kann, wissen wir[1]. Seit dem Vorliegen der Follikelhormonmengenbestimmungen von R. T. Frank-New York und später Siebke-Kiel müssen wir aber auch bei der Frau das Vorkommen unvollständiger Zyklen einräumen. An fortlaufenden Follikelhormonbestimmungen im Blut und Urin gewisser amenorrhoeischer Patientinnen mit ovarieller

---

[1] Schröder, R.: Handbuch von Veit-Stoeckel.

Unterfunktion haben sich kontinuierliche Wellen von Follikelhormonbildung und -ausscheidung nachweisen lassen, ohne daß es über
längere Zeit hin zu einer Menstruation und damit dem
Beweisstück eines Genitalvollzyklus gekommen wäre.
FRANK hat diese Zyklen „unterschwellig" genannt, wobei
es sich zweifellos um rhythmische Reiffollikelatresien
(ohne Follikelsprung und Corpus luteum-Bildung) handeln
dürfte.

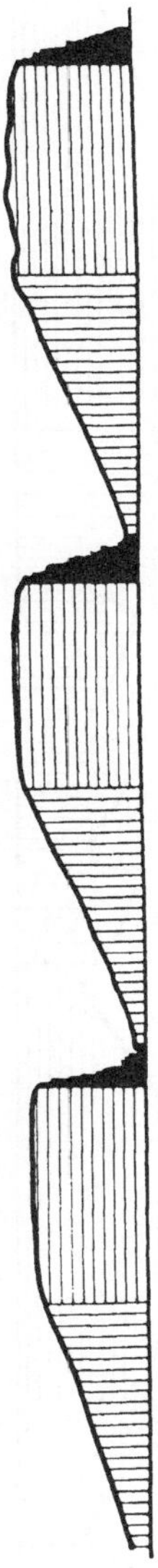

b) Affe. Abgesehen davon, daß beim Affen anoest-
rische Ruhephasen physiologisch sind, kann außerdem
bereits bei dieser Tierart der Zyklusrhythmus mehr oder
weniger großen Schwankungen bei ein und demselben
Individuum unterworfen sein. Sogar beim geordneten
Ablauf 23—29tägiger vollständiger Genitalzyklen sind
Variationen in der Dicke der Schleimhaut, in der Vollkommenheit der Entwicklung derselben usw. am gleichen
Tier festgestellt. In den letzten Jahren ist vom Affen
über „Menstruation ohne Corpus luteum" viel diskutiert
worden (CORNER-New York, HARTMANN-Baltimore). Auch
dabei ist wohl anzunehmen, daß es sich um unvollständige Zyklen mit protrahierter Follikelreife und anschließender Degeneration des Follikels durch Atresie
handelt. Es ist durchaus denkbar, daß beim Affen eine
nur im Sinne der Proliferationsphase aufgebaute Schleimhaut unter Blutung zerfällt, wenn der stimulierende
Reiz des Follikels infolge dessen Atresie wegfällt. Dafür
spricht auch, daß Forscher wie E. ALLEN und D. BAKER
eine Blutung an kastrierten Äffinnen dadurch erzeugen
konnten, daß sie nach längerer Follikelhormonbehandlung
der Tiere plötzlich mit der Hormonzufuhr aussetzten.
Eine „Menstruation" sind diese erzeugten Blutungen
nicht, wie wir später sehen werden.

Im übrigen haben in jüngster Zeit VAN WAGENER und
ABERLE[1] die Ovarien bei Affen exstirpiert und danach Zerfall der Uterusschleimhaut unter Blutungserscheinungen
gesehen, auch wenn kein großer Follikel oder junges
Corpus luteum in den Ovarien vorhanden war. Vielleicht
wäre es nicht unangebracht zu unterscheiden zwischen:
1. Follikelabbruchblutung und 2. Corpus luteum-Abbruch-
blutung — und letztere nur als eigentliche Menstruation anzusehen.

c) Kaninchen. Für das Kaninchen ist bisher kein Rhythmus
im Ablauf von Genitalvollzyklen festgestellt. Wir haben darüber

Abb. 17. Schema des Genitalzyklus beim Menschen. ||| Proliferation. ||| Transformation.

---

[1] WAGENER VAN u. ABERLE: Amer. J. Physiol. **99** (1931).

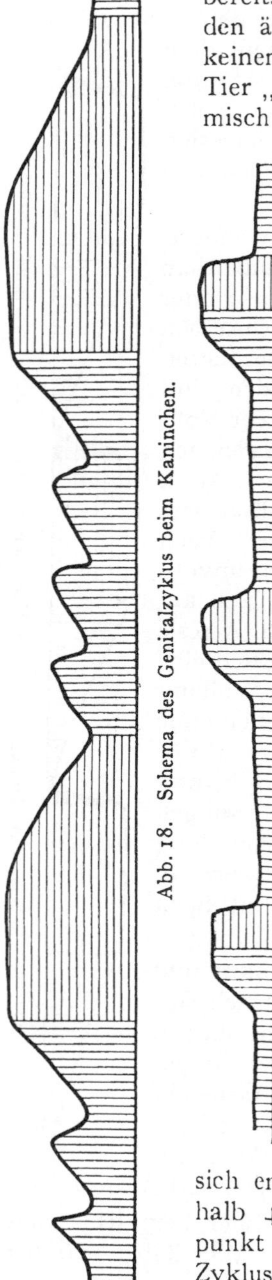

bereits weiter oben gesprochen. Es kann jedoch nach den äußerlichen und histologischen Beobachtungen keinem Zweifel unterliegen, daß auch bei diesem Tier „oestrische", also unvollständige Zyklen rhythmisch ablaufen, wobei dann die Follikel auf verschiedene Art in Atresie gehen (bindegewebige Atresie, Blutfollikelatresie usw.). Schon der gerade beim Kaninchen so enorme Reichtum an „interstitieller" Drüse im Ovarium weist auf massenhaft erfolgende Follikelatresien hin. Wenn wir es bei der Annahme bleiben lassen, daß zum Follikelsprung und Ausbildung der Corpora lutea, also zum Genitalvollzyklus beim Kaninchen ein weiterer Anreiz und hormonaler Mechanismus gehört, der — das muß noch einmal betont werden — nicht die Kohabitation sein braucht, so ergibt sich folgendes Bild:

Über das Bestehen von Follikelphasenwellen, wie in der Kurve schematisch gezeigt, läßt sich streiten. Das ändert jedoch nichts an der Tatsache, daß es eine typische Follikel- oder Proliferationsphase und eine spezifische Corpus luteum- oder Transformationsphase bei diesen Tieren gibt. Erwähnt wurde schon, daß die Corpus luteum-Phase, wenn sie eintritt, etwa 17 Tage anhält (HAMMOND und MARSHALL, COURRIER, KNAUS, eigene Untersuchungen).

d) Meerschweinchen. Das Meerschweinchen zeichnet sich durch eine lange dioestrische Phase zwischen den eigentlichen Zyklen aus. Die Ausreifung der Follikel erfolgt dann recht plötzlich und demnach soll die Höhe der Proliferationsphase innerhalb von Stunden sich entwickeln, während das Corpus luteum innerhalb $4\frac{1}{2}$ Tagen nach dem Oestrus seinen Höhepunkt erreicht. In ein Schema gebracht, würde die Zykluskurve für das Meerschweinchen etwa folgendes Aussehen haben:

Der Genitalvollzyklus beim Meerschweinchen dauert durchschnittlich 15—17 Tage, wobei aber die weitaus größte Anzahl der Tage vom Dioestrus eingenommen wird. Auch beim Meerschweinchen ist die Follikelatresie und damit der unvollständige Genitalzyklus nicht selten (Stockmard-Papanicolaou, L. Kelly).

e) Ratte. Der „oestrische" Zyklus bei der Ratte dauert nach Long und Evans 4—5, im Mittel $4^{1}/_{2}$ Tage. Das Material dieser beiden Forscher ist derart ausgedehnt und sorgfältig bearbeitet, daß es gewagt erscheint, hier mit dem schwachen Lichte nackter Hypothesen störend eindringen zu wollen. Und doch glaube ich auf Grund meiner Untersuchungen an der Maus die Frage aufwerfen zu dürfen, ob es sich bei den so *kurzfristigen* „oestrischen Zyklen" nicht ebenso wie bei letzterem Tiere um cyclische Follikel*atresien* handelt, während der wahre Genitalvollzyklus in den Veränderungen zu sehen ist, die Long und Evans hier mit Pseudogravidität bezeichnet haben. Es muß festgestellt werden, daß sich ihre Schlußfolgerung auf einen durchschnittlich $4^{1}/_{2}$tägigen Zyklus aus der von ihnen am häufigsten beobachteten Form der Wiederkehr des Oestrus (nach dem Scheidenabstrich beurteilt) und aus auf Grund dieser Beobachtungen angestellten zahlenmäßigen Berechnungen herleitet. Jedenfalls hat W. M. Allen (Rochester, New York) erst kürzlich (1931) angeregt durch seine Corpus luteum-Hormonforschungen, die Veränderungen in der eigentlichen Corpus luteum-Phase der Ratte geprüft und stellt dabei fest, daß Long und Evans „die Histologie des Ovars und der Vagina während der Pseudogravidität und Gravidität klar beschrieben hätten, daß aber ihre Beschreibung des Endometriums der Pseudogravidität ungenügend schien, um als Arbeitsbasis für den Gebrauch der Ratte als Testtier zu dienen". Ich halte es für wahrscheinlich, daß bei der Ratte der Rhythmus der Zyklen ein ähnliches Bild ergibt, wie wir es für die Maus zeigen wollen.

f) Maus. Für die Maus wurde seit den Untersuchungen Edgar Allens sicher angenommen, daß sie einen 4—5tägigen Genitalzyklus habe, wenngleich hin und wieder berichtet wurde, daß ein 6—8tägiger Zyklus das häufigere sei (Aschheim und Zondek). Man hat dann von einem zweiphasigen Zyklus (Zondek, 1931) gesprochen, wobei die zweite Phase, das Corpus luteum-Stadium, als völlig neue Phase nach völligem Niederbruch des Proliferationsstadiums einsetze und sich gesondert aufbaue, wenn die Tiere durch den Bock belegt würden, wenn also der Kohabitationsreiz hinzukäme. Ich konnte durch meine Untersuchungen zeigen, daß die kurzfristige Wiederkehr von Oestren in 4—5 Tagen *unvollständige* Genitalzyklen darstellt, während der Genital*voll*zyklus 9—10 Tage dauert. Dabei schließt sich die mindestens 5 Tage währende Corpus luteum-Phase direkt an die Follikelphase an, auch ohne daß die Tiere besprungen werden, so daß auch hier eine Transformationsphase direkt aus der Proliferationsphase entsteht. Der unvollständige „oestrische" Zyklus ist bei diesen Tieren aber sehr häufig und es ist sicher, daß hierbei auch der mechanische Reiz des längeren Abstreichens der Tiere einen ungünstigen Einfluß ausübt. Ich habe eine große Anzahl von Mäusen monatelang bis über 1 Jahr täglich abstreichen lassen und fand schließlich völlig minderwertige Ovarien ohne jegliche Corpora lutea mit nur Follikelatresien. Aber gerade bei diesen Tieren fanden sich mehr kurzfristige „oestrische" Scheidenzyklen, bei einigen schließlich sogar Dauerschollenstadium. Das Schema für den Ablauf der Genitalzyklen bei der Maus würde sich danach folgendermaßen darstellen:

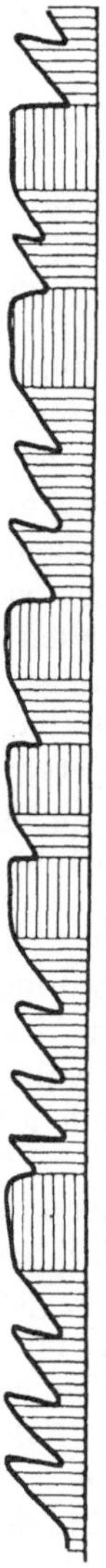

Die beschriebenen Veränderungen an den Genitalschleimhäuten der Tiere und ihr cyclischer Wechsel entstehen durch die Wirkung der Ovarialhormone. Solange ein einfacher chemischer Test für diese Hormone nicht vorliegt, sind wir an das Studium der histologischen Veränderungen der tierischen Genitalschleimhäute als biologische Testobjekte gebunden. Außer als Testobjekt sind wir auch bei der experimentellen Lösung hormonaler Fragen beim Menschen auf Vorversuche am Tier angewiesen. Wir kommen dabei immer wieder in die Verlegenheit, von den Veränderungen am Tier auf diejenigen am Menschen Rückschlüsse zu ziehen. Solche Rückschlüsse und Vergleiche aus Experimenten sind notwendig. Erlaubt sind sie jedoch nur in dem Maße, als wir die in Frage kommenden gleichen oder ähnlichen Verhältnisse am Experimentiertier kennen, aber auch die eine Rolle spielenden Unterschiede zum Menschen im Auge behalten. Was nun den biologischen Test für die Ovarialhormone anlangt, so wird für ein bestimmtes Hormon dasjenige Tier das geeignete sein, welches die bekannten Wirkungen am typischsten zeigt. Für die *Proliferations*phase sahen wir die hervorstechendsten Symptome in dem Aufbau der *Scheidenschleimhaut* bei den kleinen Nagern, von denen das kleinste und rationell günstigste Tier fraglos die *Maus* ist. Für die *Transformations*phase sahen wir als typischstes Merkmal die Veränderungen in der *Uterusschleimhaut* des *Kaninchens*. Das ist beim Vergleich der histologischen Bilder ohne weiteres deutlich. Es wird dementsprechend von Maus und Kaninchen im folgenden meistens die Rede sein.

Wir stellten die Tatsache fest, daß die Veränderungen im Genitalschlauch von den Hormonen des Ovariums bewirkt würden. Wie die

Abb. 20. Schema des Genitalzyklus bei der Maus. ||| Proliferation. ||| Transformation.

Hormone in ihrem Zusammenspiel den Zyklus bedingen, werden wir später erörtern. Jetzt zunächst zu den Ovarialhormonen selbst!

C. Das Follikelhormon.

Das Follikelhormon wird in der Literatur mit den verschiedensten Namen belegt. Zu dieser verschiedenen Benennung können wir kurz einige Tatsachen feststellen:

Das „Theelin" oder „Thelekinin" einzig und allein macht nicht das „Weibliche"; denn die Frau bleibt weiblich, auch wenn sie jenseits der Menopause oder Kastration kein Follikelhormon mehr hat oder produziert.

Das „Oestrin" verursacht nicht nur den Oestrus — es macht auch die Mammae wachsen und führt zur Milchproduktion —, nebenbei bemerkt auch beim Männchen! — Das Follikelhormon ist nicht „das" weibliche Sexualhormon, weil es deren mehrere gibt. Noch ist es *das* Ovarialhormon, weil es deren 2 gibt.

Es ist gegen die Benennung „Follikelhormon" die Tatsache eingewendet worden, daß das Hormon nicht nur in den Follikeln gebildet würde. Dabei müssen wir unter Follikeln nicht nur die reifen verstehen, sondern die Gesamtheit der Ovarialfollikel. Eines wissen wir jedoch ganz sicher: Die Proliferationsphase der Genitalschleimhäute, an der wir das Hormon testieren und seine Wirkung erkennen, entsteht im normalen Tier nur durch reifende Follikel im Ovarium und ist künstlich durch das im reifenden Follikel entstehende „Follikelhormon" zu erzeugen. Ein Stoff, der in einer Drüse (Follikel) gebildet wird, die im physiologischen, cyclischen Geschehen einzig und allein eine bestimmte Wirkung auf ein anderes Organ ausübt, ist spezifisch für diese Drüse und darf wohl nach ihr benannt werden.

1. Wirkung des Follikelhormons.

a) Beim kastrierten Tier.

Wenn wir die Morphologie der Genitalorgane, ihre Physiologie im einzelnen und die Parallelität der cyclischen Vorgänge zur Zeit ihrer Vollfunktion, wie wir sie oben beschrieben haben, verfolgen, so ergibt sich die Bedeutung des Ovariums von selbst aus den rein histologischen Studien. Entfernen wir die Ovarien beim Menschen oder bei irgendeinem der Tiere, so erkennen wir aus den Folgen der sofortigen Atrophie und dem Aufhören jeglicher Funktion des Genitalschlauches ohne weiteres das Ovarium als dasjenige Organ, das den Funktionszustand des Genitalschlauches völlig dirigiert. Ohne Ovarium kein funktionsbereiter Genitalschlauch — ohne Vollfunktion des Ovariums keine Vollfunktion des Genitalschlauches. Der Genitalschlauch befindet sich demnach in absoluter Abhängigkeit vom Ovarium und dessen Funktion. Das Ovarium ist also eine Drüse mit innerer Sekretion und als solche auch schon früh erkannt. Wenn wir nun aus dem Ovarium denjenigen Stoff oder die Stoffe isolieren wollen, welche — in ihm als Hormone gebildet — auf endokrinem Wege die eigentlichen Wirkungen am Genitalschlauch ausüben, so müssen wir verlangen, daß wir mit ihnen die Tätigkeit des Ovariums voll und ganz ersetzen können. Erst dann, wenn es uns gelingt mit einem solchen Hormon oder in der Kombination mehrerer dasjenige künstlich — ohne Ovarium — am Genitalschlauch zu schaffen, was physiologischerweise das Ovarium dort bewirkt, haben wir die endokrine Tätigkeit dieses Organes in dieser Richtung hin erforscht und beherrschen sie damit. Es muß also von dem isolierten Wirkstoff oder den Wirkstoffen des Ovariums verlangt werden, daß sie

1. die Wände des Genitalschlauches und seiner Umgebung zum Wachsen und zur gehörigen Größe bringen,

2. die Schleimhäute des Genitalschlauches zum Wachsen, also zur Proliferation bringen und

3. die proliferierten Schleimhäute des Genitalschlauches und diesen selbst zu ihrer Höchstfunktion, also zur Transformation in denjenigen Zustand bringen, der für die Aufnahme des Eies erforderlich ist.

Wir müssen also mit anderen Worten mit diesen Wirkstoffen des Ovariums den Genitalschlauch eines kastrierten Weibchens wieder in seine anatomisch-physiologische Vollfunktion bringen können. Der in einer Drüse mit innerer Sekretion gebildete Wirkstoff hat unter normalen Bedingungen auf seinen Ursprungsort keinen Einfluß, wenigstens nicht auf direktem Wege. Mit den Wirkstoffen des Ovars darf also in physiologischen Dosen am Ovar selbst kein Effekt zu erzielen sein. In dieser Beziehung ist interessant, daß HERRMANN bereits 1915 aus Corpora lutea und Placenta einen Stoff gewann, der sowohl den Uterus zum Wachsen und die Schleimhäute in Funktion brachte, als auch am Ovar der verwendeten infantilen Kaninchen eine gewisse Funktion erzeugte. Heute wissen wir, daß es sich dabei um mehrere Wirkstoffe und nicht um „*das*" Sexualhormon gehandelt haben muß. Zu ähnlichen Resultaten kam FELLNER schon 1913, der auf Grund seiner damaligen Untersuchungen noch heute an der Unität der Sexualhormone, also an dem Bestehen nur einer „geschlechtsfördernden" Substanz festhält. Wie gesagt, es besteht nach den jetzigen Kenntnissen kein Zweifel darüber, daß die damals gewonnenen Extrakte nicht nur *ein* Hormon enthielten, sondern mehrere, chemisch durchaus nicht reine Komponenten. Aus der damaligen Zeit kann also von einheitlichen, exakten Testen nicht die Rede sein. Es wurden die dem infantilen Tier zugeführten Organextrakte auf ihre Wirkung, auf dessen Genitalorgane im allgemeinen und im ganzen geprüft. Das Vorliegen einer gleichzeitigen Beteiligung mehrerer Wirkstoffe konnte dabei nicht in Erscheinung treten und mußte mangels genau differenzierter Teste sogar verkannt werden.

Das Gegenteil setzte ein mit der Erforschung des Schollenstadiums bei den kleinen Nagern. Nunmehr lag ein außerordentlich einfaches Mittel vor, den Wiederaufbau von Genitalschleimhäuten kastrierter kleiner Nager zu erkennen. Wie wir oben gesehen haben, bedeutet das Auftreten von Schollen im Scheidensekretabstrich dieser Tiere aber durchaus nicht die Vollfunktion deren Genitalschlauchs. ZONDEK isolierte das Follikelhormon einwandfrei. Mit dem reinen Follikelhormon ist dieses Schollenstadium konstant hervorzurufen. Wir hätten damit „das Sexualhormon" in Händen,

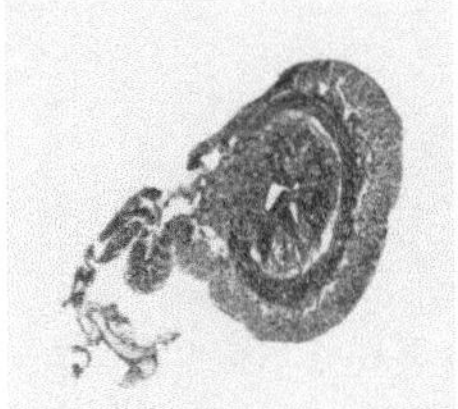

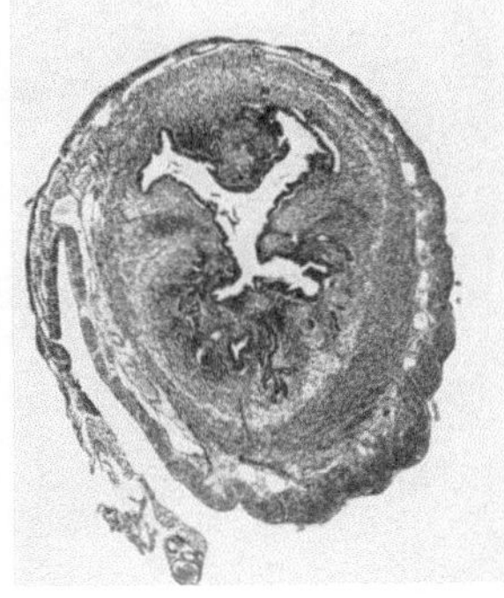

Abb. 21. Uterusquerschnitt — kastrierte Maus.

Abb. 22. Uterusquerschnitt — kastrierte Maus, Behandlung mit 5 × 2 = 10 ME Follikelhormon (subcutan).

wenn das Schollenstadium der Ausdruck vollständigen Ersatzes der Ovarialfunktion bedeute. Daß das jedoch nicht der Fall ist, haben wir in rein anatomisch-physiologischer Beziehung schon kennengelernt und werden das weiterhin auch aus den experimentellen Ergebnissen ersehen.

Worin besteht nun die Wirkung des Follikelhormons? Das Follikelhormon liegt heute in einer in chemischer Beziehung so reinen Form vor (BUTENANDT, ALLEN und DOISY, MARRIAN), daß an seiner *biologischen* Einheitlichkeit nicht gezweifelt werden kann. Mit dem reinen Follikelhormon läßt sich nun immer ein neues Wachstum des nach der Kastration geschrumpften Genitalschlauches erzielen. Es ist das an der Maus, an der Ratte, am Meerschweinchen, Kaninchen, Affen und Menschen einwandfrei bewiesen. Dieses Wachstum vollzieht sich innerhalb der gesamten Wände des Genitalschlauches, also an Tube, Uterus, Cervix und Vagina. *Histologische* Untersuchungen auf Grund *experimenteller* Erfahrungen liegen wohl nur vom Tier vor. Die deutlichsten Wirkungen werden bei den verschiedenen Tieren natürlich in dem Teil des Genitalschlauches gesehen, der

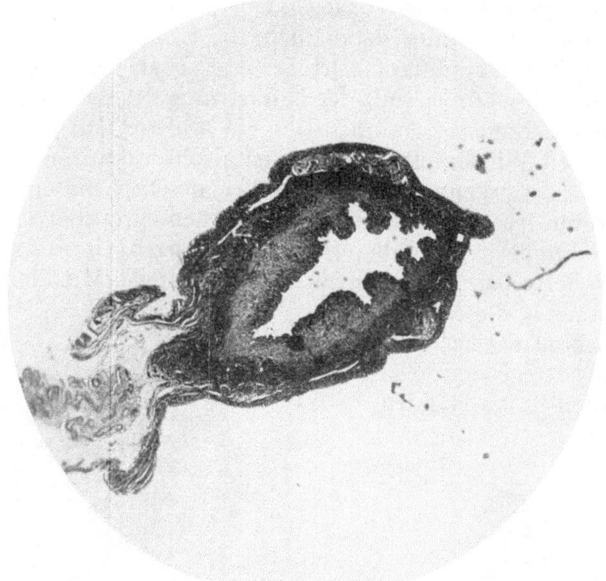

Abb. 23. Uterusquerschnitt — kastriertes Kaninchen.

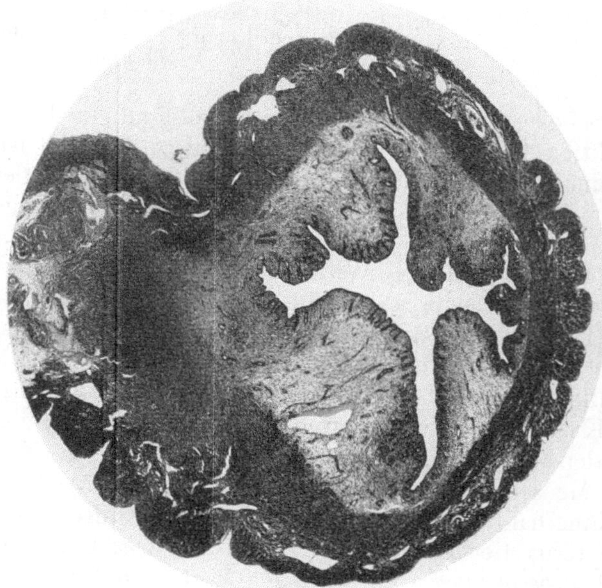

Abb. 24. Uterusquerschnitt — kastriertes Kaninchen nach Behandlung mit 10, 15, 15, 20, 20, 25 ME Follikelhormon (Progynon).

auch im Zyklusablauf an dem betreffenden normalen Tier die auf-
fälligsten Proliferationsveränderungen zeigt; so beim Affen und
Kaninchen in der Uterusmuskulatur, beim Meerschweinchen in der
Vagina und Cervix, bei Ratte und Maus in der Vagina. Bei genügender
Zufuhr des Hormons läßt sich bei allen diesen Tieren ein Wiederaufbau
der Wände des Genitalschlauches, also vor allem des Uterus, erzielen.
Nach der Kastration eines normalen Tieres erfolgt die Atrophie des
Uterus in dem Sinne, daß sowohl die einzelnen Zellelemente schrumpfen
und wohl auch ein gewisser Anteil derselben
resorbiert wird; die histologischen Bilder
sprechen mit für letzteres. Der Wiederaufbau durch zugeführtes Follikelhormon erfolgt
im Sinne der vollständigen Reparation, d. h.
die geschrumpften einzelnen Zellelemente
wachsen wieder und neue Zellen proliferieren
dazu. Dieses Wachstum, die Proliferation
der Zellen, erfolgt aber nur so weit, als wir
es bei den normalen Tieren mit Ovarien zur
Zeit der Proliferationsphase sehen. Ich zeige
in den Abbildungen den Uterusquerschnitt
einer kastrierten Maus (Abb. 21) und eines
kastrierten Kaninchens (Abb. 23), dazu das
Bild des Wiederaufbaues nach Follikelhormonbehandlung (Abb. 22 u. 24).

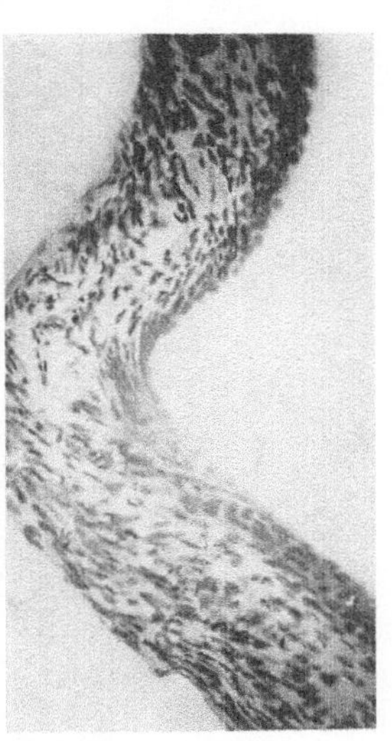

Abb. 25. Vagina — kastrierte
Maus.

Ebenso wie die Genitalschlauchwände,
so wachsen auch die Schleimhäute derselben
unter der Follikelhormonbehandlung. Während wir davon beim Affen und Kaninchen
rein äußerlich nichts nachweisen können, findet dies bei den kleinen
Nagern infolge der Eigenart der Vaginalschleimhaut zur Verhornung
vom Moment des völligen Aufbaues an seinen Ausdruck in dem Auftreten des reinen Schollenstadiums im Scheidensekretabstrich. Histologisch stellt sich die neu proliferierte Scheidenschleimhaut im Vergleich zu den Kastratentieren dar, wie es im Bilde gezeigt wird
(Abb. 25 u. 26).

Der Wiederaufbau der Schleimhäute durch das Follikelhormon
geht nun wieder im gleichen Sinne vor sich wie bei den normalen
Tieren zur Zeit der Proliferationsphase. Eine Transformationsphase,
wie sie unter Corpus luteum-Wirkung beim normalen Tier gesehen
wird, läßt sich durch das Follikelhormon nicht erzielen! Auch wenn
es heißt, daß mit dem Follikelhormon eine Uterusschleimhaut erzeugt
wurde, die dem Beginn der prägraviden Phase entspreche, so muß
darin eine Täuschung gesehen werden. Ich konnte bei noch so
verschieden ausgeführter Follikelhormonapplikation an Maus und

Kaninchen niemals eine Transformationsphase erzielen. Bei vermehrter und verlängerter Follikelhormonzufuhr kommt es im Gegenteil zu pathologischen Zustandsbildern in der Uterusschleimhaut, die wohl den Beginn einer Transformationsphase vortäuschen können, in Wirklichkeit jedoch pathologische Erscheinungen im Sinne der *Hyperproliferation* bedeuten. Das drückt sich in der Vagina der kleinen Nagetiere auch deutlich in dem Bestehenbleiben eines Schollenstadiums aus. Es kommt zum sog. „Daueroestrus"; die Scheidenschleimhaut

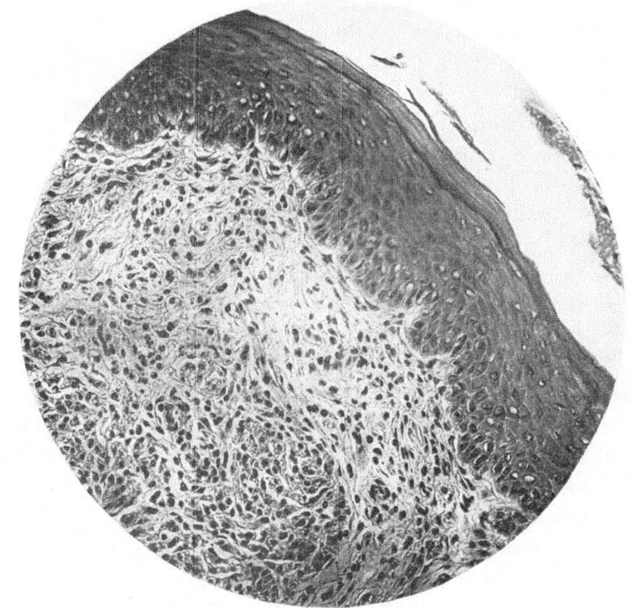

Abb. 26. Vagina — kastrierte Maus nach Follikelhormonbehandlung.

hält an zu proliferieren, indem sie immer weiter an der Oberfläche verhornt. Eine *Umwandlung* der aufgebauten Zellen erfolgt jedoch *nicht*.

Kurz und gut: Mit dem Follikelhormon lassen sich am kastrierten Tier dieselben Vorgänge künstlich erzeugen, die dem normalen Ovarium bis zur Follikelreife *ohne Corpus luteum-Bildung* zukommen. Wir sahen bei unseren histologischen Betrachtungen, daß der Ovariumgrundstock mit seinen permanent ablaufenden unvollständigen Follikelreifungen und vorzeitigen -atresien für den Zustand der Genitalschlauchwand, im besonderen der Uterusmuskulatur, verantwortlich zu machen ist. In den voll ausreifenden einzelnen Zyklusfollikeln erkannten wir die Ursache für den proliferativen Aufbau bzw. Neuaufbau der Schleimhäute. Die Veränderungen, die vom Ovariumgrundstock und Zyklusreiffollikel hervorgerufen werden, sind es

also, welche sich künstlich am kastrierten Tier mit dem Follikelhormon erzeugen lassen. Das Follikelhormon entspricht also in seiner
Wirkung auf den Genitalschlauch der Wirkung desjenigen Teiles des
normalen Ovariums, den wir den gesamten Follikelapparat nennen
(= Ovariumgrundstock plus Reiffollikel). Die Veränderungen, die
wir unter dem Einfluß des Corpus luteum ablaufen sehen, die Transformation der Schleimhäute für die Eieinbettung, bewirkt das Follikelhormon keineswegs. Dazu bedarf es eines weiteren Stoffes innerer
Sekretion, des spezifischen Hormons des Corpus luteum, das wir
später kennenlernen werden.

b) Beim infantilen Tier.

Es wäre überflüssig, näher darauf einzugehen, daß ebenso wie am
kastrierten das Follikelhormon eine entsprechende Wirkung am
infantilen Tier ausübt. Ich glaube aber auf Grund meiner Untersuchungen am Kaninchen, daß hierbei doch ein Unterschied vorliegt;
zwar nicht im prinzipiellen, sondern im funktionellen Sinne. Es
besteht zweifellos ein Unterschied zwischen einem Uterus, der als
Folge einer Kastration geschrumpft ist und einem infantilen. Im
ersteren Falle handelt es sich um die Atrophie eines Organes, das
schon funktionstüchtig war, im letzteren um ein Organ, das noch
nicht die geringste Entwicklung durchgemacht hat, das also hormonal
bislang noch unberührt war. Speziell bei meinen experimentellen
Untersuchungen am Kaninchen konnte ich ein dementsprechend ver-
schiedenes Verhalten der Uteri auf gleiche Dosen Follikelhormon
feststellen. Über ein gewisses Wachstum des Uterus geht es bei der
Follikelhormonbehandlung der Tiere nämlich nicht hinaus. Bei
weiterer Zufuhr von Follikelhormon kommt es zu einer Hyperproliferation, indem sich die Muskelzellen derart dicht an dicht legen,
daß sie wie zusammengepackt erscheinen. In der Schleimhaut wirkt
sich diese Überdosierung in dem Sinne aus, daß die entstehende
starke Kerndrängelung direkt zu Störungen im normalen Aufbau
derselben führen kann. Zu solchen Störungen kommt es viel eher beim
Uterus des infantilen Tieres als daß es gelingt, einen solchen Uterus
in einen Zustand entsprechend demjenigen eines reifen, schon geboren
habenden Tieres zu bringen. Wohl kann man mit 8 mal 10 ME
Follikelhormon bei subcutaner Injektion innerhalb 8 Tagen aus einem
völlig infantilen Uterus eines Kaninchens von 600 g einen solchen
erzeugen, der einem Tier von etwa 1800 g entspricht, das zum erstenmal in die Vollbrunst kommt, das also zum erstenmal sprungfertige
Follikel aufweist. Danach jedoch gibt es leicht Störungen im Aufbau
und nicht etwa einen Uterus, wie er z. B. dem viel dickeren und
massigeren Uterus des schon mehrfach trächtig gewesenen Tieres
entspricht. Ich habe daraus die Folgerung gezogen, daß mit der

Erreichung dieses Zustandes der ersten Geschlechtsreife die primären, im infantilen Zustand des Uterus verborgenen Anlagen erschöpft sind und daß nunmehr — soll eine weitere geordnete Entwicklung fortschreiten — *Hormonwellen* hinzukommen müssen entsprechend der Wirkung cyclischer Reiffollikel und von Corpora lutea beim normalen reifen Tier. Auf der Basis solcher Hormonwellen beruht dann die geordnete Fortentwicklung zum wirklichen Reifuterus. Für diese Annahme spricht auch die Tatsache, daß bei einem in der Hochbrunst kastrierten reifen, mehrfach geboren habenden Kaninchen sich eine gewisse weitere Proliferation von Muskulatur und Schleimhaut mit Follikelhormon erzeugen läßt. Im übrigen läßt sich aus einem infantilen Uterus auch nicht in abgekürzter Zeit unter Verstärkung der Hormondosen gewaltsam ein rascherer Aufbau erzwingen, zum mindesten kein geordneter, physiologischer. Es gehört eben auch der Zeitfaktor dazu, wie wir ganz besonders beim Corpus luteum-Hormon sehen werden.

Es muß an dieser Stelle noch einmal auf die schon mehrfach erwähnte Tatsache hingewiesen werden, daß das Follikelhormon auf seine Bildungsstätte, das Ovarium, keinen direkten Einfluß hat. Dabei muß das „direkte" betont werden wegen der später zu erörternden möglichen Beeinflussung auf dem Wege über andere Drüsen. Bei den infantilen Tieren lassen sich jedenfalls mit den normalen physiologischen Dosen, die zur Erzielung eines vorzeitigen Aufbaues des Genitalschlauches notwendig sind, an den Ovarien keine Veränderungen feststellen, auch nicht bei verlängerter und verstärkter Dosierung. Es schrumpfen im Gegenteil die Organe des Genitalschlauches wieder verhältnismäßig rasch, wenn die Hormonbehandlung abgebrochen wird, ein funktionelles Zeichen, daß die Ovarien nicht zu irgendeiner Aktion stimuliert sind.

2. Test für das Follikelhormon.

Aus der nunmehr bekannten, wohlumschriebenen, spezifischen Wirkung des Follikelhormons ergibt sich von selbst der Weg für die Testierung dieses Hormons. Entsprechend seiner Wirkung auf den atrophischen, d. h. Kastrationsgenitalschlauch bzw. auf das noch völlig infantile Genitale müßte das Follikelhormon an dem Wachstum eines solchen Genitalschlauches bzw. an der Proliferation der Schleimhäute desselben geprüft werden. Das für uns am einfachsten und leichtesten erkennbare Bild solchen proliferativen Aufbaues zeigt die Vaginalschleimhaut der kleinen Nager, die Vaginalschleimhaut von Maus, Ratte und Meerschweinchen. Aus der Reihe der Wirkungen oder verschiedenen Ausdrucksformen einer Wirkung eines Stoffes wird immer diejenige als Testwirkung besonders geeignet sein, welche uns am leichtesten zugänglich und am einfachsten erkennbar ist und an welcher die Minimalwirkung am deutlichsten und einheitlichsten in Erscheinung tritt. Bei den kleinen Nagern haben wir mittels der Untersuchung des einfachen Scheidensekretausstriches die Möglichkeit, sichere Rückschlüsse auf den histologischen Aufbauzustand der Vaginalschleimhaut zu ziehen. Diese Rückschlüsse sind jedoch *nur* für die *Proliferationsphase* möglich; das muß betont werden. Für die Transformationsphase ist die Art der Untersuchungsmethode mittels des Scheidensekretausstriches nicht erlaubt, da während dieser der Scheideninhalt keine typischen Merkmale aufweist. Wir würden also niemals die Wirkung des Corpus luteum oder seines spezifischen Hormons auf diese einfache Weise ermitteln können.

Zum Verständnis und der Beurteilung des Scheidensekretes während der Proliferationsphase gehört die Kenntnis des Ablaufs der histologischen Veränderungen in der Scheidenschleimhaut selbst. Beim kastrierten oder infantilen Tier besteht die ganze Scheidenschleimhaut lediglich aus einer 2—3reihigen Zellage, deren obere zylinderförmig ist. Die Schleimhaut selbst ist für Leukocyten durchlässig. Dementsprechend finden sich im Lumen der Scheide und damit im Ausstrich einige Leukocyten und etwas Schleim (Abb. 28). Bei beginnender Follikelhormonwirkung, also bei in Gang kommendem proliferativem Aufbau wird die gesamte Oberfläche der Schleimhaut zunächst mehr und mehr abgedichtet durch eine aus 2—3 Reihen gleicher hochzylinderförmiger Zellen bestehende Epithelschicht, wodurch sie allmählich immer weniger durchlässig für Leukocyten wird. Abgesehen von dieser abnehmenden Durchlässigkeit der Epitheldecke für Leukocyten schafft aber auch das Follikelhormon innerhalb der von ihm beeinflußten Gewebe Bedingungen, die das Verschwinden aller Leukocyten in ihnen bewirkt. Das ist wichtig und bisher nicht genügend betont. Wir bedürfen der Kenntnis dieser Tatsache besonders für das Verständnis des hormonalen Aufbaues der Schleimhäute des Genitales. Die nunmehr formierte Deckepithelschicht bleibt als Oberfläche der Vaginalschleimhaut bestehen, bis die Follikelhormonvollwirkung erreicht ist und die Verhornung auftritt. Das genannte Oberflächenepithel ist charakteristisch und darf nicht mit dem verschleimendem Epithel zur Zeit der Corpus luteum- oder Transformationsphase verwechselt werden. Es hat zwar wie dieses auch einen basalständigen Kern, weist jedoch keine Zeichen der Verschleimung auf und ist nach dem Lumen, also der Oberfläche zu scharf begrenzt. Unter der Bedeckung dieses Epithels nun wächst die Schleimhaut in die Höhe, indem sich unter ihr die volle Lage von je nachdem 6—10 Reihen, von dem Oberflächenepithel völlig verschiedenen Plattenepithels aufbaut. Nach Vollendung dieses Aufbaues besteht demnach die Scheidenschleimhaut von lumen- nach basalwärts gerechnet aus folgenden Zellschichten (Abb. 27):

1. 2—3 Reihen zylindrisches, wohl begrenztes, nicht verschleimendes Oberflächenepithel mit basaler Kernstellung.

2. Darunter 6—10 Reihen Plattenepithel, dessen Zellen entsprechend aller Plattenepithelformationen an der Oberfläche, also hier unter der Deckepithelschicht, am flachsten sind.

3. 1—2 Reihen basaler „germinativer" Zellen, welche den permanenten Grundstock für die Regeneration darstellen. – Leukocyten fehlen.

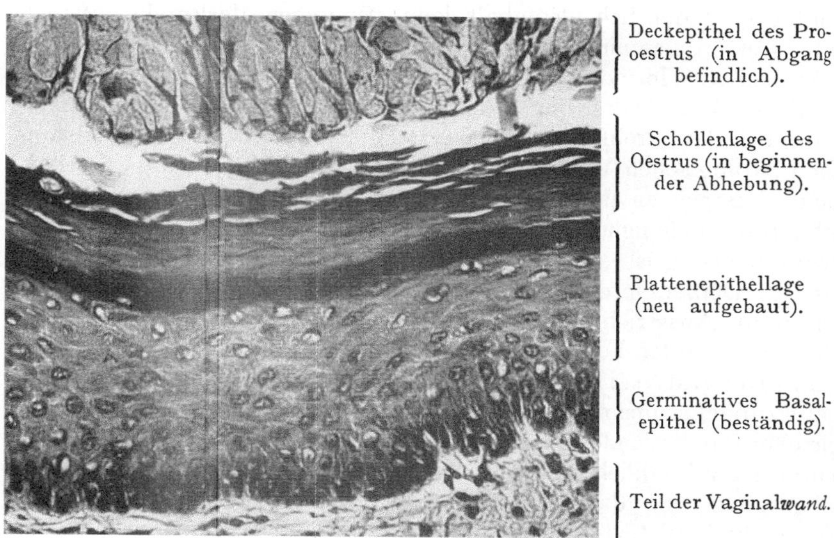

Abb. 27. Wiederaufbau der Vagina einer kastrierten Maus mit Follikelhormon (Proliferation). Test für das Follikelhormon.

Unter dem weiteren Einfluß des Follikelhormons bildet sich an der Grenze zwischen Oberflächen- (Deck-) und Plattenepithel eine sog. Granularschicht, und zwar aus den zu oberst liegenden Plattenepithelreihen. Das ist die eigentliche Zone der Verhornung. Ist diese Granularschicht zur Verhornungszone ausgebildet und gehörig dick, so stößt sich das bis dahin noch immer darüber befindliche zylindrische Oberflächenepithel ab („reines Epithelstadium = Prooestrus") (Abb. 29). Danach liegt die Verhornungszone bloß und schilfert ihre kernlosen, bei der Färbung stark eosinpositiven Epithelien zunächst in Lamellen, dann in einzelnen „Schollen" ab („reines Schollenstadium = Oestrus") (Abb. 31). Dieser Prozeß der Abstoßung des Oberflächenepithels geht nicht überall gleichmäßig vor sich, sondern schreitet von unten (Vulva) nach oben (cervixwärts) kontinuierlich fort, so daß man unter Umständen Bilder finden kann, die eine Polymorphie vortäuschen können:

Man muß also in der histologischen Beurteilung dieser „poly-
morphen" Scheidenschleimhautbilder vorsichtig sein; besonders, wenn
man bedenkt, daß die beim Abklingen der Follikelhormonwirkung
erfolgende Einwanderung von Leukocyten ebenfalls nicht temporär
einheitlich auftreten braucht.

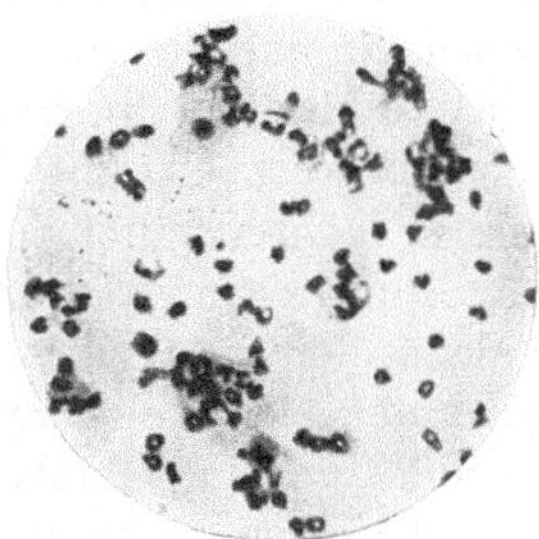

Abb. 28. Scheidensekretausstrich der Maus.
Leukocyten und Epithelien.

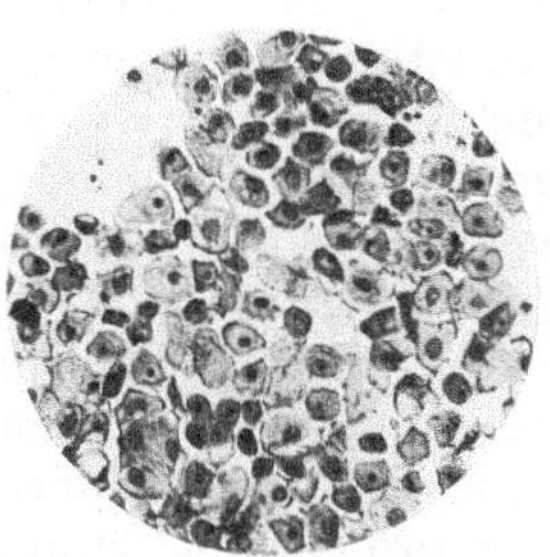

Abb. 29. Scheidensekretausstrich der Maus.
Nur Epithelien.

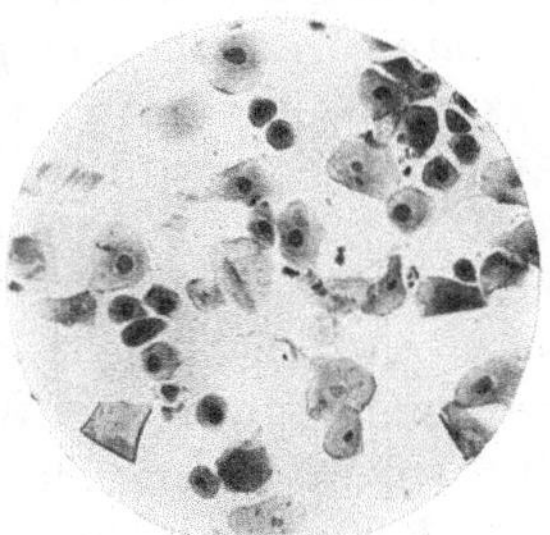

Abb. 30. Scheidensekretausstrich der Maus.
Epithelien und Schollen.

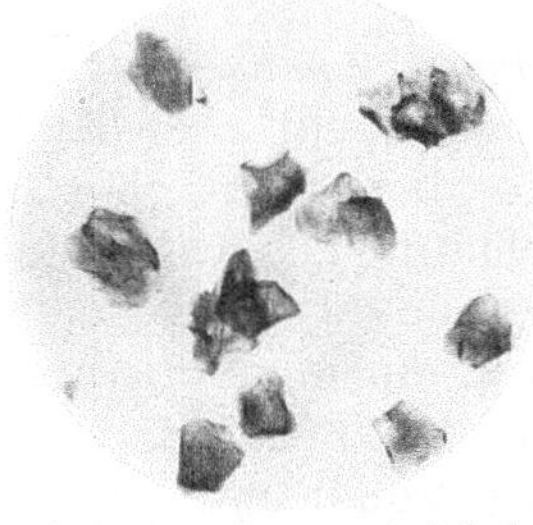

Abb. 31. Scheidensekretausstrich der Maus.
Nur Schollen.

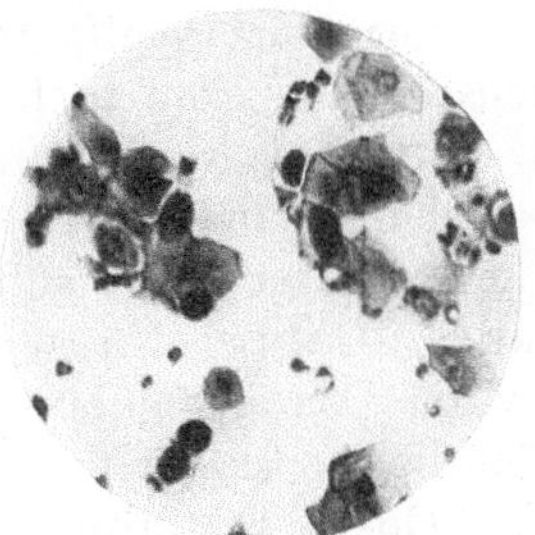

Abb. 32. Scheidensekretausstrich der Maus.
Schollenreste, Epithelien und Leukocyten.

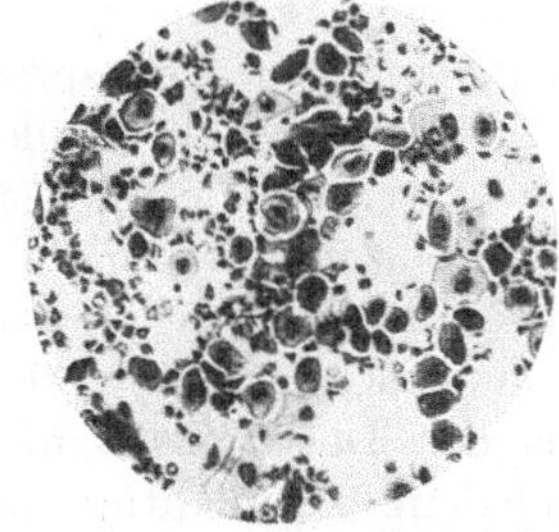

Abb. 33. Scheidensekretausstrich der Maus.
Epithelien und Leukocyten.

Hält die Follikelwirkung an, so bleibt das sog. Schollenstadium
und der entsprechende Zustand in der Scheidenschleimhaut bestehen.
Erst nach sehr lange anhaltender und starker Hormonwirkung
„erschöpft" sich die Scheidenschleimhaut in ihrer Regenerations-
fähigkeit und Degenerationen treten auf.

Nach Aussetzen der Follikelhormonwirkung erfolgt immer eine rasche Einwanderung von Leukocyten unter Zerfall und Abbau der ganzen proliferierten Schleimhaut bis auf die Basalzellen, ganz gleich zu welchem Zeitpunkt des Aufbaues der Wegfall des hormonalen Reizes erfolgte (Abb. 32 u. 33).

Trotzdem diese Veränderungen andernorts mehr oder weniger eingehend beschrieben sind, habe ich sie noch einmal im einzelnen dargestellt, weil doch noch häufig Unklarheiten darüber herrschen und weil sie zum Verständnis der eigentlichen Bewertung einer sog. „Mäuseeinheit" des Follikelhormons meines Erachtens notwendig sind. Es müßte nämlich nun ohne weiteres angenommen werden, daß gleichsinnig mit dem Aufbau der Scheidenschleimhaut, den wir aus den Scheidensekretausstrichen (Verschwinden der Leukocyten, Auftreten von nur Epithelien, reines Schollenstadium feststellen, auch der proliferative Aufbau des Uterus und dessen Schleimhaut erfolgt. Das ist jedoch nur bedingt der Fall, nämlich dann, wenn die wirkende Follikelhormonmenge groß und stark genug ist. Mit anderen Worten: *Die Scheidenschleimhaut bedarf zu ihrem Aufbau geringerer Follikelhormonmengen als der Uterus.* Und zwar ist der Unterschied nicht unbeträchtlich. Man kann sich davon im Experiment ohne weiteres überzeugen, aber auch am normalen Tier. Diejenige Menge Follikelhormon, welche genügt, die Scheidenschleimhaut bis zur Schollenbildung und -abstoßung aufzubauen, genügt nicht, den *Uterus* in einen entsprechenden Funktionszustand zu bringen. Wenn wir uns den Zustand des Genitalschlauches am *normalen* Tier zur Zeit der Vollbrunst als Beispiel nehmen, so können wir folgendes sagen: Wohl läßt sich mit einer Mäuseeinheit (= 1 ME) die Vaginalschleimhaut einer kastrierten Maus proliferativ aufbauen (daher die Bezeichnung 1 ME!!), der Uterus jedoch benötigt ein Vielfaches an Follikelhormon, um entsprechend zu wachsen. Ich konnte bei der Maus feststellen, daß mindestens *10 ME* notwendig sind, um dasselbe im Uterus zu erreichen, was 1 ME an der Vagina bewirkt. Es sind darüber im letzten Jahre Arbeiten in der Literatur erschienen (unter anderem von MARRIAN und PARKES, DODDS), in welchen dieses unterschiedliche Verhalten betont wird. Das angegebene Verhältnis der Dosen schwankt dabei beträchtlich, was wohl auf die verschiedene Applikationsart — einmalige Dosis, verteilte Einzeldosen, ölige und wässerige Präparate, gereinigte krystallinische und ungereinigte — zurückzuführen ist. Man muß aus der leichteren Reaktion der Vagina auf kleinere Follikelhormonmengen gegenüber dem Uterus auf eine besondere Affinität dieses Organs für das Follikelhormon schließen. Ich fand diese Besonderheit am normalen Tier bestätigt, indem es auch dort vorkommt, daß in der Vagina „oestrische" Zyklen ablaufen, während der Uterus sich durchaus noch

nicht in Vollfunktion befindet. Bei meinen oben zitierten Untersuchungen zusammen mit PETER, wobei wir Mäuse monatelang
täglich abstrichen, konnten wir bei vielen Tieren einen völlig minder-
wertigen Uterus und Ovarien in schlechtem Funktionszustand finden,
und doch lief ein Vaginalzyklus ab. Auch die histologische Untersuchung des Aufbaues der Vagina ergab normale Verhältnisse, während in den Ovarien nur wenige, nicht bis zur Vollreife gelangende
Follikel vorhanden waren. Es muß daraus geschlossen werden, daß
auch *unter*funktionierende Follikel bei ihrem unvollkommenem Rei-
fungsprozeß genügend Follikelhormon für den Aufbau der leicht
ansprechbaren Scheidenschleimhaut produzieren können. Diese Feststellung ist wichtig, weil wir aus ihr lernen, wie klein in Wirklichkeit
1 ME Follikelhormon ist. Noch kleiner wird diese 1 ME, wenn wir
als Testeinheit nicht ausschließlich das reine Schollenstadium ansehen, sondern dafür schon das Verschwinden von Leukocyten und
die prozentuale Vermehrung der Epithelien im Ausstrich als positiv
betrachten. Das würde bei der Umwertung in die menschliche
Therapie, wo wir mit 100-, 1000- und viel 1000fachen Mengen der
Einheit rechnen, ziemliche Fehlerbreiten ergeben. Deshalb ist ohne
weiteres die Testmethode, wie sie B. ZONDEK angibt, als die geeignetste anzusehen und sollte zugunsten der Einheitlichkeit allgemein
angewandt werden. D. h. Verteilung der zu testierenden Menge auf
6 Dosen in 2 Tagen und nur Bewertung des reinen Schollenstadiums
als vollpositiv! Auf diese Weise wird sowohl der Zeitfaktor ein- als
auch die zu kleine Einheit ausgeschlossen. — Es muß noch die von
HOHLWEG und DOHRN und anderen beschriebene und von ihnen als
Kolpokeratose bezeichnete, auf einer A-Vitaminose beruhende Erkrankung der Mäusevagina erwähnt werden. Hier produziert die
völlig atrophische Vagina im Sinne der pathologischen Verhornung
der basalen Zellen dauernd „Schollen", ohne daß ein proliferativer,
durch Follikelhormon bedingter Aufbau der Scheidenschleimhaut
erfolgte. Ich konnte dieses Krankheitsbild auch bei längere Zeit
unter ungünstigen Ernährungs- und Unterbringungsverhältnissen
gehaltenen Ratten feststellen.

Es wäre natürlich falsch, aus solchen Untersuchungen Schlüsse
in dem Sinne zu ziehen, daß der „Vaginalzyklus" etwas Besonderes
darstelle und unabhängig von der Ovarialfunktion ablaufe. Denn im
ersteren Falle (Schollen ohne Reiffollikel) handelt es sich um für den
Gesamtgenitalschlauch unterfunktionierende Ovarien, deren unvollständig reifende Follikel genügend Follikelhormon für die sehr leicht
ansprechende Scheidenschleimhaut produzieren, und im letzteren
Falle (Kolpokeratose) um einen pathologischen Zustand, der nichts
mit hormonalem Aufbau zu tun hat. Ich glaube, daß die nach
Röntgenbestrahlung und anderen Schädigungen der Mäuseovarien

beschriebenen Veränderungen im ähnlichen Sinne zu deuten sind wie die erwähnten gehäuften Schollenzyklen der Scheide bei Ovarienunterfunktion.

Für den eigentlichen Follikelhormontest ergeben sich uns aus allen diesen Dingen 3 zu beachtende Punkte:

1. Die Tiere müssen in gutem Allgemeinzustand sein und pathologische Verhornungen des erkrankten germinativen Scheidenepithels ausgeschlossen werden.

2. Der Schollentest stellt eine sehr kleine Einheit dar, bezieht sich nur auf den Aufbau der Vagina und nicht den gesamten Genitalschlauch.

3. Längere Zeit kastrierte Tiere reagieren schlechter und müssen deshalb bei längerem Nichtgebrauch zwischendurch ab und zu (etwa alle 14 Tage bis 3 Wochen) mit Follikelhormon gespritzt werden, um die Reaktionsfähigkeit der Vagina auf gleicher Stufe zu erhalten.

Es muß noch einmal betont werden, daß durch die erforschte eigenartige, für uns sehr einfach feststellbare Reaktionsweise der Vaginalschleimhaut der kleinen Nager auf das Follikelhormon der biologische Test für dieses Hormon relativ unkompliziert und leicht beurteilbar ist. Für das Luteohormon, das spezifische Hormon des Corpus luteum, ist das nicht der Fall. Das Ideal eines Testes muß für uns letzten Endes immer eine *chemische* Reaktion sein. Von den weiblichen Sexualhormonen ist bis jetzt einzig und allein das Follikelhormon chemisch genügend erforscht, um an die Möglichkeit eines solchen Testes zu denken. In dieser Beziehung ist von Interesse, daß Kober (Amsterdam) eine colorimetrisch zu beurteilende Reaktion des Follikelhormons beschrieben hat, die jedoch noch der exakten Erprobung bedarf, nicht ganz einfach ist, und zunächst nur für größere Mengen des Hormons in Betracht kommt. Dabei allerdings behauptet der Autor, gute Übereinstimmung mit Kontrolltestierungen im biologischen Objekt festgestellt zu haben.

3. Pharmakologische Stimulierung durch Follikelhormon.

Schon immer hat man versucht, den Wechsel des anatomischen Funktionszustandes des Genitalschlauches, besonders des Uterus, in Beziehung zu setzen zu seiner pharmakologischen Reaktionsweise. Die Uteri der Nagetiere sind zu derartigen Untersuchungen besonders geeignet, da sie — von langgestreckter Schlauchform — sich leicht im Magnus-Kehrer-Präparat) und auch direkt beobachten lassen. Besonders vom Kaninchenuterus weiß man, daß rhythmische Kontraktionswellen an ihm dauernd vor sich gehen. Diese Kontraktionswellen erstrecken sich dort über den gesamten Genitalschlauch, und v. Mikulicz-Radecki konnte, unter anderem im experimentellen

Röntgenkontrastbreiversuche, nachweisen, daß sie an der Tuben-
muskulatur beginnen und distal über den Uterus fortschreiten bis
herab zur Vagina. Man kann diese Kontraktionen in ihrer Eigenart
bereits deutlich erkennen, wenn man einen frisch aus dem lebenden
Tier insgesamt herausgeschnittenen Kaninchengenitalschlauch auf
einer einigermaßen glatten Unterlage frei liegen läßt. Kälte und
mechanischer Reiz steigern eine solche Kontraktion, wobei man unter
Umständen beobachten kann, wie die bis herab zur Vulva wurmförmig
ablaufende Welle ein Zurückziehen des Gesamtorgans von der Unterlage verursacht. Auch bei der Maus sah ich solche Kontraktionen,
jedoch viel akuter, weniger ,,wurmförmig'' und nur am Uterus
ablaufend im Moment der Berührung des Organs oder seiner Umgebung beim Herausschneiden. Regelmäßig ablaufende Kontraktionen
sind dort am freien Präparat kaum zu beobachten. KNAUS und COUR-
RIER haben besonders auf bestehende Unterschiede im Ablauf dieser
Kontraktionen zu den verschiedenen Zyklusphasen aufmerksam
gemacht. Diese Untersuchungen beziehen sich auf das Kaninchen
und zeigen, daß die Häufigkeit und Intensität der Kontraktionen
unvergleichlich viel stärker während der Follikelphase gegenüber der
Corpus luteum-Phase bei diesem Tier ist. Auch ist die Reaktionsfähigkeit auf pharmakologische Mittel, welche die glatte Muskulatur
beeinflussen, zu den verschiedenen Zeiten eine andere, wobei besonders
die Wirkung des Pituitrin, also Hypophysenhinterlappenextrakt, eine
Rolle spielt. Während zur Zeit der Follikelphase das Hypophysenhinterlappenhormon verstärkte und gehäufte Kontraktionen bewirkt,
spricht der unter dem Einfluß des Corpus luteum stehende Uterus
nur schwach oder gar nicht darauf an. Es muß betont werden, daß
diese Untersuchungen sich ausschließlich auf das Kaninchen beziehen.
Für andere Tiere — Ratte, Meerschweinchen, Maus — wurden in
dieser Richtung andere, zum Teil gegenteilige Ergebnisse im Experiment gezeitigt (SIEGMUND, RUNGE und H. HARTMANN, KAMMER-
HUBER u. a.). An der Maus habe ich immer wieder die Feststellung
machen können, daß der Uterus sich am intensivsten und eindrucks-
vollsten gerade zur Zeit der Corpus luteum-Phase kontrahiert. SIEG-
MUND hat aus seinen Versuchen den Schluß gezogen, daß gleiche
Hormone an verschiedenen Tieren — selbst gleicher Gattung —
verschieden wirken könnten. Ob sich das generell sagen läßt, müßten
wohl erst geeignete Experimente am lebenden Tier endgültig erweisen.
Jedenfalls sind genaueste Durchuntersuchungen der Verhältnisse
während ganzer normaler Zyklen bei anderen Tieren als dem Kaninchen noch ganz jüngeren Datums und zeigen außerdem zum Teil
einige widersprechende Angaben. Eines ist sicher: Der Kastrations-
uterus, also der ovariell-hormonal *nicht* stimulierte Uterus reagiert
überhaupt nicht. Der unter reiner Wirkung von Follikelhormon

stehende Kaninchenuterus zeigt wunderschöne Kontraktionen und
reagiert stark auf Pituitrin oder Hypophysin. Der nach Abklingen
der Corpus luteum-Funktion beim Kaninchen am Ende der Schwangerschaft wieder allmählich unter die Stimulierung der dann verstärkt
und erneut reifenden Ovarialfollikel gelangende Uterus zeigt wieder
bessere Kontraktionsverhältnisse und reagiert wieder auf Hypophysenhinterlappenhormon. Danach muß sich ohne weiteres die
Frage aufwerfen, ob die Änderungen der Kontraktionslagen des
Uterus nicht durch Änderungen und Wechsel in der Follikelhormon-
stimulierung bedingt sind. Das einzige Tier, an dem in dieser Richtung
einige Forschungsergebnisse vorliegen, ist wiederum das Kaninchen.

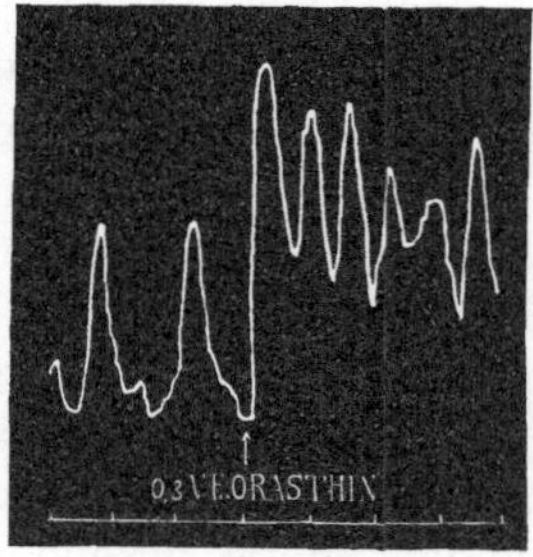

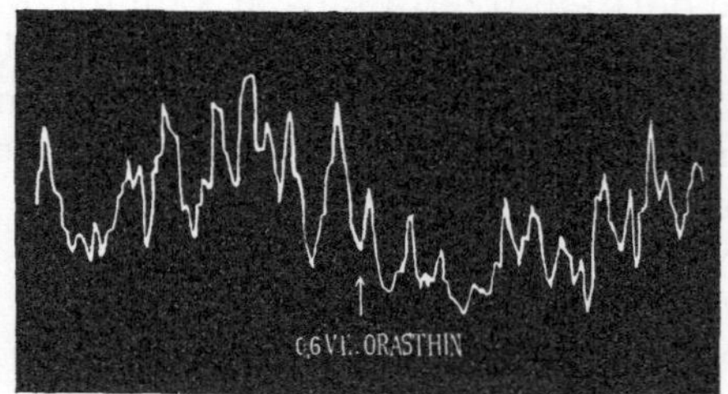

Abb. 34. Uteruskontraktionen des Kaninchens. Follikelphase. Starke Reaktion auf Hypophysenhinterlappenextrakt.

Abb. 35. Uteruskontraktionen des Kaninchens. Corpus luteum-Phase. Negative Reaktion auf Hypophysenhinterlappenextrakt.

Einen größeren Teil der Uteri meiner experimentellen Hormon-
studien am Kaninchen hat H. HARTMANN an der Kieler Klinik daraufhin untersucht. Es zeigte sich dabei, daß gleichzeitig mit der Rekon-
struktion entsprechender anatomisch-histologischer Bedingungen im
Genitalschlauch durch von mir in ihren Einzelheiten genauestens
festgelegte Follikelhormonbehandlung der kastrierten und infantilen
Tiere sich auch das pharmakologische Verhalten und die dazu gehörige
Stimulierung durch das Follikelhormon artefiziell erzielen ließ.

Zur Entscheidung der eben aufgeworfenen Frage habe ich Tiere
mit Follikelhormon überdosiert und auch einige in bestimmten Zeit-
räumen nach Aussetzen der physiologischen Dosierung bzw. nach
anschließender Verabfolgung abfallender Dosen getötet. Die Uteri
dieser Tiere zeigten eine wechselnde Reaktion und Reaktionsfähigkeit, wie sie für die obenerwähnte Annahme gestuften Einflusses
jeweilig wirkenden Follikelhormons sprechen. Übrigens deuten
Untersuchungen SIEGMUNDs, bei denen das Ovarium des Versuchstieres durch Hypophysenvorderlappenhormon beeinflußt und wirksam
gemacht wurde und dann mit seiner überstürzten, in Gang gebrachten

Hormonproduktion den zu untersuchenden Uterus beeinflußte, in gleicher oder ähnlicher Richtung. Auf jeden Fall muß bei allen diesen Fragen noch immer ganz im Stillen auch an eine Wechselwirkung zwischen den Hormonen der beiden Lappen der Hypophyse gedacht werden. Es lassen sich manche Momente ins Feld führen, die für eine tonussenkende Wirkung des Hypophysen-*vorder*lappenhormons sprechen (Ureter- und Darmatonie in der Gravidität! Experimente!). Es wäre durchaus denkbar, daß das in histologisch-biologischem Sinne *nur auf dem Wege über das Ovar* auf den Uterus wirkende Vorderlappenhormon in pharmakologisch-physiologischem Sinne auch direkt auf den Uterus wirkt. Um der Beantwortung dieser Frage näherzukommen, wäre etwa folgende Versuchsanordnung erforderlich:

Kastrierte reife Kaninchen — artefizieller Wiederaufbau des Uterusmuskels (und Proliferation der Schleimhaut) mit physiologischen Dosen Follikelhormon. *Während* der Follikelhormonbehandlung der Tiere gleichzeitig subcutane Zufuhr von hohen Dosen, auf gute Wirksamkeit testierten Vorderlappenhormons. Auf diese Weise wird der künstlich zur Proliferation gebrachte Uterus unter die direkte Wirkung des Vorderlappenhormons gesetzt, ohne daß eine interferrierende Wirkung von seiten des eigenen Ovars hinzukäme, und es wäre an dem am Ende des Versuchs exstirpierten Uterus eine pharmakologische Wirkung des Vorderlappenhormons erkennbar, falls eine solche besteht. Einige Versuche, die ich zusammen mit H. Hartmann in dieser Richtung anstellte, fielen negativ aus, d. h. es war keine Beeinflussung durch das Hypophysenvorderlappenhormon erkennbar. Die von uns bereits vor längerer Zeit angestellten wenigen Versuche waren jedoch unzulänglich und bedürfen der ausgiebigen Nachprüfung. Vielleicht wird man überhaupt diesen Problemen näher kommen, wenn bei derartigen Untersuchungen das Magnus-Kehrer-Präparat zugunsten des Experiments am lebenden Tier verlassen wird. So haben Reynolds und Friedmann eine gute Methode ersonnen, indem der Uterusmuskelschlauch durchtrennt und nach Art einer Fistel in die Bauchwand eingenäht wird. Es läßt sich auf diese Weise ein mit Wasser aufzufüllender dünner Ballon aus Condomgummi in den Uterus einführen, mit dem Manometer und der berußten Trommel verbinden und so am lebenden Objekt und damit unter physiologischeren Bedingungen arbeiten. Runge und Busse (persönliche Mitteilung) haben mit derselben Versuchsanordnung am Meerschweinchen Erfolg gehabt und neuerdings auch Versuche angestellt, einen solchen Ballon beim Kaninchen direkt in die Vagina einzuführen und dadurch die Bedingungen noch günstiger zu schaffen. Wie ich oben erwähnte, macht beim Kaninchen die Vagina die Uteruskontraktionen bis herab zur Vulva mit, so daß bei genügender Erprobung der Methode hier eine weitere Aussicht zur Klärung der angedeuteten Fragen vorhanden wäre. Eines muß hier noch erwähnt werden: Das Follikelhormon scheint kein Wehenmittel zu sein in dem Sinne wie es das Hypophysenhinterlappenhormon ist, sondern es macht pharmakologisch eine Zustandsänderung im Uterus in der Weise, daß er für direkte Wehenmittel angreifbar wird. Das Follikelkormon macht also den Uterus *kontraktionserregbar,* es schafft in ihm die Bedingungen der Ansprechbarkeit für Kontraktionen bedingende Reize. Das ist wichtig auch für die Art der Versuchsanordnung beim Studium des pharmakologischen Verhaltens. Soll ein Wehenmittel auf seine Wirksamkeit untersucht werden, so prüft man es durch akutes Heranbringen an den bereits unter bestimmten physiologischen Bedingungen stehenden Uterus; am herausgeschnittenen Uterusmuskelpräparat also durch direkten Zusatz zur organumspülenden „physiologischen" Flüssigkeit oder im Versuch am lebenden Tier durch intravenöse Injektion. Soll jedoch die Physiologie der „inneren" Konstitution des Uterusmuskels, also seines Verhaltens auf bekannte Kontraktionsreize studiert werden, so muß der in diesem Sinne wirkungsändernde Stoff über eine gewisse, längere Zeit dem lebenden Tiere allmählich zugeführt und dadurch die Zustandsänderung mit dem betreffenden Stoff innerhalb des Tierkörpers geschaffen werden, und dann kann am herausgeschnittenen oder auch in situ befindlichen Präparat die erreichte oder nichterreichte Wirkung solcher Zustandsänderung, d. h. Kontraktionslagenänderung, erforscht werden.

4. Vorkommen und Nachweis des Follikelhormons.

Nachdem das Follikelhormon als ein wesentlicher Stoff innerer Sekretion des Ovariums und eben dessen wesentlicher Substanzanteile, der Follikel, entdeckt war, wurde nach ihm in allen möglichen Geweben und Sekreten gesucht. Und in vielen der sehr vielen untersuchten Stoffe wurde es auch gefunden. Zunächst lag es nahe, an mit dem Genitale in Zusammenhang oder Beziehung stehende Organe zu denken. So erwiesen sich die Placenta, das Menstrualblut, das Fruchtwasser, Feten, Ovarial- und sonstige Genitaltumoren als follikelhormonhaltig. Auch im Blut, Urin, Stuhl und anderen Sekreten, sowie in manchen Körpergeweben fand sich der „oestrogene" Stoff. Schließlich wurde er noch bei Tieren, in Pflanzen, in Mineralölen (ASCHHEIM) und sonstigen Substanzen oder Produkten gefunden. Diese Dinge sind jedoch bekannt und von B. ZONDEK ausgiebig zusammengestellt. Der Kuriosität halber muß nur noch erwähnt werden, daß LOEWE und Voss Follikelhormon auch in Schmetterlingsovarien nachwiesen, bei Tieren also, die man bisher für nicht „hormonal" gehalten hatte. Erst kürzlich ist von LUDWIG und

v. Ries[1] über Erzeugung des Schollenstadiums an der Maus mit Cantharidin und Yohimbin berichtet; Uteruswachstum wurde damit nicht erreicht. Auch im Urin von Männern (Laqueur) und als Begleitstoff des männlichen Sexualhormons wurde es gefunden (Freud und Münch[2]). Bei Krebskranken findet sich nicht nur bei Frauen verhältnismäßig reichlich Follikelhormon im Blute, sondern von Laqueur und seinen Mitarbeitern[3] ist über Befunde von erstaunlichen Mengen auch bei Männern berichtet worden. Schließlich wurde noch aus Tumorgeweben, aus der Haut kastrierter und radiumbestrahlter männlicher Hunde, jedoch nicht bei solchen normalen männlichen Tieren das Hormon extrahiert (F. Silberstein, O. Fellner und P. Engel[4]), wobei wichtig ist, daß die Hautextrakte auch Uteruswachstum am Testtier erzeugten. Nachdem solche Befunde, besonders bei Männern, anfangs sehr Erstaunen machten und Grund zu den verschiedensten Theorien hätten abgeben können, kann heute gesagt werden, daß sie mit „Verweiblichung" oder mit der in jedem „männlichen" gleichzeitig vorhandenen angedeuteten „weiblichen" Komponente nichts zu tun haben. Denn es können bei einem an und für sich normalen, aber krebskranken Manne unter Umständen quantitativ größere Mengen des Hormons gefunden werden als bei einem völlig normalen Weibe. Man kann aus allen diesen Ergebnissen nur 3 Feststellungen machen. Sie weisen nämlich hin auf:

1. Eine große Beständigkeit des in der Natur weitverbreiteten Stoffes, wie sie ja inzwischen auch chemisch erwiesen ist.

2. Irgendwelche Beziehungen dieses Stoffes zur Gewebsneubildung, Zellproliferation und zu frischem Wachstum (Tumor; Gravidität usw.).

3. Die Möglichkeit, daß es sich um einen „Grund- oder Basisstoff" handelt, mit dessen genitalorgan-biologisch besonders wirksamem ursprünglich hochwertigem chemischen Derivat das Ovarium (oder der Tumor) arbeitet und zu dem der Körper die Ovarialwirksubstanz als biologisch nicht weiter zerlegbaren Stoff abbaut und als solchen auch ausscheidet.

Was im übrigen den Befund von Follikelhormon in verschiedenen Körpergeweben der Frau anlangt, so ist derselbe durchaus verständlich und es ist dazu Folgendes zu sagen: Das Hormon kreist im Körper der geschlechtsreifen Frau und gelangt damit überall hin. Es ist also nicht verwunderlich, wenn in dem Extrakt aus einer genügend

---

[1] Ludwig u. v. Ries: Schweiz. med. Wschr. **1932**, 401.

[2] Freud u. Münch: Acta brevia neerland **2** (1932).

[3] Laqueur u. Mitarb.: Arch. Gynäk. **141** (1930).

[4] Silberstein, F., O. Fellner u. P. Engel: Z. Krebsforsch. **35** (1932); Wien. klin. Wschr. **1931** I.

großen Menge eines Gewebes (Leber, Nebenniere) sich das Follikelhormon nachweisen läßt. Daraus darf nicht ohne weiteres der Schluß
gezogen werden, daß das betreffende Organ eine Bildungsstätte des
Hormons darstellt. Es handelt sich dabei um das umgekehrte Verhältnis wie hinsichtlich der Bildungsstätten eines Stoffes. Denn dort
finden wir häufig weniger als wir primär vermuten. In beiden Fällen
finden wir den Stoff — im ersteren jedoch als passiv das Gewebe
„sättigend" oder in ihm gespeichert, im zweiten als in einem kleinen
Momentabschnitt (Moment der Gewinnung des Organs) gerade frisch
in der Drüse entstanden und im Begriff, in den Allgemeinkörper
abgegeben zu werden.

In klinischer Beziehung hat der Nachweis von Follikelhormon im
Blut, Urin und in der Placenta besondere Bedeutung bekommen.
In der menschlichen Placenta findet sich derartig viel Follikelhormon
und im Schwangerschaftsovar hingegen so verhältnismäßig wenig,
daß — im Verein mit dem im histologischen und auch funktionellen
Sinne kaum aktiven Ovar in der Spätschwangerschaft — der so
große Hormongehalt des weiblichen Körpers um diese Zeit sich nur
damit erklären läßt, daß die Placenta selbst den Stoff bildet. Daß
hier nicht das Ovar allein der Produzent der großen Mengen sein
kann, folgt auch aus der Tatsache, daß die menschliche Schwangerschaft mit genau gleichen hormonalen Verhältnissen weiter besteht,
wenn die Ovarien aus irgendeinem Grunde jenseits des 4. Monats
der Eientwicklung exstirpiert werden.

Der Befund von Follikelhormon im Blut, die Ausscheidung desselben im Urin und Stuhl geben die Möglichkeit eingehender Studien
der hormonalen Bedingungen des weiblichen Körpers während ganzer
Genitalzyklen, während Zeiten klinisch feststellbarer Störungen der
Ovarialtätigkeit und in der Schwangerschaft. R. T. FRANK - New
York, hat als Erster die „Hormonbilanz" während des Gesamtgenitalzyklus untersucht, indem er fortlaufende Mengenbestimmungen
sowohl aus dem Blut als auch aus dem Harn vornahm. In Deutschland haben vor allem H. SIEBKE an der Kieler Frauenklinik, dann
ASCHHEIM und B. ZONDEK (Die Hormone des Ovariums und des
Hypophysenvorderlappens), GLIMM und WADEHN[1], H. O. NEU
MANN und andere derartige Untersuchungen angestellt. Wie alle Verfasser mit Recht betonen, ist eine einmalige Untersuchung völlig
wertlos, sondern es kommt auf die vollständigen Durchuntersuchungen
an, die natürlich dementsprechend sehr mühsam sind. Auch darf der
Darm als Ausscheidungsorgan nicht vergessen werden, und es müßten
deshalb eigentlich die noch viel mühsameren fortlaufenden Stuhluntersuchungen hinzukommen, denn im Stuhl finden sich ungefähr

---

[1] GLIMM u. WADEHN: Zbl. Gynäk. **1932**, Nr 7.

gleiche Mengen wie im Urin. In dieser Beziehung hat Schuschania-Tiflis während seiner Tätigkeit an der Kieler Klinik einige Fälle von sog. Metropathia haemorrhagica beim Menschen vollständig durchuntersucht. Bei diesem Krankheitsbild, das auf der Persistenz nicht ganz reifer oder reifer Follikel im Ovar beruht und bei dem es aus der übermäßig stark proliferierten Uterusschleimhaut (glandulär-cystische Hyperplasie im Sinne R. Schröders) zu starken und langdauernden Blutungen kommen kann, wurde zu bestimmten Zeiten ein vermehrter Follikelhormonhaushalt des Körpers nachgewiesen, wie es nach der Anatomie dieses Krankheitsbildes zu erwarten war. — Im übrigen sind die Blutuntersuchungen deshalb sehr schwierig und bei ein und derselben Patientin unmöglich, da zu jeder Bestimmung 40 ccm Blut benötigt werden und eigentlich nur einmal bei gleicher Patientin entnommen werden dürfen und können. Ohne auf die Einzelheiten dieser Arbeiten einzugehen, seien hier nur als Anhaltspunkt für fernere Studien die Diskrepanzen zusammengestellt, welche sich nach den einzelnen Autoren ergeben haben. Zunächst einmal wurde im Blut (Gesamtmenge durch Berechnung ermittelt) immer verhältnismäßig sehr wenig Follikelhormon nachgewiesen, ganz im Gegensatz zu den manchmal äußerst großen Mengenbefunden in den Excreten. Eine Ausnahme davon besteht nur in der Schwangerschaft. Überhaupt stehen Blut- und Urinkurven manchmal in einem solchen Widerspruch, daß man schon an einen Hormonhaushalts- und -ausscheidungsregulator (Niere) gedacht hat, dem dann auch Störungen der Hormonbilanz zum Teil zuzuschreiben wären. Aber auch im Verlauf der „Urinkurve" während eines normalen Zyklus bestehen ebenso Unterschiede wie in den gefundenen absoluten Tagesmengen. So verhält sich die von R. T. Frank als typisch angegebene Urinkurve so, daß ein dauerndes allmähliches Ansteigen der ausgeschiedenen Mengen bis zur Menstruation hin erfolgt. Der von H. Siebke als typisch gefundene Verlauf ist derart, daß ein Höhepunkt um die Zeit des Follikelsprungs (Mitte zwischen 2 Menstruationen) besteht, sich unter Umständen dann auf seiner Höhe hält oder dabei ganz allmählich etwas abzufallen, bis dann einige Tage vor der nächsten Regel ein akuter Absturz erfolgt. Dieser Verlauf würde mehr den anatomischen Vorgängen und unseren Vorstellungen von denselben entsprechen, wenn sich im Harne diejenigen Mengen wiederspiegeln, welche der Körper als verbraucht abgibt, und wenn die Kurve der Bildung und des Verbrauchs proportional mit der Kurve der Ausscheidung geht. Was aber ein Anstieg oder Abfall des Hormongehaltes im Harn bedeutet, darüber können wir bis heute nur Vermutungen anstellen und noch nicht das Endgültige sagen. Wir wissen noch nicht, ob eine vermehrte Ausscheidung einhergeht mit einer vermehrten Bildung, wie das in der Schwangerschaft der Fall ist, oder ob auch das

Plus an Ausscheidung diejenige Menge bedeuten kann, die der Körper bei an und für sich gleichen Bildungsmengen nicht mehr gebraucht. Eines ist sicher, bei ovarieller Unterfunktion im Sinne zu geringer Follikelhormonbildung wird auch dementsprechend wenig oder kein Hormon ausgeschieden. Die Mengen, welche während des normalen Zyklus pro Liter Harn nachgewiesen wurden, bewegen sich zwischen 50—150 ME. GLIMM und WADEHN fanden andererseits 250—300 ME, ja bis zu 1000 ME pro Liter Urin. Die beiden letzteren Autoren schreiben die von ihnen gefundenen viel höheren Werte der Gewinnungsmethode zu. Während nämlich bisher allgemein mit Benzol extrahiert und der Rückstand in Öl aufgenommen wurde, unterzogen letztere den Urin einem 1tägigen Dialysierverfahren und injizierten dann direkt. Besonders auffallend ist ein weiterer Befund von GLIMM und WADEHN, wonach bei der von ihnen angewandten Methode sich bei Männern bis zu 500 ME pro Liter nachweisen ließ. Ganz unerklärlich mutet in dieser Richtung die Angabe von E. DINGEMANSE (LAQUEURsches Institut, Amsterdam) an, wonach Männerharn beim Stehenlassen eine deutliche Vermehrung seines Gehaltes an Follikelhormon zeigt. Es ist anzunehmen, daß man diesen Dingen erst so recht näher kommen wird, mit der genaueren chemischen Erforschung des wirksamen Stoffes. Darauf sei weiter unten kurz eingegangen.

Bekannt ist, daß der schwangere Frauenkörper mit sehr reichlichen Mengen Follikelhormon arbeitet. Während in den ersten Monaten der Gravidität sehr wenig oder gar nichts gefunden wird, steigt später im Blut und Harn proportional der Gehalt an Follikelhormon allmählich zunehmend stark an. Dabei sind sicherlich die neueren Untersuchungen von H. RUNGE und H. HARTMANN hinsichtlich des Ingangkommens der Geburt von Wichtigkeit. Sie fanden einen akuten enormen Anstieg kurz vor Beginn der Geburt. Auch fanden RUNGE und H. HARTMANN andere, höhere absolute Mengenwerte in der Schwangerschaft als B. ZONDEK. Der Nachweis von Follikelhormon im Urin oder Gewebe ist relativ einfach. Er kann geschehen:

1. Direkt durch Injektion von Flüssigkeiten ohne Vorbehandlung derselben. Da die Höchstmenge einer Einzeldosis, die man einer Maus injizieren kann, gewöhnlich nicht über 0,4 ccm betragen soll und die Injektionen 5- bis höchstens 6mal hintereinander an 2 aufeinanderfolgenden Tagen ausgeführt werden, folgt daraus, daß in der Gesamtmenge von 2 bis höchstens 2,5 ccm mindestens 1 ME enthalten sein muß. Das bedeutet einen Hormongehalt von mindestens 400 ME in 1 l der zu untersuchenden Flüssigkeit. Höherer Gehalt an Hormon ist mit Leichtigkeit durch entsprechende Verdünnungen quantitativ nachzuweisen. Bei niedrigerem Gehalt muß eingeengt werden wie folgt:

2. Das zu untersuchende Material wird durch Kochen mit Benzol extrahiert. Das Hormon, welches in das Benzol übergeht, wird nach Stehenlassen der Flüssigkeiten aus dem abgegossenen klaren Benzol durch Destillation und dadurch Abdampfen des Lösungsmittels als öliger Rückstand gewonnen, in eine kleine bestimmte Menge Lösungsmittel (gewöhnlich Öl) erneut aufgenommen und als solches testiert.

3. Durch einfaches Eindampfen von Flüssigkeiten bis zur Trockne und Aufnahme des Rückstandes in einem Lösungsmittel. RIBIÉRE und CHIAPONNI[1] haben dem Urin Sand zugesetzt und das erhaltene Pulver mit Chloroform extrahiert.

4. Wie oben erwähnt, soll nach den neueren Untersuchungen von GLIMM und WADEHN durch eine 1tägige Dialyse eine höhere Konzentration erreicht werden und danach auch mit der direkten Injektion der Nachweis und die Mengenbestimmung des Hormons während der normalen Menstruationszyklen möglich sein.

5. Durch folgende Kombinationsmethoden: Einengung des Urins durch einfaches Kochen und Wasserverdampfung auf einen Teil seines Volumens.

Nachfolgende Extraktion des eingedampften Urins mit Benzol wie oben unter 2. angegeben.

Für den Nachweis und die Bestimmung der Mengen in Geweben wird die unter 2. angegebene Methode angewendet werden müssen, wobei an und für sich auch andere Extraktionsmittel (z. B. Alkohol) benutzt werden könnten, das Benzol aber billiger und nach Ausschütteln mit Kohle wieder gebrauchsfähig ist. Es muß bemerkt werden, daß ein vorheriges Ansäuern der zu extrahierenden Massen mit einer organischen Säure (Essigsäure) von Vorteil ist.

Wir wollen hier noch kurz einfügen, daß neuerdings S. LOEWE und Mitarbeiter[2] aus 450 g reinen Krebsgewebes von Männern insgesamt 125 ME Follikelhormon durch Extraktion gewannen. Das ist deshalb von Interesse, weil diese Zahl höher liegt als diejenige, welche sich sonst für den Hormongehalt anderer Frischgewebe überhaupt findet. In der gleichen Menge dieses Gewebes wurden nur 1—2 ME männliches Hormon gefunden, was wieder für eine engere Beziehung des Follikelhormons zum frischen Zellwachstum spricht. Dafür wurde ein weiterer Anhaltspunkt in den Untersuchungen von P. ENGEL[3] gegeben, der im Blut normaler männlicher Mäuse *unter* 330 ME Follikelhormon pro Liter, dagegen im Blut tumortragender männlicher Mäuse größere Mengen fand, und zwar bei Chondromtieren weniger als 500 ME und bei Carcinom- und Sarkomtieren

---

[1] RIBIÉRE u. CHIAPONNI: C. r. Soc. Biol. Paris **15** (1931).
[2] LOEWE, S. u. Mitarb.: Biochem. Z. **249** (1932).
[3] ENGEL, P.: Z. Krebsforsch. **34** (1931).

mehr als 1000 ME pro Liter. Das spricht für eine Korrelation zwischen Wachstumsintensität des Tumors (bzw. seiner Zellelemente) und Hormonmenge.

5. Wesentliches zur Chemie des Follikelhormons.

Nachdem im Harn der schwangeren Frauen eine ausgezeichnete Quelle für die Gewinnung sehr großer Follikelhormonmengen gegeben war, wurde die genauere chemische Erforschung des Stoffes und der Weg zu seiner Reindarstellung möglich. Als B. ZONDEK den Nachweis erbrachte, daß sich bei trächtigen Stuten noch ungleich viel größere Mengen im Urin fanden, entwickelte sich hier ein weiteres Ausbeutungsgebiet für das Hormon. Bereits Anfang 1930 konnte A. BUTENANDT, dem große Mengen Rohöle von der Schering-Kahlbaum A.-G. zur Verfügung gestellt wurden, über die Methode zur Reindarstellung bis zum Krystallisat des Hormons berichten. Er kam zu einer Reinigung und Konzentration des Hormons auf 8—10 Millionen ME im Gramm mit einer Formel $C_{18}H_{22}O_2$, wobei von den beiden Sauerstoffatomen wahrscheinlich eines in einer Ketogruppe und eines in einer Hydroxylgruppe gebunden sei. BUTENANDT gab diesem von ihm dargestellten Krystallisat den Namen Progynon. Kurz nach BUTENANDT berichtete unabhängig von ihm DOISY in Amerika über das Krystallisat des Follikelhormons mit 8 Millionen Einheiten im Gramm. Es sind dann von verschiedenen Forschern Krystallisate hergestellt worden, so von MARRIAN, LAQUEUR und Mitarbeitern, SKURZINSKY, D'AMOUR und GUSTAVSON und auch von französischen Forschern. Ursprünglich wurde von MARRIAN und von DOISY eine andere Formel für das Follikelhormon angegeben, nämlich $C_{18}H_{24}O_3$ von MARRIAN, der diesen Stoff „Oestrin" nannte, und $C_{18}H_{21}(OH)_3$ von DOISY, der dieses Krystall „Theelol" nannte. BUTENANDT wies nach, daß es sich bei diesen Krystallen um das Hydrat des von ihm bezeichneten Progynon $C_{18}H_{22}O_2$ handeln müsse. BUTENANDT und MARRIAN haben dann in einer gemeinsamen Arbeit die Identität der krystallisierten Follikelhormone in folgendem Sinne anerkannt:

Follikelhormon $C_{18}H_{22}O_2$ = Progynon (BUTENANDT),
$\qquad\qquad\qquad\qquad$ = Theelin (DOISY),
$\qquad\qquad\qquad\qquad$ = Menformon (LAQUEUR).
Monohydrat des Follikelhormons $C_{18}H_{24}O_3$ (BUTENANDT)
$\qquad\qquad\qquad\qquad$ = Oestrin, auch Triol genannt
$\qquad\qquad\qquad\qquad\quad$ (MARRIAN).
$\qquad\qquad\qquad\qquad$ = Theelol (DOISY).

Beide Stoffe sind aus Schwangerenharn zu gewinnen und kommen dort nebeneinander vor. Daß es sich beim Oestrin (MARRIAN) um das Hydrat des Follikelhormons handelt, folgt daraus, daß sich das

MARRIANsche Krystallisat von den beiden Forschern (BUTENANDT und MARRIAN) bei der Behandlung mit Kaliumbisulfat im Hochvakuum bei 180⁰ unter Abspaltung von 1 Molekül Wasser in das Hormon $C_{18}H_{22}O_2$ überführen ließ.

Von dem im Pferdeharn enthaltenen Follikelhormon wurde ursprünglich angenommen, daß es dem im menschlichen Harn vorkommenden nicht völlig gleich sei (B. ZONDEK). Die Identität der beiden Stoffe wurde jedoch von LAQUEUR und seinen Mitarbeitern aus dem Verhalten der Krystallisate angenommen. Und zwar wurde gleiches Verhalten in folgendem Sinne festgestellt:

Biologisch:

1. Brunsteffekt (gleiche Substanzmengen pro Einheit, gleiche Konzentrationswirkungskurve).

2. Wachstum des Uterus.

3. Entwicklung männlicher Mammae.

4. Antimaskuline Wirkung.

Physikalisch:

1. Löslichkeit.

2. Schmelzpunkt und Mischschmelzpunkt.

3. Optische Drehung.

4. Sublimation (Hochvakuumdestillation).

5. Krystallform und Absorptionsspektrum.

Chemisch:

1. Bruttozusammensetzung.

2. Derivate (Acetat und Benzoat).

Dabei wurde von den Autoren betont, daß der Wirkstoff aus Pferdeharn bis in den höchsten Reinheitsgrad mit Begleitstoffen ähnlicher physikalischer und chemischer Eigenschaften vergesellschaftet sei, die die Reindarstellung des Hormons sehr erschweren.

Wir wissen neuerdings durch die Untersuchungen BUTENANDTs, daß es mehrere Follikelhormone (Isomere) gibt (s. weiter unten!). Dadurch ist mit den eben angeführten Vergleichsuntersuchungen LAQUEURs lediglich festgestellt, daß *eines derselben* sowohl im Frauen- als auch im Stutenharn sich findet.

Was die biologische Wirksamkeit der Krystallisate anlangt, so haben DOISY und Mitarbeiter berichtet, daß ihr Theelol (= Follikelhormonhydrat) bei *erwachsenen* kastrierten Ratten nur halb so wirksam als das Theelin (= Follikelhormon), dagegen bei *infantilen* Ratten 6- oder 7mal so wirksam sei als letzteres, wobei als Test für die infantilen Tiere allerdings die Eröffnung der Vulva gewählt wurde. Bei diesen Versuchen entsprach 1 mg Theelol = etwa 1500 RE in der ersteren Versuchsanordnung und 1 mg Theelol = etwa 6000 RE bei der zweiten mit infantilen Tieren.

5*

Wichtig ist, daß BUTENANDT schon bald nach seiner Ermittlung der Konstitutionsformel des Follikelhormons, auf Grund der Möglichkeit der Veresterung der Hydroxylgruppe in ihr, Esterderivate herstellte. Diese Ester werden mit großer Wahrscheinlichkeit für die Therapie am Menschen besondere Bedeutung bekommen. Subcutan injiziert zeigen sie zwar ein etwas verspätetes Eintreten des biologischen Effekts, dafür aber eine lang anhaltende Wirkung. Mit 10 RE in einmaliger Dosis injiziert ließ sich ein Daueroestrus von 11—16 Tagen erzeugen.

Weiterhin dürften für das Verständnis der so verschiedenen Angaben der Autoren über Follikelhormongehalt der Körperflüssigkeiten bzw. über die ausgeschiedenen Mengen des Hormons die neuerdings von BUTENANDT und INGE STÖRMER veröffentlichten Ergebnisse evtl. von Bedeutung werden. Ihnen ist es gelungen, die Existenz zweier Isomerer des krystallinischen Follikelhormons nachzuweisen. Und zwar entsteht bei der Wasserabspaltung aus Follikelhormonhydrat ($C_{18}H_{24}O_3$) mit Kaliumbisulfat im Hochvakuum ein Gemisch von Isomeren, aus dem durch fraktionierte Krystallisation neben dem α-Follikelhormon (= ursprüngliches Follikelhormon $C_{18}H_{22}O_2$) ein von ihnen β-Follikelhormon genanntes zweites und ein drittes als γ-Follikelhormon bezeichnetes Krystallisat isoliert werden konnte. Beide letzteren sind ebenfalls physiologisch-wirksam und wurden auch im Harn von trächtigen Stuten gefunden.

6. Anwendung des Follikelhormons am Menschen.

Das Follikelhormon ist nach seiner Entdeckung und Darstellung in reiner Form schlagartig in die menschliche Therapie eingeführt worden. Man hat ursprünglich geglaubt, mit ihm nun die Möglichkeit des vollen therapeutischen Ersatzes der Ovarien in der Hand zu haben. Daß das nicht der Fall sein konnte, geht schon aus unseren einleitenden Ausführungen hervor. Wir haben oben gesehen, daß mit dem Follikelhormon theoretisch derjenige Anteil des Ovars zu ersetzen ist, welcher den Gesamtfollikelapparat darstellt, d. h. *Ovariumgrundmasse* plus *Reiffollikel*. Wir haben andererseits betont, daß dieser Ovarialanteil allein nicht die Vollfunktion des Genitalschlauches bedingt, sondern daß dazu die besondere spezifische Bildung des Corpus luteum gehört. Das Corpus luteum jedoch läßt sich durch das Follikelhormon keineswegs ersetzen. Das haben wir schon vorher hervorgehoben und daran müssen wir unbedingt festhalten. Die Anforderungen, die anfangs an das Follikelhormon gestellt wurden, konnten sich also deshalb nicht in ihrem ganzen Umfange erfüllen. Es konnte theoretisch wohl möglich sein, einen kleinen hypoplastischen Uterus in seiner Muskulatur zum Wachsen zu bringen. Auch durfte der Aufbau einer Schleimhaut im Sinne der

Proliferationsphase, wie er unter der Wirkung von Reiffollikeln zustande kommt, erhofft werden. Eine Fortführung und damit Vollendung der cyclischen Prozesse in der proliferierten Schleimhaut im Sinne einer Transformationsphase (= Sekretionsphase beim Menschen) mußte jedoch unter Anwendung des Follikelhormons allein ausbleiben. Vor allem konnte der physiologische Prozeß der Menstruation als durch künstlich zugeführtes Follikelhormon bewirkt nicht erwartet werden. Denn dazu gehört die Umwandlung der proliferierten Schleimhaut in eine Transformationsphase und der nachfolgende Niederbruch der gehörig transformierten Schleimhaut infolge Abbruchs der Hormonzufuhr überhaupt. Nur so ist der physiologische Prozeß der Zyklusentwicklung und des Zyklusablaufes zu verstehen, wenn anders wir nicht die gesamte bisherige Forschung darüber mißdeuten wollen. Wenn also nach einer Follikelhormonbehandlung einer Frau, die keine Ovarien mehr hat, eine Blutung aus dem Uterus auftritt, so kann das niemals eine Menstruation in dem von uns charakterisierten Sinne sein. Es kann sich dann wohl um eine Blutung infolge Zerfall der durch das Follikelhormon *proliferierten* Schleimhaut handeln, weil nach Aussetzen der Follikelhormonbehandlung für die Schleimhaut der proliferative Reiz aufhört und sie nicht mehr lebensfähig ist. Oder aber könnte es in der Schleimhaut durch pathologische Dosen und unphysiologische Wirkung des Hormons zu Nekrosen und Gefäßstörungen und dadurch zu Blutungen kommen. Eine Menstruation ist das jedoch nicht. Denn die Schleimhaut war ja nur zur Proliferation aufgebaut, ohne „transformiert" zu sein; und zur Menstruation gehört der Zerfall der transformierten Schleimhaut. Wenn also E. ALLEN und andere Forscher nach längerer Zufuhr von Follikelhormon am kastrierten Affen und B. ZONDEK an der Frau nach Aufhören der Follikelhormonbehandlung eine Blutung haben auftreten sehen, so ist das keine Menstruation, sondern diese Blutungen sind dann in dem Sinne aufzufassen, wie sie beim normalen Affen bei Unterfunktion des Ovars als Abbruch eines unvollständigen Zyklus ohne Corpus luteum vorkommen und von CORNER und C. HARTMANN beschrieben sind. Sie sind dasselbe, was z. B. bei der Maus die leukocytäre Degeneration bei Einsetzen von Follikelatresien und Ausbleiben des Follikelsprungs mit fehlender Corpus luteum-Entwicklung bedeutet.

Nach alledem können wir Folgendes von der künstlichen Zufuhr von Follikelhormon am Menschen hinsichtlich der Wirkung am *Genitalschlauch* erwarten:

1. Daß es die Muskulatur eines zu kleinen Uterus zum Wachsen und in die richtige Reife bringt.

2. Daß es die Schleimhaut in solchem Uterus zur Proliferation bringt entsprechend der Wirkung von Reiffollikeln im normalen Ovarium.

Zu 1. a) Bei Frauen, denen in der Geschlechtsreife die vollfunktionierenden Ovarien exstirpiert wurden, schrumpft der Uterus danach prompt und unter Umständen beträchtlich. Von einer Sondenlänge des Uterus (äußerer Muttermund bis Fundus) von normalerweise durchschnittlich 7 cm kann dadurch eine solche von 5 bis sogar nur 3 cm resultieren. Ein solcher Uterus kann durch entsprechende Follikelhormonzufuhr zum Wachsen gebracht werden. Über die Dosis, die dazu notwendig ist, bestehen jedoch noch keineswegs endgültige Angaben. Bisher war aus der WAGNERschen Klinik in Berlin über die höchst zugeführte Dosis von 55000 ME in 6 Tagen an einer solchen Patientin berichtet worden, ohne daß ein sehr wesentliches Wachstum erfolgt wäre. Inwischen hat KAUFMANN[1] an derselben Patientin 100000 ME gegeben und damit einen besseren Erfolg erzielt. Wir haben erwähnt, daß bei der Zufuhr auch der Zeitfaktor berücksichtigt werden muß. Ich habe deshalb bei einer solchen Patientin die Behandlung über 14 Tage erstreckt und ihr in dieser Zeit 95000 ME Progynon per os und außerdem, verteilt auf diese Zeit, 25000 ME Progynonester (mit prolongierter Wirkung) gegeben. Bei einem Wirkungseffekt von $^1/_4$—$^1/_5$ der per os gegebenen Mengen hätte die Patientin rund 20000 ME $+$ 25000 ME $= 45000\ ME$ wirksame Gesamtdosis erhalten. Dabei stellte ich eine Uterussondenlänge von 6 cm fest und einen palpatorisch gehörig dicken Uterus. Ich glaube aber, daß zum Volleffekt noch mehr Follikelhormon notwendig wäre, was aus der Schleimhaut, die wir später besprechen werden, einwandfrei ersichtlich war.

b) Wir kennen die Fälle, wo die vorhandenen Ovarien nicht zur Vollfunktion gelangen oder aber, nachdem sie bereits in Vollfunktion waren, wieder minderwertig werden. Geschieht das auf dem Wege, daß im Körper irgendwo ein Krankheitsherd steckt, der den Allgemeinzustand und damit auch die Ovarien schwächt (Tuberkulose, schwere pluriglanduläre endokrine Störungen usw., sog. sekundäre Ovarialinsuffizienz"), so muß natürlich dieses „übergeordnete" Grundübel behandelt werden und nach dessen Behebung bessert sich die Genitalfunktion von selbst. Hier mit Ovarialhormon zu behandeln würde bedeuten: die Ursache übersehen und am verkehrten Ende angreifen. Es gibt jedoch genügend Fälle mit sog. primärer Ovarialinsuffizienz, wo primär das Ovarium nicht recht im Gang kommt oder wieder in seiner Funktion nachläßt, ohne daß im übrigen Körper eine Ursache dafür vorhanden wäre. Nach R. SCHRÖDER unterscheiden wir dort die Fälle mit Störung nur der *generativen* Funktion (zu starke und zu häufige Regel, zu seltene und zu schwache Regel, bei sonst normalem Tastbefund) und diejenigen mit Störung

---

[1] KAUFMANN: Neuerdings berichtet der Autor über eine Dosierung von 200000 ME Follikelhormon an der gleichen Patientin (s. später im Kapitel D!).

auch der *vegetativen* Funktion (außer den ebenerwähnten Symptomen sind tastbar der Uterus und die zugehörigen Gewebe geschrumpft, häufig besteht dann sogar Amenorrhoe). Wenngleich bisher nur über Erfolge bei der ersteren Art primärer Ovarialinsuffizienz (generative Störung) berichtet ist, so glaube ich doch, daß auch bei genügend höheren, bisher noch für zum Teil unmöglich gehaltenen Dosen ein Erfolg bei der zweiten Art (vegetative Störung) möglich ist, vor allem in Kombination mit später zu erörternden anderen Stoffen. Dafür habe ich in neuester Zeit Anhaltspunkte gewonnen bei Fällen, die ich mit hohen Dosen *Progynonester zu 10000 ME* pro Kubikzentimeter täglich behandelte.

Zu 2. a) In den Fällen ohne Ovarien müßte ein proliferativer Aufbau der Schleimhaut nachweisbar sein. B. Zondek hat solches beschrieben. In dem obenerwähnten Falle von Wagner wurde nur ein mäßiges Wachstum der Schleimhaut erzielt. Dasselbe kann ich von meinem Falle berichten.

b) In den Fällen mit Ovarien und primärer Insuffizienz derselben im eben angedeuteten Sinne muß theoretisch ein solches Wachstum möglich sein.

Sehen wir uns unter Berücksichtigung der ausgeführten Möglichkeiten die bisher in der Literatur beschriebenen Erfolge an, so werden wir erstaunt sein. Ich will von den Einzelheiten absehen und nur feststellen, daß die Angaben darüber derart verschieden sind, daß man nach jeder Richtung skeptisch werden muß. Ich möchte die Tatsache der so verschiedenen Berichte über Erfolge und Mißerfolge zum großen Teil den nachstehend ausgeführten Umständen zuschreiben: Ich halte es für dringend erforderlich, daß zunächst einmal einwandfrei die Dosen festgestellt werden, welche notwendig sind, einen nach Kastration geschrumpften Uterus wieder zur vollen Größe und seine Schleimhaut zur gehörigen Proliferation zu bringen. Erst dann, wenn diese Dosis einwandfrei feststeht, haben wir einen Anhaltspunkt für die Mengen, mit denen das normale Ovarium in Vollfunktion arbeitet und können Rückschlüsse für die Unterfunktion desselben anstellen. Ich glaube, daß diese Dosen viel höher sind als wir bisher vermeinten und halte den obenerwähnten Fall von Wagner und meinen Fall für Anhaltspunkte gebend. Wenngleich die Berechnungen von A. S. Parkes auf Grund seiner Affenversuche auf Dosen von $^1/_2$ Millionen ME bei subcutaner Anwendung für den Menschen sicherlich zu hoch gegriffen sind, so möchte ich doch schon jetzt die Vermutung aussprechen, daß die Dosis — bei subcutaner Applikation oder entsprechender Umrechnung auf subcutane Wirkung bei richtiger Verteilung der Einzelgaben — etwa um 100000 ME, vielleicht auch noch höher liegt. Es reagiert der Genitalschlauch bei den Nagetieren bestimmt verhältnismäßig leichter als beim Menschen. Wenn auch bisher ein Hormonmengenverhältnis im Sinne der Gewichtsproportionen zwischen Tieren und Mensch abgelehnt wurde, so scheint doch ein gewisser Anhaltspunkt in diesem Körpergewichtsverhältnis zu bestehen. Und wenn, zugunsten der Therapie, für den Menschen gewichtsverhältnismäßig geringere Mengen im Hormonhaushalt angenommen wurden, so werden wir gut tun, eher mit einem in dieser Beziehung noch höheren Verbrauch beim Menschen als bei den Nagetieren zu rechnen. Abgesehen von überreichlichem Material an Mäusen und Kaninchen haben mir zu meinen vergleichenden Untersuchungen in dieser Richtung leider nur 3 Makakus rhesus-Affen zur Verfügung gestanden. Hinsichtlich des Uterusmuskelwachstums am kastrierten Tier konnte ich als leidlich gute subcutane Dosen feststellen:

1. Maus 10 ME Follikelhormon (5 × 2 ME in 3 Tagen).

2. Kaninchen 100—120 ME Follikelhormon (steigende Dosen in 6 Tagen).

3. Affe etwa 3000 ME Follikelhormon (steigende Dosen in 14 Tagen).

Durch ausgedehnte Untersuchungen an kastrierten Ratten glaube ich einem weiteren, bei der Beurteilung von Erfolgen oder Mißerfolgen in der Follikelhormontherapie wichtigen und zu berücksichtigenden Faktor näher gekommen zu sein. Die Follikelhormonbehandlung erfolgte in den letzten Jahren wohl allgemein nach der bequemeren Methode der peroralen Verabfolgung von Tabletten (im Handel befindliche Hormon-Dragées). Nun berichteten bereits 1930 auf dem Internationalen Sexualforscher-Kongreß SCHOELLER, HOHLWEG und DOHRN über Versuche mit resorptionsfördernden Begleitsubstanzen im verfütterten Follikelhormon und gaben an, daß den von der Schering-Kahlbaum A.-G. hergestellten Progynon-Dragées solche Begleitsubstanzen zugesetzt seien. Ich habe diese Angaben in dem Sinne erweiternd nachgeprüft, daß ich die gebräuchlichsten 5 Arten der im Handel befindlichen Follikelhormon-Dragées vergleichend auf ihre Wirksamkeit bei der Verfütterung an kastrierten Ratten untersuchte. Diese experimentellen Untersuchungen bedurften wegen ihrer Wichtigkeit exaktester Arbeitsmethoden. Sie erstrecken sich über einen Zeitraum von 10 Monaten und kamen trotz Serienuntersuchungen, Wiederholungen und Modifikationen in der Versuchsanordnung immer zu demselben Resultat: Die Handels-Dragées Progynon, Panhormon, Unden, Hogival und Menformon enthalten bei Auflösung der Tabletten und subcutaner Injektion die angegebene Anzahl von Mäuseeinheiten Follikelhormon. Jedoch bei der Verfütterung, der eigentlichen und natürlichen Bestimmungsform der Anwendung von diesen Tabletten, zeigte sich eine recht unterschiedliche Wirkung. Als bestwirksamstes Präparat erwies sich ohne weiteres das *Progynon*, das außerdem absolute Konstanz in seiner Wirkung zeigte. Als nächst dem Progynon wirksamstes Präparat konnte ich das *Panhormon* feststellen, das jedoch in der Konstanz wechselte. Gegenüber den Menformon-Dragées zeigten die Progynon-Dragées eine 6fach so starke Wirksamkeit. Aus diesen Untersuchungen müssen wir die Lehre ziehen: Die Wirkung und Wirkungsart peroral zugeführten Hormons muß bekannt sein. Dazu muß verlangt werden, daß die Dragées in der angegebenen Weise wirksam sind. Dazu wieder gehört die Ausprobierung und Austestierung der Tabletten auf dem Wege, auf dem sie angewendet werden sollen, also die Testkontrolle durch perorale Verfütterung. Es hat keinen Zweck, Unmengen von Mäuseeinheiten als peroral verabfolgt zu buchen, wenn wir wissen, daß nur ein kleiner resorbierter Bruchteil zur Wirksamkeit oder vielmehr——am Menschen——zur Nichtwirksamkeit kommt. Das Verhältnis von peroraler zu subcutaner Dosis sollte eigentlich 5 : 1 sein. Das einzige Präparat, bei dem ich dieses Verhältnis positiv und in Konstanz im Tierexperiment feststellen konnte, war bisher das Progynon.

7. Rück- und Fernwirkungen des Follikelhormons.
(Hypophyse, Milchsekretion, Symphysen- und Beckenbänderauflockerung.)

Alle meine eben angeführten Erörterungen beziehen sich auf den Wiederaufbau oder den unterstützenden Vollaufbau des Genitalschlauches. Es ist damit nichts über die Wirkung des Follikelhormons auf andere Regionen, den Allgemeinkörper oder sonstige durch Ovarialunterfunktion hervorgerufene Beschwerden bei der Frau gesagt. In dieser Beziehung finden wir durchweg gute Angaben in der Literatur über die erzielten Erfolge. Die Wirkung bisher gegebener Dosen auf die sog. „Ausfallserscheinungen" soll also damit nicht im geringsten bestritten werden. Das möchte ich ausdrücklich betonen und nicht mißverstanden sehen. Über den Zusammenhang bei diesen „Fernwirkungen" des Follikelhormons sind wir zwar noch dürftig unterrichtet, die Erfolge sind jedoch zweifelsohne vorhanden.

Ich möchte hier nur einige experimentelle anatomisch-histologische Untersuchungen anführen, welche in gewisser Richtung für unser Arbeitsgebiet von Bedeutung sind, um im letzten Teil dieser Arbeit noch einmal darauf zurückzukommen. Wir kennen den Einfluß des Hypophysenvorderlappens auf das Ovarium und damit auf die Bildung dessen Hormone. Es unterliegt aber keinem Zweifel, daß auch eine Rückwirkung vom Ovarium, und d. h. von den in ihm gebildeten Hormonen zum Hypophysenvorderlappen bzw. zu seiner Hormonproduktion besteht.

BANIECKI hat zuerst beschrieben, daß mit Follikelhormon (und anderen Stoffen) am Tier die Veränderungen der sog. Schwangerschaftshypophyse zu erzielen seien. Kastrationsveränderungen im

Vorderlappen der Ratte sind mit dem Follikelhormon zu beheben. HOHLWEG und DOHRN ermittelten sogar die Dosen, welche dazu notwendig sind, die Kastrationsveränderungen mit Follikelhormon bei der Ratte zu verhindern. Weil sie sahen, daß gleiche Beziehungen schon beim infantilen Tier bestehen, schlossen sie daraus mit Recht, daß bereits das infantile Ovar Follikelhormon produziere. Diesen Faktor müssen wir in Rechnung ziehen, wenn es heißt, die Follikel-hormontherapie sei nur *substituierend* (das Ovarium ersetzend) und nicht *stimulierend* (das Ovarium anregend). Wenn das Follikelhormon, auf die Hypophyse, die Hypophyse andererseits auf das Ovar wirkt, so kann die Follikelhormontherapie auf die Dauer nicht als nur sub-stituierend angesprochen werden. Dahin deuten auch die Fälle leichter Ovarialinsuffizienz bei Frauen, bei denen auf Follikelhormonzufuhr geregelte Genitalzyklen in Gang kommen.

Um ähnliche Verhältnisse scheint es sich bei der Erzeugung von Milchdrüsenwachstum und Milchsekretion mit Follikelhormon am Tier zu handeln. Die interessantesten Versuche in dieser Beziehung sind wohl diejenigen, wo mit ansteigenden Dosen Follikelhormon Drüsenwachstum und bei anschließendem Abfall der Dosen oder Aussetzen der Behandlung Milchsekretion erfolgte (LAQUEUR und Mitarbeiter u. a.). Dieser Effekt ist sowohl am weiblichen als auch am männlichen Tier zu erzielen. Es läßt sich jedoch noch nicht sagen, ob es sich hierbei um einen direkten Angriff des Hormons an Ort und Stelle der Milchdrüse handelt oder ob nicht die nach-folgende Milchsekretion ein Effekt des bis dahin unter der Wirkung des Follikelhormons gestanden habenden Vorderlappens der Hypo-physe ist. Unsere alltägliche Beobachtung an der schwangeren und dann laktierenden Frau spricht in dem letzteren Sinne. Sicher ist, daß die häufig für einen Effekt des Corpus luteum gehaltene Milch-sekretion (KNAUS u. a.) mit diesem nichts zu tun hat.

In ähnlicher Weise ist die von HISAW und Mitarbeitern beschrie-bene „Relaxation" der Symphyse und die Auflockerung der Becken-bänder beim Meerschweinchen aufzufassen. Es ist dies eine für dieses Tier besonders spezifische Erscheinung, die mit dem hier eigen-artigen Geburtsmechanismus, an dem sich der Beckenring aktiv beteiligt, in Zusammenhang steht. HISAW hat sie anfangs dem Corpus luteum-Hormon, dann einem besonderen zweiten Stoff des Corpus luteum (von ihm „Relaxin" genannt) zugeschrieben. TAUSK und Mitarbeiter haben gezeigt, daß sich diese Veränderung auch durch geeignete höhere Dosen reinen Follikelhormons erzielen läßt.

8. Pathologie des Follikelhormons (Hyperproliferation).

Nachdem das Wesen der Wirkung des Follikelhormons auf den Genitalschlauch einwandfrei charakterisiert ist, müssen wir noch

einiger pathologischer Veränderungen Erwähnung tun, die von ihm
hervorgerufen werden können und zum Teil schon angedeutet wurden.
Das von R. MEYER und R. SCHRÖDER wohlumschriebene Krankheitsbild der glandulär-cystischen Hyperplasie der Uterusschleimhaut der
Frau (klinisch auch als Metropathia haemorrhagica bezeichnet) dürfte
auf einer ungeordneten, unphysiologischen Wirksamkeit des Follikelhormons beruhen. Infolge der Persistenz eines reifenden oder reifen
Follikels im Ovar kommt es durch die dadurch verlängerte und

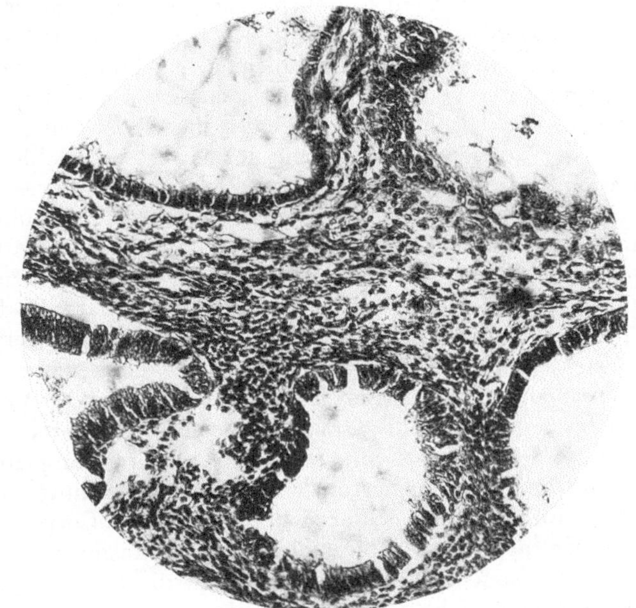

Abb. 36. Menschliche Uterusschleimhaut. Glandulär-cystische Hyperplasie.

gesteigerte Follikelhormonproduktion als deren Effekt auf die Uterusschleimhaut zu einer Hyperproliferation derselben. Anfangs kann sich
das, bei langsamer Entwicklung des verantwortlichen Follikels, in
einer Amenorrhoe ausdrücken, indem die Uterusschleimhaut zunächst
im Sinne der Proliferation gesteigert weiterwächst, ohne daß es natürlich wegen des Fehlens des Corpus luteum zu einer Transformation
(= Sekretionsphase) der Schleimhaut kommt. Die Schleimhaut
wird höher als normal durch Zunahme des Zwischengewebes (wobei
Unregelmäßigkeit in der Kernverteilung deutlich wird), die Drüsen
sind reichlicher und werden cystisch ohne in den erforderlichen geordneten Sekretionszustand zu gehen, die Oberfläche der Schleimhaut
ist trotz starker Drängelung der Epithelien und ihrer Kerne zunächst
intakt (1. Stadium nach H. RUNGE, polyfollikuline Amenorrhoe nach

B. Zondek). Allmählich jedoch kommt es infolge der übermäßigen Zelldrängelung und Wucherung zu derartigen Störungen im Aufbau, daß — wahrscheinlich infolge Gefäßstörungen — Nekrosen auftreten. Diese zeigen sich zuerst besonders an der Oberfläche. Die Folgen davon sind Blutungen, die anhalten, wechselnd stark, meistens jedoch nicht unbeträchtlich sind und manchmal zu erheblichen, ja bedrohlichen Anämien führen können (2. Stadium nach H. Runge, polyfollikuline Blutung nach B. Zondek).

Im Laufe der Zeit werden nekrotische Teile der Schleimhaut abgestoßen. Diese Abstoßung vollzieht sich jedoch wegen des immer noch bestehenden, wenn auch abnehmenden Nachschubes von Follikelhormon ganz unregelmäßig und ist keineswegs mit den physiologischen, nekrobiologischen Vorgängen beim Abbau einer Transformationsphase zu vergleichen. Eine solche Art des Schleimhautzerfalls unter Blutungen ist also prinzipiell etwas anderes als die Menstruation. Selbst der kleinste Rest derartiger pathologischer Schleimhaut, wie er noch lange erhalten bleiben kann, verursacht noch Blutungen, da eine geordnete Wundheilung nicht einsetzen kann (3. Stadium nach H. Runge). Das Krankheitsbild hat oft die Neigung zu rezidivieren und findet sich entsprechend seiner Genese am häufigsten zu Zeiten des Erlöschens oder Ingangkommens geordneter cyclischer Ovarialfunktion, also im Klimakterium und in der Menarche. Wir wollen festhalten, daß die Ursache in einer verlängerten, pathologisch-anhaltenden, anfangs verstärkten, dann durch langsames Abklingen noch wieder prolongierten Follikelhormonwirkung zu sehen ist, wobei es infolge Fehlens der Komponente des Corpus luteum nicht zu einer geordneten, physiologischen Transformationsphase kommen kann. Dasselbe Bild entsteht, wenn die Produktionsstätte des Follikelhormons nicht das relativ einfache Gebilde eines pathologisch vegetierenden Follikels, sondern durch einen Tumor aus den Follikelepithelien gegeben ist. Das ist vor allem der sog. Granulosazelltumor des Ovars. Auf Grund der Genese dieses Tumors ist die begleitende glandulär-cystische Hyperplasie der Uterusschleimhaut für diese Erkrankung direkt charakteristisch.

In experimentellen Studien an der Maus konnte ich zeigen, daß eine verlängerte Follikelhormondosierung in der Uterusschleimhaut Bilder erzeugt, die ohne weiteres mit den Veränderungen bei glandulär-cystischer Hyperplasie beim Menschen in Parallele zu setzen sind. Wie wir eingangs sahen, ist das Prinzip der Proliferationsphase in der Uteruschleimhaut überall das gleiche. Die Erscheinungsform variiert jedoch. So sind bei der Maus Drüsen normalerweise spärlich vorhanden. Die typischen Zeichen der Proliferation sind hier in der Anordnung der Oberflächenepithelien und der Kerne der lumennahen Zone des Schleimhautstromas zu suchen. In diesem Bezirk

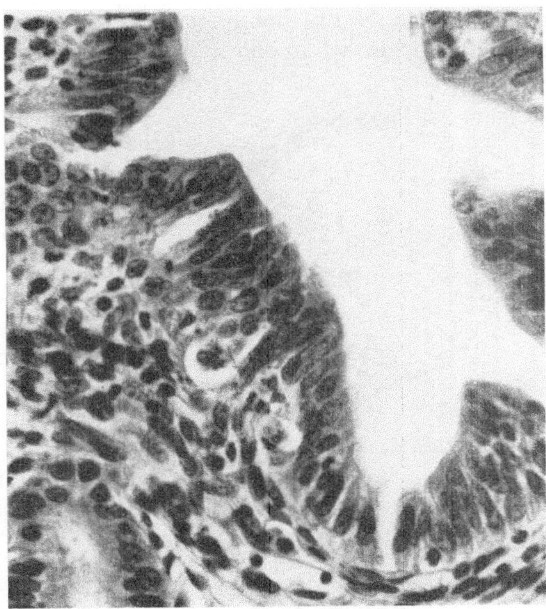

Abb. 37. Hyperproliferation an der Uterusschleimhaut der Maus; am kastrierten Tier erzeugt durch starke, verlängerte Zufuhr von Follikelhormon.

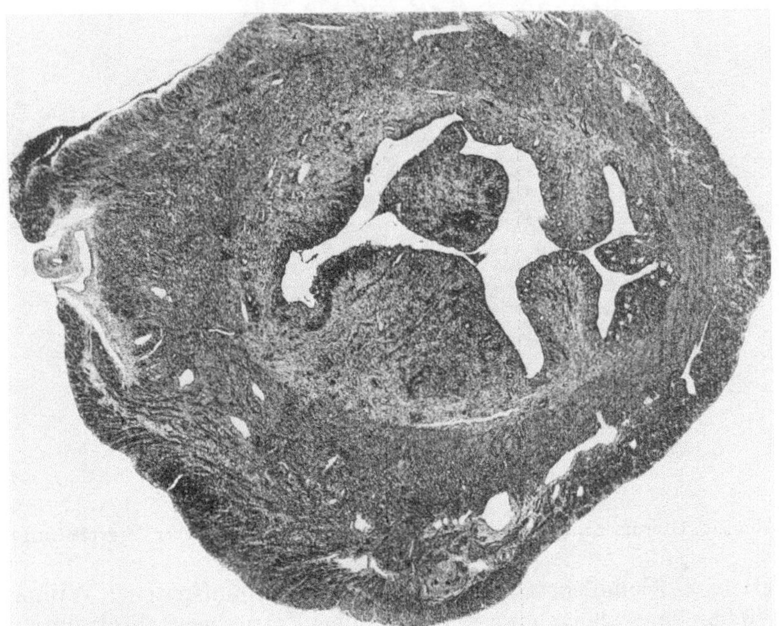

Abb. 38. Hyperproliferation am Uterus des reifen Kaninchens (Querschnitt), am kastrierten Tier erzeugt durch starke, verlängerte Zufuhr von Follikelhormon.

kommen demgemäß auch die Erscheinungen einer Hyperproliferation zum Ausdruck, die hauptsächlich in enormer Kerndrängelung bestehen

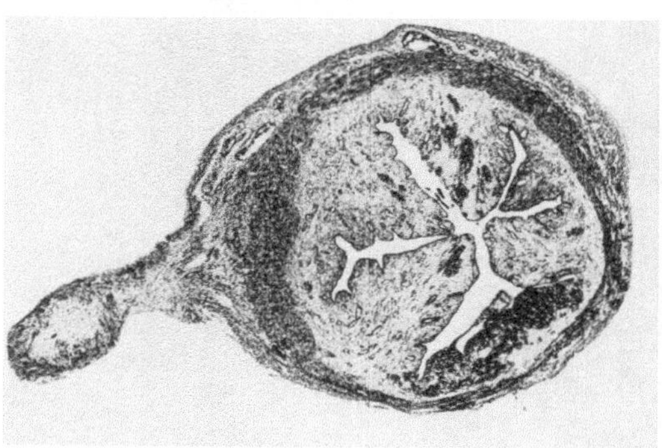

Abb. 39. Dasselbe am infantilen Kaninchen (wie Abb. 38).

und die schließlich zu Störungen im Schleimhautaufbau führen. Es fanden sich dort dann Degenerationszonen mit Pyknosen und Kernzerfallsprodukten, wodurch die Schleimhautstruktur dieser Bezirke vollkommen unregelmäßig wird (Abb. 37). Ich habe das Vorkommen dieser Veränderungen dann auch am normalen Tier ohne künstliche Follikelhormonzufuhr feststellen können. Es sind das die Mäuse, welche einen sehr langen, manchmal 10 Tage dauernden

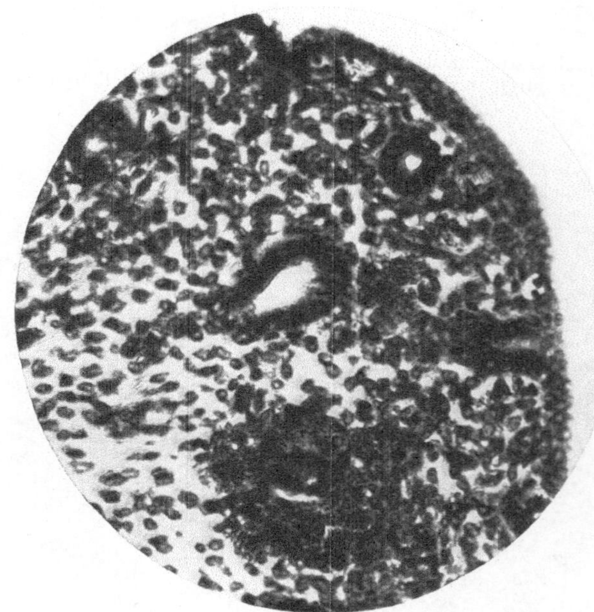

Abb. 40. Uterusschleimhaut des Tieres der Abb. 38 in starker Vergrößerung.

„Oestrus" (Schollenstadium in der Scheide) aufweisen. WILLARD M. ALLEN hat danach dasselbe an der Ratte beobachtet und beschrieben. Später haben dann J. C. BURCH, W. L. WILLIAMS und

R. S. Cunningham — scheinbar ohne meine diesbezüglichen Arbeiten zu kennen — ähnliche Zustände an der Maus mit dem Follikelhormon erzeugt.

Schließlich konnte ich am Kaninchen, infantilen und reifen, auf ähnliche Weise wie bei der Maus mit Zufuhr pathologischer Dosen von Follikelhormon Uterusschleimhautbildungen künstlich erzeugen, die in genau gleichem Sinne aufzufassen sind (Abb. 38 u. 39). Die Hyperproliferation ist dort ebenfalls am stärksten in der Nähe des Schleimhautrandes, was übrigens auch bei der glandulär-cystischen Hyperplasie am Menschen der Fall ist (Abb. 40). Das Kaninchen hat, wenn auch nur wenige, so doch etwas reichlichere Drüsen in der Proliferationsschleimhaut als die Maus, was bei einem Vergleich der im I. Kapitel gezeigten Bilder ohne weiteres deutlich ist. Dementsprechend fand ich beim Kaninchen auch vereinzelt die Drüsen cystisch vergrößert. Vor allem aber habe ich auch einige Fälle beobachtet, bei denen es direkt zu Blutaustritten innerhalb der oberflächlichen Schleimhautpartien und in der subepithelialen Zone kam. Trotz reichlicher Follikelhormonzufuhr schrumpfte dann sogar zum Teil die Schleimhaut, was zunächst paradox klingt, jedoch unbedingt auf die Störungen innerhalb des Aufbaues der Schleimhaut zurückgeführt werden muß. Und zwar liegt der Beweis dafür in der enormen gleichzeitigen *Hyperplasie* der Uterusmuskulatur, deren Kerne dann wie dicht gepackt und gedrängelt stehen (s. Abb. 38). Diese Uteri sind in ihrer Muskulatur ohne weiteres zu vergleichen mit den bei der menschlichen glandulär-cystischen Hyperplasie vorkommenden vergrößerten, im Gegensatz zum aufgelockerten Frühschwangerschaftsuterus jedoch harten, derben Uterus. Makroskopisch wiesen diese künstlich-pathologischen Kaninchenuteri denn auch zum Teil eine regelrechte Brüchigkeit und Sprödigkeit auf. Im Magnus-Kehrer-Präparat zeigten sie ein pathologisches Verhalten ihrer Kontraktilität. Wenn aus diesem letzteren ein kleiner Rückschluß auf die Verhältnisse am Menschen erlaubt ist, so läßt sich vielleicht solche Änderung des contractilen Verhaltens der Muskulatur auch dort annehmen und mit für den schlechten Blutstillungsmechanismus bei der glandulär-cystischen Hyperplasie verantwortlich machen. Daß dieses pathologische Zustandsbild der Uterusschleimhaut am sonst normalen Tier genau wie beim Menschen auf einer Persistenz von Follikeln beruht, geht sehr deutlich aus den Organen einer Ratte hervor, die ich erst kürzlich wieder als Zufallsbefund gewinnen konnte (s. Abb. 41 u. 42).

Es handelte sich um ein Weibchen, das nach dem Abstrichpräparat einen Daueroestrus aufwies und am 15. Tage desselben getötet wurde. In dem Ovar sind die persistierenden, jetzt wahrscheinlich gerade in Atresie gehenden Follikel als einzige hormonal noch aktive Gebilde

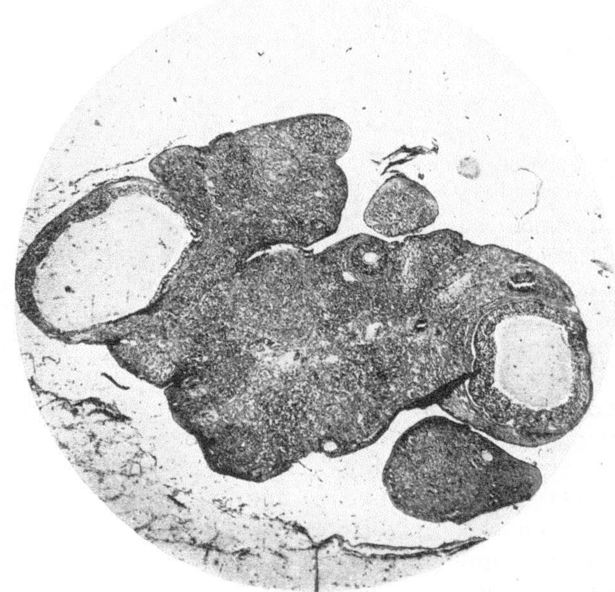

Abb. 41. Rattenovarium nach einem „Daueroestrus" von 15 Tagen. Persistierende Follikel.

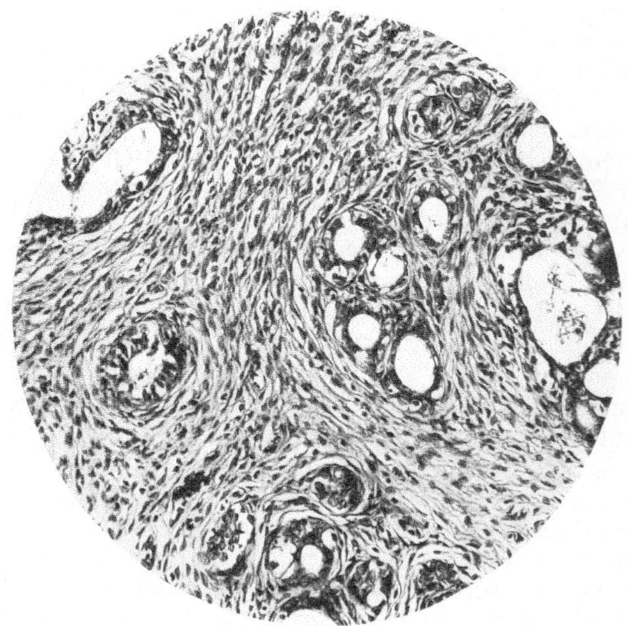

Abb. 42. Uterusschleimhaut des Tieres der Abb. 41. Hyperplasie und cystische Drüsen.

deutlich. Alle anderen früheren zyklusbedingenden Formationen sind in der Zwischenzeit sehr stark in Schrumpfung gegangen und ohne weiteres als alt und *nicht*funktionierend erkennbar. Die Uterusschleimhaut ist sehr unregelmäßig-hyperplastisch und hier buchstäblich glandulär-cystisch wie bei entsprechenden Fällen am Menschen.

D. Das Luteohormon.

Es wurde schon erwähnt, daß FELLNER (1913) und HERRMANN (1915) aus Ovarialgewebe, tierischen Corpora lutea und aus Placenta Extrakte herstellten, die nach den damals veröffentlichten, den Effekt reproduzierenden histologischen Bildern einen Stoff mitenthalten haben müssen, der die Transformation der Uterusschleimhaut zum Teil oder ganz bewirkt. Es wurde aber auch gesagt, daß die Erkennung des Vorhandenseins mehrerer Wirkstoffe in diesen Extrakten an dem Fehlen des geeigneten Testes und der dadurch unmöglichen Isolierung scheitern mußte. Mit der Ära der Reindarstellung und Erfassung des Follikelhormons auf der Basis des Schollentestes an der Maus und Ratte, also auf der Grundlage einer festen bestimmten Einheit dieses Hormons, entwickelte sich zweifellos auch gleichzeitig eine mehr und mehr einseitige Konzentrierung der Blickrichtung auf diesen so deutlichen und imponierenden Test. Hatte man bisher im allgemeinen Wachstum der Genitalien, im besonderen des Uterus, ein nur sehr variables und damit alles andere als festliegendes Testobjekt, so war eine „Klammerung“ an den endlich vorliegenden, im Schollenstadium der Vagina der kleinen Nager ausgedrückten Einheitsbegriff durchaus verständlich. Auch auf Grund der vorliegenden Mengenbestimmungen und Ausscheidungsverhältnisse des Follikelhormons schien das Bedingtsein des Genitalzyklus der Frau an dieses eine Hormon zunächst sichergestellt.

Die verschiedenen, im Verlaufe des Zyklus parallel mit dem ovariellen Geschehen auftretenden Veränderungen der histologischen Bilder der Uterusschleimhaut wurden der mengenverschieblichen Produktion des Follikelhormons im Ovar und damit dem angenommenen unterschiedlichen Wirken wechselnder Quantitäten im Follikelhormonhaushalt des Körpers und des Follikelhormonspiegels im Blute zugeschrieben. Trotzdem gab es vereinzelte Autoren, die noch einen besonderen Stoff des Corpus luteum mit eigener, anders gearteter Wirkung als das Follikelhormon annahmen und nachzuweisen suchten. Die ausgedehnten Untersuchungen FRÄNKELs (1907 und 1910), nach denen beim Kaninchen Abort auftrat oder die Schwangerschaft zugrunde ging, wenn die Corpora lutea zerstört wurden, ohne die Gesamtovarien zu exstirpieren, mußten in dieser Richtung sehr zu denken geben. Es läßt sich jedoch nicht sagen, daß die

ebengenannte Autorengruppe der „Dualität des Ovarialhormons"
diesen ausgezeichneten Gedankengängen restlos nachgegangen wäre.
Es wurden Extrakte aus Gelbkörpern tierischer Ovarien hergestellt und
gezeigt, daß sie z. B. die „Relaxation" der Symphyse des Meerschweinchens bewirkten (HISAW), daß sie eine Inhibition der Follikelreife
im Ovar verursachten (HISAW, R. K. MEYER und C. K. WEICHERT u. a.)
und ähnliches.

Von anderen Autoren wiederum, die ein zweites Ovarialhormon
annahmen, wurde von diesem Stoff verlangt, daß er die Sekretion
der Milchdrüsen bewirke, die Herabsetzung des Uterustonus am
Kaninchen oder dessen Verlust der Reaktionsfähigkeit auf Hypophysin verursache (CHAMPY, COTTE und PALLOT, COURRIER und MASSE,
KNAUS, MACHT, STICKEL und SECKINGER u. a.). Wie wir schon
gesehen haben, handelt es sich bei diesen Veränderungen nicht um
spezifische Teste: Die Milchsekretion ist auch durch das Follikelhormon in Gang zu bringen; G. W. CORNER hat sie inzwischen sogar
am kastrierten Tier mit Hypophysenvorderlappenextrakt ausgelöst:
Die „Relaxation" der Symphyse und Auflockerung der Beckenbänder
beim Meerschweinchen haben erst kürzlich TAUSK und Mitarbeiter
als auch durch das Follikelhormon allein auslösbar bewiesen. Und
ähnlich ist es mit anderen Reaktionen und Testen, die gleichzeitig
mit dem Follikelhormon oder anderen Hormonen oder in Kombination
von mehreren Hormonen zu erzeugen sind. Die einzigen Autoren,
die auf den FRÄNKELschen Untersuchungen aufbauten, waren G. W.
CORNER und W. M. ALLEN. Sie bestätigten zunächst in gemeinsamer
Arbeit die FRÄNKELschen Experimente, um dann am in der Frühschwangerschaft kastrierten Kaninchen den Ausfall der Corpora
lutea durch die Zufuhr eines aus Schweine-Corpora lutea auf bestimmte
Weise hergestellten Extraktes zu ersetzen und dadurch das befruchtete
Ei vom Untergang zu retten und zur Implantation zu bringen. Sie
ersetzten dadurch die Funktion der Corpora lutea des schwangeren
Kaninchens so weit, daß die Gravidität zu Ende geführt wurde und
lebende Junge zur Welt kamen. In der festen Annahme eines zweiten
Ovarialhormons neben demjenigen des Follikels war ich zur Zeit
des Erscheinens der CORNER-ALLENschen Mitteilungen dabei, dem
Problem auf dem Wege der Transplantation von menschlichem Corpus
luteum-Gewebe unter genauer histologischer Vergleichskontrolle der
implantierten Stücke näherzukommen. So gut dieser Weg bei
der Erforschung des Follikel- und Vorderlappenhormons gewesen
ist, mußte er beim spezifischen Hormon des Corpus luteum fehl-
schlagen, wie wir später noch sehen werden, zumal die Corpus luteum-
Phase der Uterus- und Vaginalschleimhaut bei der Maus noch nicht
bekannt war. Letztere hat erst später und retrograd ihre Klärung
durch meine Untersuchungen in Gemeinschaft mit O. BUSSE gefunden.

Und was das Kaninchen anlangt, so genügt bei weitem die Menge eines ganzen transplantierten menschlichen Corpus luteum nicht, spezifische Veränderungen hervorzurufen. Das werden wir später an entsprechenden Versuchen bestätigt finden. Als die Mitteilungen von CORNER und ALLEN erschienen, sagte ich mir, daß der von ihnen hergestellte wirksame Extrakt dasjenige Hormon enthalten müsse, das die Transformation der durch das Follikelhormon im Sinne der Proliferation aufgebauten Uterusschleimhaut bewirke. Gerade die Tatsache, daß bei verlängerter Follikelhormonzufuhr an der Maus keine cyclischen Veränderungen auftreten, sondern ein sog. „Daueroestrus" resultiert, mußte die Annahme bestärken, daß das Follikelhormon nur die Proliferation bis zum Stadium entsprechend der Follikelreife im Ovar bewirke. Darauffolgend mußte aber eine Anschlußphase angenommen werden, die mit Verschwinden des Schollenstadiums als vorbereitende Umwandlung der Schleimhäute zur Eiaufnahme einsetzt.

Bei der sofortigen Nachprüfung der CORNER-ALLENschen Ergebnisse konnte ich ihre Angaben in vollem Umfange bestätigen. Darüber hinaus konnte ich schon damals den Beweis erbringen, daß der spezifische Wirkstoff auch für die Transformationsphase des Zyklus verantwortlich sei. Man hätte einwenden können: bei der CORNER-ALLENschen Versuchsanordnung (Kastration nach dem Belegen) waren bereits Corpora lutea in den excidierten Ovarien vorhanden und der mit dem zugeführten Extrakt erzielte Effekt sei ganz oder zum Teil noch Wirkung der bereits vorhanden gewesenen Eigen-Corpora lutea des Tieres. Ich exstirpierte deshalb bei reifen Kaninchen in der Follikelphase die Ovarien, ohne die Tiere vorher etwa zum Bock zu bringen, und injizierte den Extrakt direkt anschließend. Aber auch dann gab es eine Transformation der zur Zeit der Kastration proliferierten Uterusschleimhaut, ohne daß Corpora lutea in den exstirpierten Ovarien vorhanden gewesen wären.

1. Wirkung des Luteohormons.

Den Gang der damals von mir angewandten, nach dem CORNER-ALLENschen Angaben modifizierten Versuchsanordnung will ich in Bildern zeigen:

Ein in der Hochbrunst befindliches weibliches Kaninchen zeigt in den Ovarien sprungfertige Follikel (Abb. 43). Dazu gehört eine Uterusschleimhaut, wie sie Abb. 44 wiedergibt. Wird das Tier zu diesem Zeitpunkt operativ kastriert durch Exstirpation beider Ovarien, so weist die Uterusschleimhaut bereits nach 6 Tagen deutliche Zeichen der Schrumpfung auf (Abb. 45). Am besten läßt sich ein Vergleich der auf die Ovarienentfernung folgenden Veränderungen

anstellen, wenn bei der Operation ein Stück eines Uterushornes mitexstirpiert wird, das dann zur Kontrolle vorliegt. Wird im Anschluß

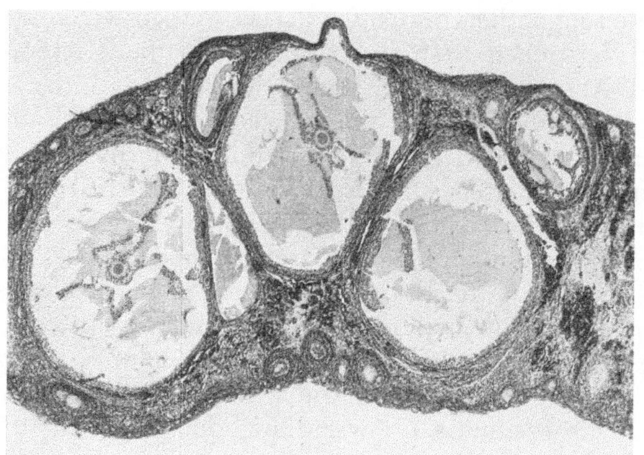

Abb. 43. Kaninchenovarium mit sprungreifen Follikeln.

an die Ovarienexstirpation täglich genügend Follikelhormon injiziert,
so erfolgt ein weiteres Wachstum der Uterusmuskulatur und eine
weitere Proliferation der Uterusschleimhaut, die sich bei letzterer

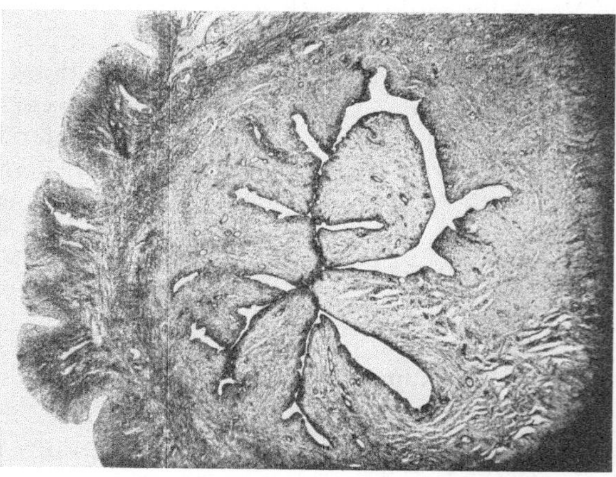

Abb. 44. Uterusquerschnitt des Tieres der Abb. 43 (Proliferation der Schleimhaut).
Zustandsbild zur Zeit der Kastrationsoperation.

bereits am 6. Tag in Vermehrung und Dichtdrängelung der Stromakerne deutlich ausdrückt (Abb. 46). Ist die zugeführte tägliche Follikelhormonmenge gering, so erfolgt dementsprechend eine geringere
Proliferation oder aber eine dementsprechend leichtere Schrumpfung.
Jedenfalls läßt sich auf keine noch so verschieden geartete Follikel-

hormonbehandlung eine Umwandlung in die Transformationsphase, wie sie normalerweise unter der Wirkung von Corpora lutea gesehen

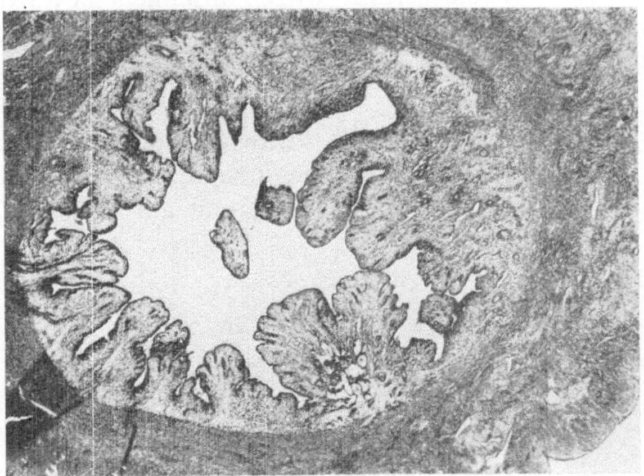

Abb. 45. Kaninchenuterus wie Abb. 44. 6 Tage nach der Kastration. (Kastrationsschrumpfung der Schleimhaut.)

wird, erreichen. Wird dagegen im Anschluß an die Ovarienexstirpation täglich die einmalige Injektion einer bestimmten Menge des Extraktes aus frischen Corpora lutea vorgenommen, so resultiert am 6. Tage

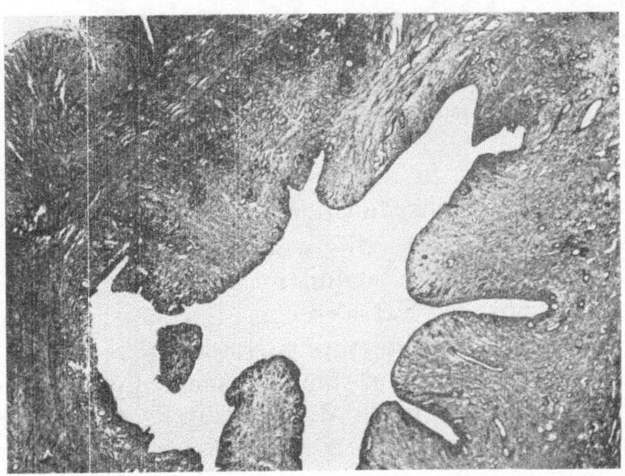

Abb. 46. Kaninchenuterus wie Abb 44. 6 Tage nach der Kastration. Behandlung des Tieres mit 5 × 40 ME Follikelhormon. (Hyperproliferation der Schleimhaut.)

ein Uterusmuskel - Schleimhautbild, wie es Abb. 47 wiedergibt. Dieses Bild ist demjenigen der normalen Frühschwangerschaft am 6. Tage nach dem Follikelsprung vollkommen gleich. Um die Versuchsanordnung auf eine einfache Formel zu bringen, wiederhole ich:

Es wurden bei allen 3 Parallelversuchen zur Zeit der Brunst die Ovarien exstirpiert.

1. In der ersten Versuchsreihe wurde anschließend an die Kastration 5 Tage lang nichts unternommen und der Uterus am 6. Tage histologisch untersucht. *Erfolg:* Deutliche Schrumpfung als Kastrationsfolge.

2. In der zweiten Versuchsreihe wurde anschließend an die Kastration, mit dem Tage derselben beginnend, 5 Tage lang je eine Dosis Follikelhormon subcutan injiziert und am 6. Tage der Uterus

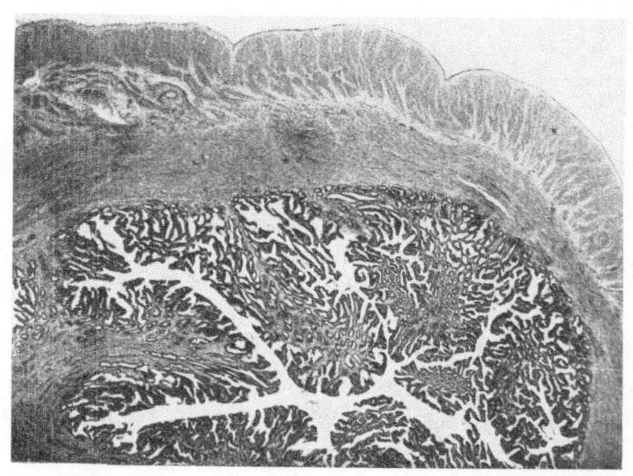

Abb. 47. Kaninchenuterus wie Abb. 44. 6 Tage nach der Kastration. Behandlung mit 5 × 0,12 ccm Rohextrakt aus Corpora lutea. Typische Luteohormonwirkung. (Transformation der Schleimhaut.)

histologisch untersucht. *Erfolg:* Proliferation oder Hyperproliferation als Folge der reinen Follikelhormonwirkung.

3. In der dritten Versuchsreihe wurde anschließend an die Kastration, mit dem Tage derselben beginnend, 5 Tage lang je eine subcutane Injektion des spezifischen Extraktes aus Corpora lutea gemacht und am 6. Tage der Uterus histologisch untersucht. *Erfolg:* Transformation der Uterusschleimhaut im Sinne der für die Eieinbettung erforderlichen Phase als Folge der spezifischen Wirkung eines im Extrakt enthaltenen spezifischen Hormons des Corpus luteum.

Diese Versuche zeigen unzweideutig, daß in dem aus frischem Corpora lutea von Schweinen auf bestimmte Weise hergestellten Extrakt ein besonderes, anders als das Follikelhormon geartetes Hormon enthalten sein muß, dessen spezifische Wirkung in der Umwandlung (Transformation) einer proliferierten Uterusschleimhaut im Sinne der am normalen Tier nur unter dem Einfluß von frischen Corpora lutea in den Ovarien zu beobachtenden Veränderungen zu sehen ist. Im normalen Tier würden zu der in Abb. 47 gezeigten Veränderung der Uterusschleimhaut unbedingt Corpora lutea der Blüte im Ovarium gehören, wie sie hier jetzt im Bilde wiedergegeben sind (s. Abb. 48). Die Wirkung der in der Abb. 48 gezeigten Corpora lutea wurde also durch den hormonhaltigen Extrakt ersetzt, da ja die Ovarien exstirpiert waren und Corpora lutea sich nicht bilden konnten. Diese Veränderung läßt sich sonst auf keine Weise erzielen. Danach ist dieser Stoff als ein spezifisches Hormon für die pro- oder prägraviden Umwandlungen am Genitalschlauch, ganz besonders an der Uterusschleimhaut, anzusehen und darüber hinaus ein Hormon

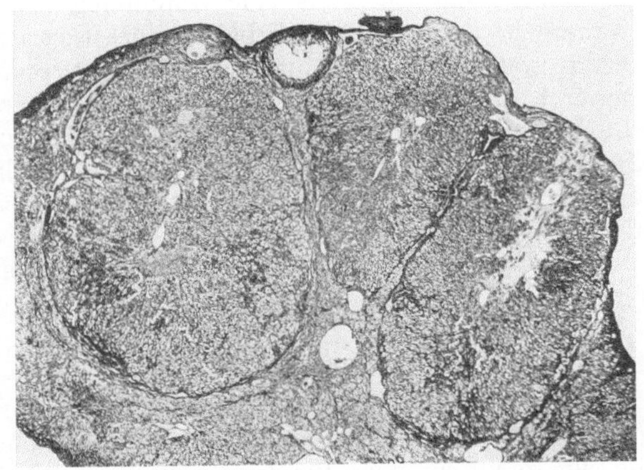

Abb. 48. Kaninchenovar — Corpora lutea vom 6. Tag nach dem Follikelsprung. (Die Wirkung dieser Corpora lutea wurde durch das zugeführte Hormon ersetzt.)

für die Veränderungen der Frühgravidität, im besonderen der decidualen Umwandlungen zum Schutze des noch unselbständigen unbefruchteten oder frisch befruchteten, noch nicht mit seiner Einbettung fertigen Eies.

Daß dieses Hormon nicht nur am Kaninchen wirkt, sondern auch am Genitalschlauch anderer Tiere die entsprechenden Veränderungen erzeugt, konnte ich später an der Maus und auch am Affen (letzteres erst kürzlich veröffentlicht) zeigen. HISAW und Mitarbeiter erzeugten ebenfalls den spezifischen Effekt des Hormons an Kaninchen und Affen, während GOLDSTEIN und TATELBAUM (CORNERsches Institut) ihn an der Stimulierung der Uterusschleimhaut des Meerschweinchens zur Placentombildungsfähigkeit demonstrierten und W. M. ALLEN (Mitarbeiter von CORNER) dasselbe an der Ratte beschrieb. Auch wurde der Beweis geliefert, daß das Hormon am gesamten Genitalschlauch angreift. An der Maus konnte ich die für die Frühschwangerschaft typischen Veränderungen der Scheidenepithelien, die im

Anschluß an das Schollenstadium im Sinne einer Umwandlung in schleimabgebende Zellen statthat, mit dem Luteohormon künstlich erzeugen, nach Vorbehandlung der kastrierten Tiere mit Follikelhormon. Auch am Eileiter von Maus und Kaninchen lassen sich auf diese Weise die für die Frühschwangerschaftsphase typischen Veränderungen am Epithel nachweisen (unveröffentlicht). In dieser Richtung arbeitete WESTMANN-Stockholm und zeigte, daß die unter der Wirkung des Corpus luteum beim Kaninchen in den Tubenepithelien ablaufenden bestimmten Wandlungen auf die Ernährung des Eies gerichtet sind. Während dessen Wanderung durch den Eileiter erfolgt vom Tubenepithel aus eine Umhüllung des Eies mit einem Eiweißmantel. Dieser für die Erhaltung des Eies notwendige Prozeß bleibt aus, wenn die Corpora lutea vorzeitig exstirpiert werden. Dann degenerieren die Eier, bevor sie am uterinen Tubenende angelangt sind. Letzterer Autor glaubt auch auf Grund seiner interessanten Studien an der Uterusschleimhaut des Kaninchens die Hauptwirkung der Corpora lutea an Gefäßveränderungen innerhalb der Schleimhaut erkannt zu haben.

Weiter unten werde ich noch Gelegenheit nehmen, des Näheren die Wirkung des Luteohormons auf die Uterusmuskulatur zu beschreiben.

2. Test für das Luteohormon.

Wie wir sehen, erstreckt sich die Wirkung des Luteohormons auf alle Abschnitte des Genitalschlauches bei den verschiedenen Tieren in dem Sinne, wie sie im einzelnen für den Genitalschlauch des betreffenden Tieres typisch sind. Es läßt sich jedoch nicht leugnen, daß die am meisten typische und spezifische Wirkung in derjenigen an der Uterusschleimhaut zu suchen ist; denn in ihr haben wir Ort und Stelle der eigentlichen Eieinbettung vor uns. Wenn es sich nun um die Frage handelte, einen geeigneten Test für das Luteohormon in die Hand zu bekommen, so mußte nach folgenden Grundsätzen verfahren werden:

Von einem Test, der gleichzeitig die Einheit eines Hormons wiederspiegeln soll, müssen alle Eigenschaften der weitmöglichen Einheitlichkeit und Eindeutigkeit verlangt werden. Bei gleichzeitiger Möglichkeit der Testierung an verschiedenen Objekten muß weiterhin dasjenige Objekt den Test abgeben, an welchem die Wirkung gleichzeitig am einfachsten und einwandfreiesten erkennbar und beurteilbar ist. Für das Follikelhormon haben wir gesehen, wie sich seine Wirkung am deutlichsten an der entsprechenden Veränderung in der Scheidenschleimhaut der Maus wiederspiegelt und dort mit einer einfachen Methode erfaßbar ist. Für das *Luteohormon* ersehen wir ohne weiteres die am leichtesten und einwandfreiesten erkennbaren Veränderungen in der *Uterusschleimhaut,* und zwar in derjenigen des *Kaninchens* mit

ihrer so typischen drüsigen Umwandlung. Wollen wir Beobachtungs-
fehler und damit weittragende Trugschlüsse vermeiden, so tun wir
gut, uns bei der Erkennung und Testierung des Luteohormons auf
diese Schleimhautumwandlung innerhalb des Kaninchenuterus festzulegen. Abgesehen davon, daß ein so ausgezeichneter Beweistest,
wie der ursprünglich von CORNER und ALLEN angegebene und dann
von mir nachgeprüfte und modifizierte, recht umständlich und auch
nicht rationell ist, konnte ich bald eine weitere, für den Einheitsbegriff unbefriedigende Tatsache feststellen. Die individuell so sehr
variierende Dicke der Uteri von geschlechtsreifen Kaninchen ist
bekannt. Sie steht sicherlich im Zusammenhang mit vorangegangenen
Geburten und der Zahl derselben bei den einzelnen Tieren. Auch
erwähnten wir schon das häufige Vorkommen mit Klima und Jahres-
zeit wechselnder Funktionszustände des Ovars und damit des Uterus.
Man hätte danach das längere Zeit kastrierte reife Kaninchen unter
Vorbehandlung dieser Tiere mit Follikelhormon wählen können. Bei
meinen daraufhin gerichteten Untersuchungen zeigte sich jedoch, daß
entsprechend der ebenerwähnten individuellen Verschiedenheit der
Uterusdicke auch beim kastrierten Kaninchen die Follikelhormondosen, welche geeignet sind, den Uterus künstlich proliferativ in geordneter Weise aufzubauen und den Uterus wie vor der Kastration zu
rekonstruieren, sehr variieren. Auch an die Uterusschleimhaut der Maus
habe ich damals gedacht, sie aber aus folgendem Grunde abgelehnt:

Die Corpus luteum-Phase der Maus, über die absolute Verwirrung
herrschte, so daß sie für den normalen Zyklus sogar abgeleugnet
wurde (E. ALLEN), habe ich zunächst mit dem Luteohormon artefiziell
erzeugt, um sie dann retrograd erst am normalen Tier als bestehend
nachzuweisen und zu charakterisieren. Sie ist dort durchaus nicht
leicht zu differenzieren und wurde deshalb von mir selbst als Test
abgelehnt. Eine maßgebende Bestätigung dieser meiner Auffassung
wurde durch eine Mitteilung von W. M. ALLEN gegeben, der, in diesem
Sinne an der Ratte arbeitend, zu den völlig gleichen Ergebnissen
wie ich an der Maus kam und mir in der Ablehnung dieser Tiere als
Testobjekt für das Luteohormon beipflichtete.

Daß sich mit dem Luteohormon nach voraufgegangener Behandlung kastrierter Tiere mit Follikelhormon eine Transformationsphase
und damit ein Zyklus artefiziell vollständig zu Ende führen läßt, habe
ich an Maus und Kaninchen ausführlich an anderer Stelle beschrieben
und veröffentlicht. Wenn man also bei kastrierten Tieren nach
Behandlung mit Follikelhormon (wie im Kapitel C demonstriert)
anschließend *Luteohormon* injiziert, so resultieren bei der Maus und
beim Kaninchen Uterusschleimhäute, wie sie hier im Bilde demonstriert werden. Die durch das Luteohormon an der Uterusschleimhaut
der Maus bewirkte Veränderung ist nur bei starker mikroskopischer

Vergrößerung deutlich, weshalb eine Uterusschleimhautfalte eines nur mit Follikelhormon behandelten kastrierten Tieres zum Vergleich

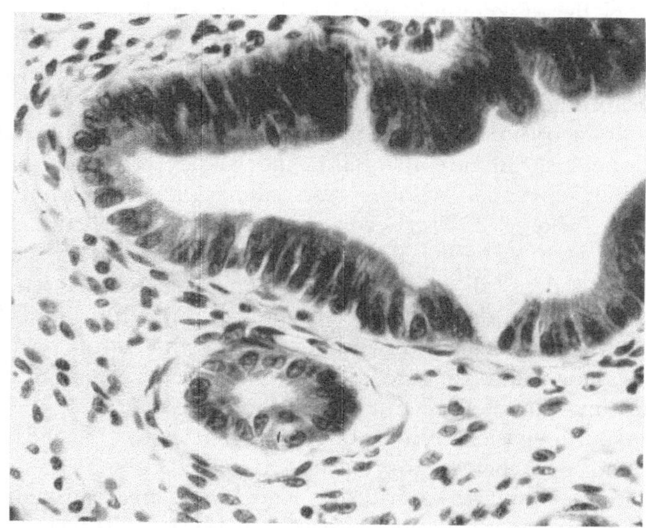

Abb. 49. Uterusschleimhaut einer kastrierten Maus nach ausschließlicher Behandlung des Tieres mit Follikelhormon. (Proliferationsphase.)

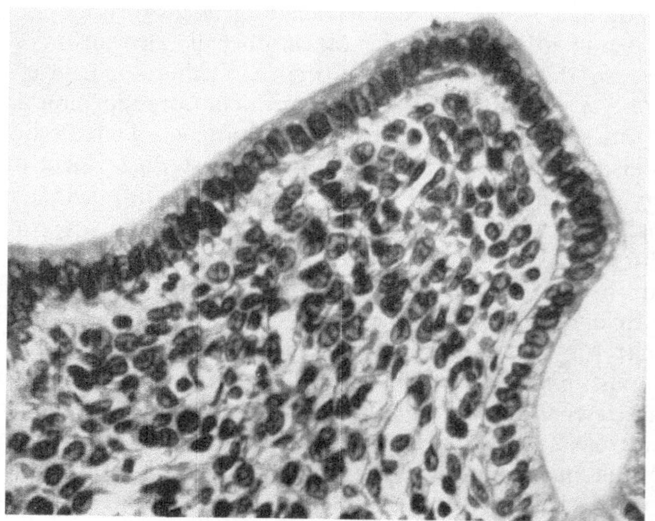

Abb. 50. Uterusschleimhaut einer kastrierten Maus. Behandlung zunächst mit Follikelhormon und daran anschließend mit Luteohormon. (Transformationsphase.)

wiedergegeben ist. — Beim Kaninchen ist die Wirkung des Luteohormons schon bei viel geringerer mikroskopischer Vergrößerung erkennbar, entsprechend der früher beschriebenen, so sehr typischen drüsigen Umwandlung der gesamten Uterusschleimhaut. Es wird zum

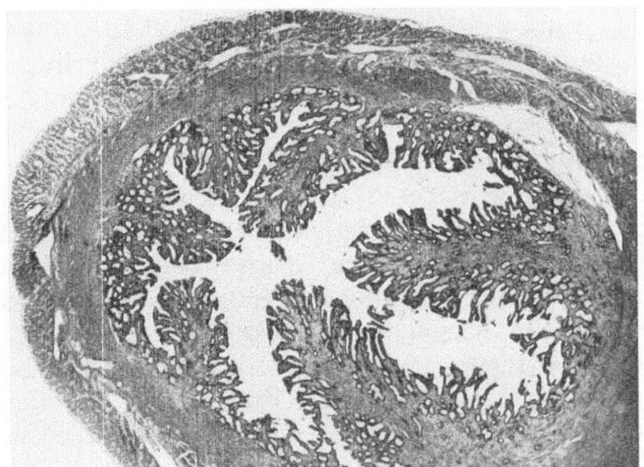

Abb. 51. Uterusquerschnitt eines kastrierten Kaninchens, das mit Follikelhormon vorbehandelt und anschließend 5 Tage mit Luteohormon injiziert wurde. (Vgl. Abb. 23 und 24 als Follikelhormonvorbehandlung.)

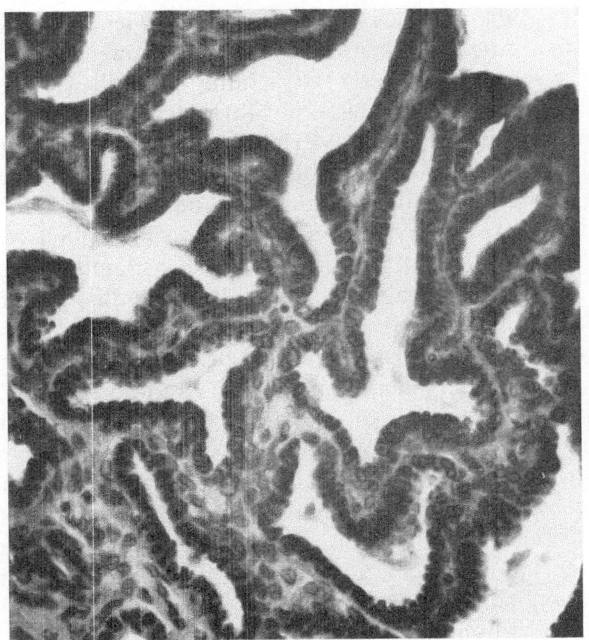

Abb. 52. Uterusschleimhautpartie der Abb. 51 in starker mikroskopischer Vergrößerung.

Vergleich der reinen Follikelhormonbehandlung an diesem Tier deshalb auf den Uterus der Abb. 24 auf S. 46 verwiesen.

Ich habe dann in der Verwendung infantiler Kaninchen einen festliegenden, nicht mißzudeutenden Test herausgearbeitet. W. M. ALLEN, der Versuche an 22 Kaninchen mit verschiedenen Gewichten von 426—1647 g anstellte, kam zu dem Resultat, daß die Tiere auf das Luteohormon reagierten, wenn sie mit Follikelhormon vorbehandelt seien, im anderen Falle (ohne Vorbehandlung) seien nur einige positiv gewesen.

Bei meinen mit dem Blickpunkt auf einen festliegenden Test am infantilen Kaninchen gerichteten ausgedehnten Untersuchungen habe ich die Ursache für dieses verschiedene Verhalten klarstellen können. Zunächst einmal mußten zu derartigen Arbeiten möglichst gleich schwere Tiere unter damit möglichst gleichen genitalen Bedingungen gewählt werden. Ein Kaninchen von 1000 g, 1200 g oder gar 1500 bis 1600 g ist *nicht* mehr *infantil*, sondern als *juvenil* zu betrachten. Entsprechend der ganz allmählichen Entwicklung des Geschlechtsapparates zeigen solche Tiere bereits wechselnd starke, wenn auch immer noch völlig unvollkommene und unvollständige Follikelreifungen mit Atresien in den Ovarien und dementsprechend bereits mehr oder weniger im Sinne des Follikelhormons angedeutete Stimulierung des Genitalschlauches und damit des Uterus. Das ist sehr wichtig, weil — wie wir sehen werden — ein solcher vorhergegangener Reiz erst die Angreifbarkeit des Luteohormons möglich macht. Wollen wir also auch in dieser Beziehung einheitliche Bedingungen wahren und damit die „Einheit" gewährleisten, so müssen wir völlig infantile, in ihren genitalen Verhältnissen absolut gleiche Tiere verwenden. Und das ist der Fall beim infantilen Kaninchen bis höchstens 800 g Gewicht. Wählen wir nun zu unserem Ausgangsmaterial ausschließlich Tiere unter 800 g und dann noch möglichst solche um 600 g Gewicht, so haben wir die erste, aber damit auch nur *eine* Forderung erfüllt. Wir halten also am etwa 600 bis höchstens 800 g schweren infantilen Kaninchen als Testtier fest.

Sollte nun die reine Wirkung des Luteohormons isoliert werden, so mußte an solchem Tiermaterial die Grundforschung einsetzen. Es wäre ja möglich gewesen, daß das Luteohormon außer seiner spezifischen umwandelnden Wirkung auf die Schleimhaut auch noch einen bisher nicht erkannten Wachstumseffekt auf Muskulatur und Schleimhaut ausübe. Nach meinen anfänglichen Untersuchungen schien das sogar der Fall zu sein. Wie ich feststellen konnte, war das jedoch immer auf gleichzeitig noch in den Extrakten enthaltenes Follikelhormon zurückzuführen. Wenn man solche Extrakte direkt am infantilen, unvorbehandelten Tier injiziert, so sucht sich der Uterus und übrige Genitalschlauch zunächst das vorhandene Follikelhormon regelrecht heraus und wächst im Sinne der Proliferation. Erst wenn dann ein gewisses Wachstum erreicht ist, erfolgt die prägravide Umwandlung der Schleimhaut durch das gleichzeitig vorhandene Luteohormon. Diese Umwandlung beginnt dann vom Schleimhautrande her und zeigt sich dort zuerst. Ist jedoch der Extrakt frei von Follikelhormon, so kann das primär injizierte Luteohormon nicht angreifen und es erfolgt nichts als eine leichte Hyperämie, jedenfalls *kein*

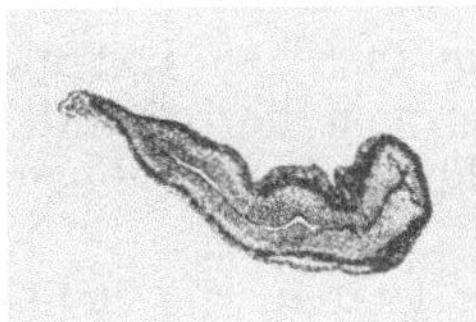

Abb. 53. Uterusquerschnitt eines infantilen Kaninchens von 600 g.

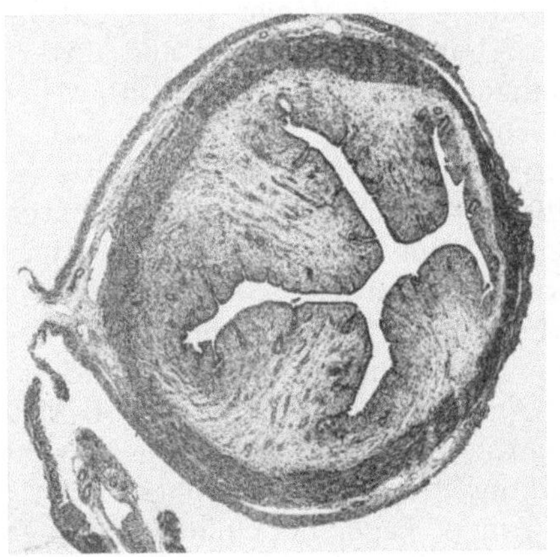

Abb. 54. Uterusquerschnitt eines infantilen Kaninchens von 600 g nach Vorbehandlung für den Luteohormontest mit 8×10 ME Follikelhormon. (Proliferation.)

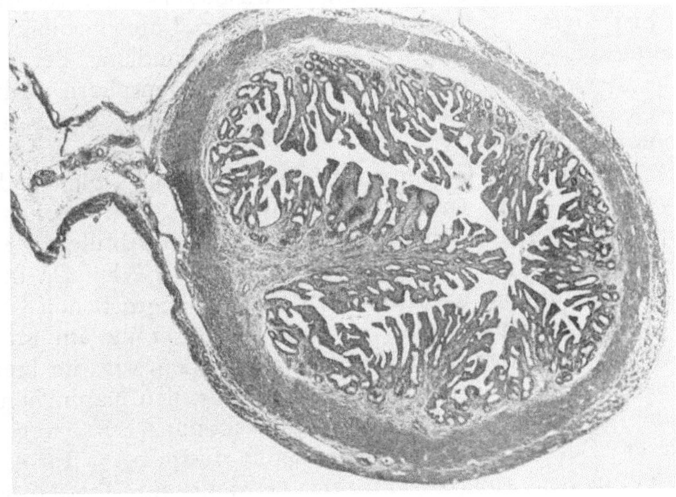

Abb. 55. Uterusquerschnitt eines infantilen Kaninchens von 600 g nach Vorbehandlung mit 8×10 ME Follikelhormon und direkt anschließender Behandlung mit $5 \times \frac{1}{5}$ KE Luteohormon (Transformation der Schleimhaut). Test für das Luteohormon.

Wachstum. Daraus folgt eine weitere Notwendigkeit für die Versuchsanordnung des Testes für das Luteohormon, nämlich: Die infantilen Tiere müssen mit Follikelhormon vorbehandelt werden, damit ein gewisser Proliferations- und Wachstumseffekt vorhanden ist, an dem das Luteohormon angreifen kann und an dessen typischer Umwandlung die Menge des nachfolgend zugeführten Luteohormons testierbar ist. Ich fand nun unter allen möglichen Variationen der Follikelhormonbehandlung infantiler Kaninchen, daß eine tägliche subcutane Dosis von 10 ME auf die Dauer von 8 Tagen injiziert aus einem völlig infantilen Uterus (s. Abb. 53) einen solchen wachsen läßt, der dann am 9. Tage (nächster Tag nach der letzten Injektion) dem Uterus des reifen Tieres gleicht, das zum ersten Male in die Brunst kommt (Abb. 54). Dieser Uterus ist der Anhaltspunkt für das Studium der Luteohormonwirkung, und dieser 9. Tag ist der 1. Tag der Injektion des zu testierenden luteohormonhaltigen Extraktes.

Am Uterus des mit 8 × 10 ME Follikelhormon vorbehandelten infantilen, um 600 g schweren Kaninchens wird nun die Luteohormonwirkung folgendermaßen testiert:

Am 9. Tage, dem nächsten Tage nach der letzten, die Schleimhaut proliferativ vorbereitenden Follikelhormoninjektion, beginnt die 1. Injektion des zu testierenden luteohormonhaltigen Extraktes. Die Injektionen werden in gleicher Dosis täglich 1 mal vorgenommen und 5 Tage lang fortgesetzt. Am 6. Tage, dem nächsten Tage nach der letzten Luteohormonbehandlung, wird das Tier getötet und der Uterus histologisch untersucht. Bei voller Luteohormonwirkung muß dann eine vollständige prägravide Umwandlung der Uterusschleimhaut, eine gut ausgebildete Transformationsphase vorhanden sein, wie sie beim normalen Tiere dem 6. Tage der Corpus luteum-Phase entspricht (Abb. 55).

Diejenige geringste Gesamtdosis, welche — auf 5 gleiche Einzeldosen verteilt — die *vollständige* Umwandlung der vorher proliferierten Schleimhaut in dem angegebenen, aus der Abbildung ersichtlichen Sinne bewirkt, ist 1 Kanincheneinheit = 1 KE. Da die Prüfung des Luteohormons am reifen Tier aus den angegebenen Gründen variiert und sich erst recht zu der Austestierung am infantilen Kaninchen verschieden verhalten kann, würden wir die hier eben charakterisierte, festliegende Einheit am infantilen Kaninchen, auch mit *1 inf. KE* oder *1 i KE* bezeichnen können. Es wäre dann mit dieser Bezeichnung von vornherein festgelegt: Es sind infantile Kaninchen von bestimmtem Gewicht zur Testierung verwendet, die Tiere sind mit 8 × 10 ME Follikelhormon auf bestimmte Weise vorbehandelt, die bezeichnete Menge hat als gleichmäßig verteilte Geringstmengen an der Uterusschleimhaut der so vorbehandelten Tiere die vollständige drüsige Umwandlung innerhalb 5 Tagen bei der Kontrolle am 6. Tage bewirkt.

Ich betone noch einmal: Der Uterus des infantilen Kaninchens von 600 g ist uns bekannt (Abb. 53). Der Uterus des auf bestimmte

festliegende Weise mit 8×10 ME Follikelhormon behandelten infantilen Kaninchens ist uns auch bekannt (Abb. 54), seine Schleimhaut ist der eigentliche Anhaltspunkt für den Luteohormontest. An

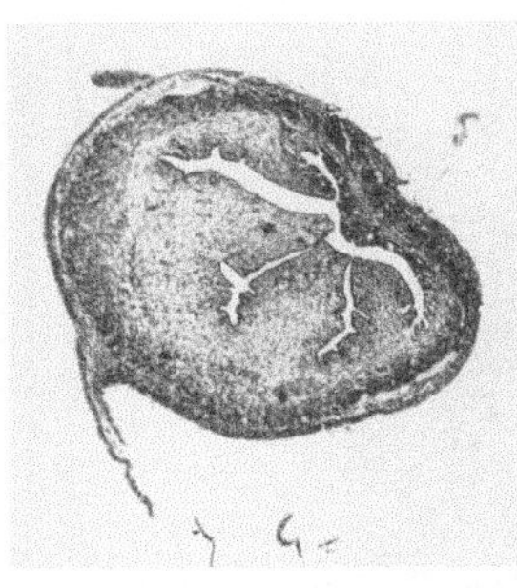

Abb. 56. Luteohormontest
am infantilen Kaninchen.
Luteohormon: negativ.

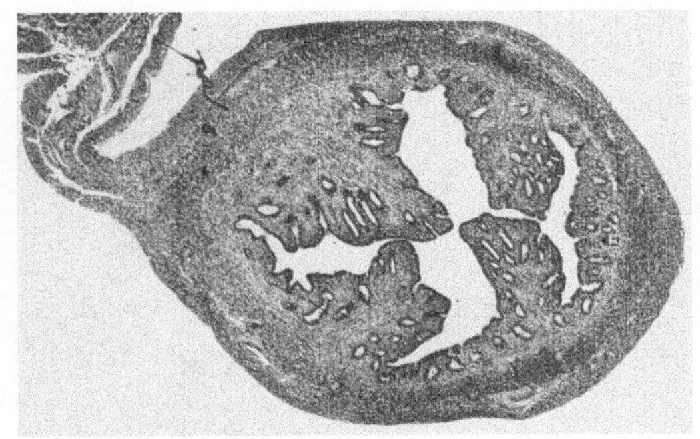

Abb. 57. Luteohormontest am infantilen Kaninchen.
Luteohormon: +.

den in dieser Schleimhaut während der nachfolgenden 5 Injektionen
sich vollziehenden Veränderungen wird testiert (Abb. 55—59).

Nun zur Frage der Beurteilung einer Überdosierung oder zu geringen,
unvollkommen wirken-
den Hormonmenge!

1. War kein Luteo-
hormon in dem inji-
zierten Testextrakt vor-
handen, so schrumpft
die Schleimhaut und
auch die Muskulatur in
den 6 Tagen nach Ab-
schluß der Follikelhor-
monvorbehandlung wie-
der (Abb. 56), voraus-
gesetzt, daß kein gleich-
zeitiger Follikelhormon-
gehalt im Testextrakt
sich befand. In letzterem
Falle bleibt die Schleim-

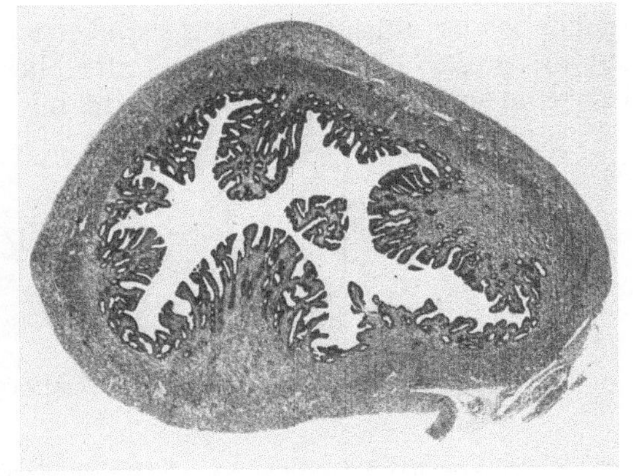

Abb. 58. Luteohormontest am infantilen Kaninchen.
Luteohormon: ++.

haut je nach der Menge des Follikelhormons erhalten, jedoch selbstverständlich als Bild der Proliferation.

2. War wenig Luteohormon im Testextrakt enthalten, so äußert
sich das in einer beginnenden Wirkung am Schleimhautrande und in
Hypertrophie der Zellen. Der Effekt wird als + bezeichnet (Abb. 57).

3. War die zugeführte Extraktmenge ungenügend an Luteo-hormongehalt, so resultiert dementsprechend auch eine ungenügende Schleimhautumwandlung. Das ist am folgenden zu erkennen: Die Schleimhautumwandlung erfolgt an der niedrigen sog. antimeso-metralen Falte zuerst (d. i. gegenüber der Stelle des Eintritts der

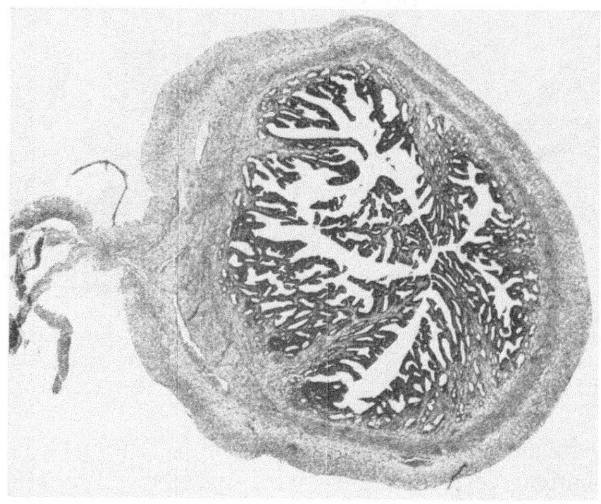

Abb. 59. Luteohormontest am infantilen Kaninchen. Luteohormon: $++++$.

Gefäße in der Muskulatur), um dann erst auf die größeren, zuletzt auf die größte sog. mesometrale Falte überzugreifen. Eine danach beurteilte ungenügende Wirkung wird mit $++$ bezeichnet, da zur

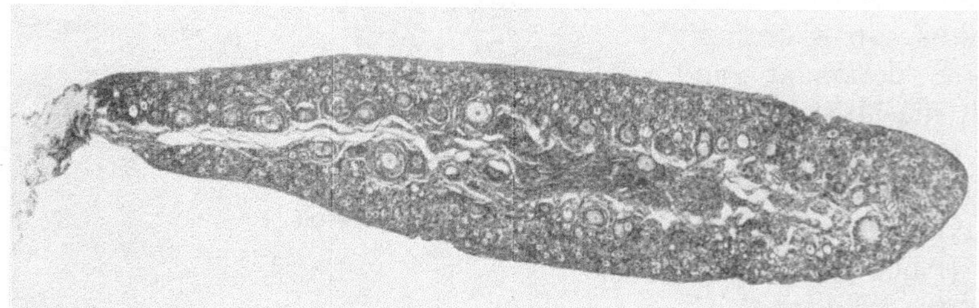

Abb. 60. Unverändertes Ovarium eines infantilen Kaninchens nach Behandlung des Tieres mit Follikel- und Luteohormon.

Vollwirkung vor allem auch die Mitbeteiligung der mesometralen Schleimhautfalte gehört (Abb. 58).

4. Vollständige Umwandlung einschließlich der mesometralen Falte wird mit $+++$ bezeichnet und bedeutet 1 inf. KE (Abb. 55!).

5. War die Umwandlung vollständig, wurde die Schleimhautober-fläche so groß, daß sie die Muskulatur förmlich auseinanderdrängt,

und fällt ein enormer Gefäßreichtum mit praller Füllung der Gefäße auf, so wird das mit $+\,+\,+\,+$ bezeichnet und ist verdächtig auf ein Zuviel an Luteohormon. Es muß dann mit kleineren Einzeldosen abfallend nachtestiert werden (Abb. 59).

Zur Testierung einer bestimmten gleichen Dosis gehören mindestens 2 Tiere, am besten nimmt man 3. Da die Herstellung des Extraktes mehrere Tage in Anspruch nimmt, stört die Zeitdauer der 8 Tage Vorbehandlung mit Follikelhormon kaum, da es sich zeitlich einrichten läßt, daß die Tiere mit der Vorbehandlung und die Herstellung des Extraktes zu etwa gleicher Zeit fertig sind. Was den Verbrauch der Tiere anlangt, so kann man getrost operieren, ohne die Tiere zu töten; das halten auch die kleinen Tiere bequem aus. Man geht in Äthernarkose von ganz kleinem, etwa 1,5 cm langem Schnitt am Rücken seitlich ein, excidiert ein Stück Uterus zur mikroskopischen Untersuchung, unterbindet und vernäht wieder. Dabei kommt das Ovarium zu Gesicht und wird kontrolliert; es darf natürlich nicht verändert sein, sondern muß winzig klein, spindelig und völlig glatt geblieben sein (Abb. 60). Im Zweifelsfalle kann das Ovar der betreffenden Seite mitexstirpiert werden. Die Operation selbst werden wir im letzten Kapitel ausführlicher beschreiben (s. dort auch Abbildungen!). Häufig fällt eine Größenzunahme des Uterus von Beginn der Luteohormoninjektionen an auf (s. auch den Vergleich von Abb. 54 und 55), was zunächst erstaunlich ist und meinen Ausführungen über die spezifische Wirkung und Nichtwirkung des Luteohormons zu widersprechen scheint. Das ist jedoch nicht der Fall oder jedenfalls nur unter gewissen Bedingungen verständlich.

Wir müssen dazu eine kurze Betrachtung vorausschicken. Die Größenzunahme eines Organs kann erfolgen:

1. Durch Vermehrung und Zunahme an Zahl seiner einzelnen Zellelemente = Hyperplasie (Proliferation).

2. Durch Vergrößerung der *vorhandenen* Zellen ohne Mengenzunahme derselben = Hypertrophie.

3. Durch die Kombination beider Prozesse.

Abgesehen davon, daß durch die enorme Umwandlung in der Schleimhaut infolge Luteohormonwirkung eine starke Oberflächenvergrößerung derselben stattfindet und die Muskulatur dadurch buchstäblich auseinandergezogen und beiseite gedrängt werden kann, handelt es sich bei einer tatsächlichen Größenzunahme innerhalb der Muskulatur stets um eine *Hypertrophie,* wenn sie durch das *Luteohormon* verursacht ist. Eine quantitative Zunahme der Muskelzellen im Sinne einer Hyperplasie wird einzig und allein bewirkt durch das Follikelhormon, welches natürlich im Extrakt mit enthalten sein kann. Auch dafür gibt es ein Mittel zur Entscheidung und Beurteilung, und zwar die Zählung der Zellkerne innerhalb der Muskulatur an einer bestimmten, festliegenden Stelle derselben. Diejenige Partie der Muskulatur des Kaninchenuterus, an der auftretende Veränderungen am gleichmäßigsten ablaufen und daher am sichersten zu beurteilen sind, ist die der Gefäßeinmündungsstelle direkt gegenüberliegende, also der antimesometrale Teil. Hier kann im mikroskopischen Querschnitt (bei natürlich möglichst gleichbleibender Schnittdicke der Präparate) bequem die Anzahl der Muskelkerne in linearer, von innen (Schleimhautbasis) nach außen (Peritonealüberzug) fortschreitender Richtung gezählt werden, wobei man sich hinsichtlich der Breite des dabei einbezogenen Beobachtungsfeldes an die durch die Länge eines Muskelzellkernes gegebene Ausdehnung hält.

Ich habe sehr viele solche Zählungen bei den verschiedensten Uteri angestellt und gesehen, daß bei gleicher Behandlung der infantilen Tiere um 600 g Gewicht mit 8×10 ME Follikelhormon die Anzahl der Muskelkerne bei solch „linearer" Zählung nur wenig schwankt. Ich fand etwa 22—25 in der inneren Ringmuskulatur und 17—20 in der äußeren Längsmuskulaturschicht. Dabei genügt zur Beurteilung die auch leichter durchzuführende Zählung der Kerne in der Ringmuskulatur. Bei Größenzunahme des Uterus durch reine Luteohormonwirkung werden wir also wohl eine Vergrößerung und Verbreiterung der einzelnen vorhandenen Muskelkerne im Sinne der Hypertrophie, eine starke Auflockerung und Gewebsflüssigkeitsdurchtränkung in der Muskulatur finden, die *Anzahl* der Muskelkerne jedoch als gleich oder — durch die erwähnte Auseinanderdrängung und Ausziehung von seiten der Schleimhaut — sogar geringer feststellen. Hat ihre Zahl wesentlich zugenommen, so ist das auf gleichzeitigen Follikelhormongehalt des Extraktes zurückzuführen. Wir tun in solchem Falle dann gut daran, im Schollentest an der kastrierten Maus gleichzeitig den Follikelhormongehalt zu bestimmen.

Dieser je nach der Sorgfalt der Herstellung des Extraktes (s. weiter unten!) unter Umständen nicht unbeträchtliche Gehalt an Follikelhormon ist wichtig. Ich habe feststellen können, daß es eine bestimmte *Mengenkorrelation* in der Wirkung zwischen Follikel- und Luteohormon gibt, die darin besteht, daß ein Zuviel an Follikelhormon ein Zuwenig an Luteohormon in dessen Wirkung überdecken und damit verschleiern kann. Diese Tatsache konnte ich nicht nur, wie schon oben erwähnt, an unreinen Extrakten feststellen, sondern ich konnte entsprechende Bilder auch experimentell erzeugen durch Verwendung reinen Follikelhormons und reinen Luteohormons, wenn ich die Versuchsanordnung hinsichtlich der verabfolgten Mengenverhältnisse danach einrichtete. Dadurch, daß die in Abb. 61

gezeigte Veränderung sowohl bei direkter primärer Behandlung eines infantilen Tieres (*ohne* Follikelhormonbehandlung) mit reichlich Follikelhormon enthaltendem Luteohormonextrakt zu erzielen ist, als auch sich durch *geeignete* Kombination in der Behandlung mit reinem Follikelhormon und reinem Luteohormon reproduzieren läßt, konnte ich diese Wechselwirkung der Hormonmengen untereinander beweisen. Ich warne davor, diese Korrelation als eine „Hemmungserscheinung" des einen Stoffes durch den anderen anzusehen.

Denn hier handelt es sich ganz einwandfrei um die Überlagerung und damit das Nichtinerscheinentreten der einen Wirkung durch die andere infolge reiner Quantitätsverhältnisse. Dafür haben neuerdings ROBSON - Edingbourgh und erst kürzlich W. M. ALLEN experimentell den bestätigenden Beweis erbracht. — Wenn wir den Test für das Luteohormon am infantilen Kaninchen in seiner Gesamtheit sehen, so erscheint er uns auf den ersten Blick etwas langdauernd und umständlich zu sein. Das ist aber zum Tatsächlichen kaum so, wie man bemerkt, wenn man ihn erst einige Male an-

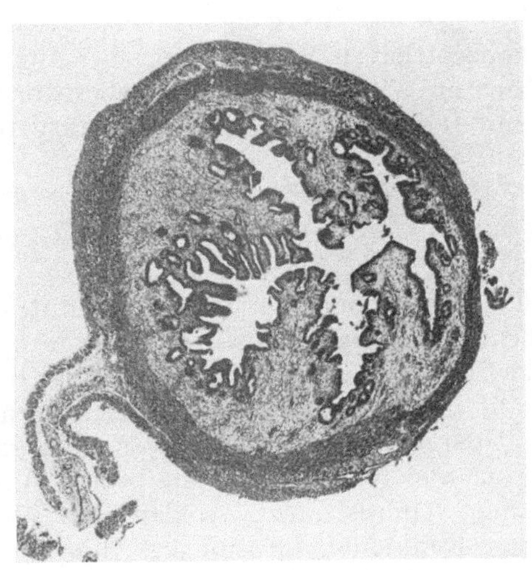

Abb. 61. Schleimhautbild nach primärer Behandlung (ohne Vorbehandlung) eines infantilen Kaninchens mit stark follikelhormonhaltigem Luteohormonextrakt.

gewendet hat. Natürlich ist er bei weitem nicht so einfach wie der Test auf Follikelhormon. Wir dürfen jedoch auf keinen Fall von ihm abweichen, da er auf dem Wege des dauernden und immer wieder angestellten Rückschlusses auf die Physiologie und Histologie des Genitalzyklus entstanden ist. Es handelt sich eben um einen biologisch-physiologischen Vorgang, an dem wir das Luteohormon in seiner Wirkung erkennen und nur einwandfrei erkennen können. Physiologische Prozesse verlangen jedoch ihre Zeit zur Entwicklung und zum Ablauf. Es steht fest, daß nichts die Spezifität der Luteohormonwirkung so typisch erkennen läßt, wie die Uterusschleimhaut des Kaninchens zur Zeit des 6. Tages der Corpus luteum-Wirkung. Darum muß die sich über 5 Tage erstreckende Injektion des Luteohormons unbedingt gewahrt bleiben, wenn Fehlschlüsse vermieden werden sollen. Was die Vorbehandlung der Tiere mit Follikelhormon anlangt, so habe ich mich dazu bereits entsprechend geäußert. Die

7*

angegebene 8tägige Vorbehandlung mit täglich 10 ME Follikelhormon wurde als die geeignetste unter einer großen Reihe von Vorversuchen ermittelt und entbehrt deshalb keineswegs der wohldurchdachten Begründung. Die Brauchbarkeit des Testes hat inzwischen auch mehrfache Bestätigungen gefunden: So von BIEDL-Prag, PANKOW (Vortrag in Budapest), TAUSK, FRÉMERY und DE LUX-Os in Holland, GÁL-Budapest u. a. Meine an der Kieler und Königsberger Klinik regelmäßig ausgeführten Nachkontrollen der von der Schering-Kahlbaum A.-G. für meine Untersuchungen am Menschen hergestellten konzentrierten Präparate ergaben immer gute Übereinstimmung der dort im Wissenschaftlichen Laboratorium von SCHOELLER, HOHLWEG und DOHRN auf gleiche Weise ausgeführten Vortestierungen.

3. Pharmakologisches des Luteohormons.

Vorübergehend hatte KNAUS-Graz die von ihm am normalen Kaninchenuterus zur Zeit der Corpus luteum-Phase beobachtete und beschriebene herabgesetzte Kontraktionserregbarkeit und -bereitschaft auf Hypophysin als Testmethode vorgeschlagen. Sie ist inzwischen genau in dem Sinne meiner damals angeführten Begründung und Stellungnahme von verschiedenen Seiten abgelehnt worden [TAUSK und Mitarbeiter, FELS, SIEGERT, HARTMANN und STÖRRING, FELLNER, ROBSON (letztere beiden Autoren indirekt)]. Es soll nicht ohne weiteres eine „erschlaffende" Wirkung des Luteohormons auf den Kaninchenuterusmuskel abgelehnt werden. Es spielen jedoch dabei sicherlich noch andere Komponenten mit, vor allem bei der künstlichen Zufuhr im Tierexperiment. Herabgesetzte Stimulierung des Uterus durch Follikelhormonabfall oder -ausfall, Überdosierung mit Follikelhormon-Luteohormon in dieser Richtung stören die Beurteilung und bringen für den Untersucher Zweifel in der Deutung des Testes auf. Wo aber solche Zweifel vermieden werden können, sollen sie umgangen werden. Ich selbst habe auch in dieser Beziehung Vergleichskontrollen angestellt, wobei ich feststellen konnte, daß in einem Mehrfachen der am contractilen Verhalten des Kaninchenuterusmuskels testierten Einheit kein nach dem von mir beschriebenen Schleimhauttest nachweisbares Luteohormon vorhanden war. Mit anderen Worten: Eine Wirkung des Luteohormons auf den Uterusmuskel ist ohne allen Zweifel vorhanden. Wir werden sie im histologischen Sinne sogar noch sehr deutlich demonstrieren. Ihre Pharmakologie ist jedoch noch nicht restlos geklärt. — Wir halten deshalb an dem fest, was wir oben schon zum Teil sagten: Das Follikelhormon in physiologischer Dosis stimuliert den Kaninchenuterus im Sinne der positiven Kontraktionserregbarkeit. Daraus folgt, daß ein Minus an Follikelhormon diese Stimulierung herabdrückt. Das Minus an Follikelhormon kann jedoch im MAGNUS-KEHRER-Präparat nicht in seiner Ursache erkannt werden, nur *eine* seiner Ursachen wird durch die „verbrauchende" oder „überlagernde" positive Wirkung des Luteohormons dargestellt. Dabei bleibt letzten Endes immer noch die Frage offen, ob nicht ein anderes chemisches Reagens oder zum mindesten ein anderes Hormon (ich denke im besonderen an das Hypophysenvorderlappenhormon) ähnliche erschlaffende Wirkungen schafft.

4. Nachweis und Vorkommen des Luteohormons.

Das Luteohormon hat sich bisher nur direkt aus dem Gewebe der Corpora lutea von Tieren gewinnen lassen. Ich betone aber schon jetzt, daß es mir gelungen ist, den Beweis für den Luteohormongehalt von Corpora lutea des *Menschen* im typischen Testversuch am infantilen Kaninchen zu erbringen. Aber auch das Vorkommen des Luteohormons im tierischen Corpora lutea muß von vornherein eine Einschränkung erfahren, insofern eine nachweisbare Ausbeute sich nur bei Verwendung ganz frischer, in Funktion befindlicher Corpora lutea erzielen läßt. Dabei sind naturgemäß die größeren Frühschwangerschaftsgelbkörper am hormonreichsten. Zur Gewinnung des Luteohormons ist eine zunächst erstaunlich große Menge von Frischgewebe erforderlich. Aus irgendeinem anderen Gewebe das Luteohormon zu extrahieren oder zu isolieren ist bisher nicht gelungen. Über meine Untersuchungen in dieser Richtung am Menschen sei weiter unten berichtet. Aber gerade dieser Umstand macht es so sehr augenscheinlich und fast sicher, daß es sich hier — abgesehen von anderen Eigenschaften wie z. B. der chemischen Labilität — um ein streng spezifisches Hormon handelt. Das Follikelhormon ist im männlichen, das männliche Sexualhormon im weiblichen Organismus in den verschiedensten Geweben oder Flüssigkeiten nachgewiesen, das Luteohormon nur im weiblichen Körper und hier auch nur in den Corpora lutea. Es ist ganz natürlich, daß bei der Erforschung der inneren Sekretion einer Drüse, zunächst von dem Gewebe dieser Drüse selbst ausgegangen wird. Am meisten Material wird dabei für das Corpus luteum das Ovarium desjenigen Tieres liefern, das von dieser Drüse am reichlichsten enthält. Das wird wiederum ein Tier sein, das recht „vielfollikelig", recht „vieleiig" ist und dementsprechend in der Schwangerschaft viele Junge auf einmal in seinem Fruchthalter trägt und erzeugt. Dasjenige Tier, welches in dieser Beziehung am günstigsten dasteht, ist das Hausschwein. Im Ovarium des geschlechtsreifen Schweines reifen stets sehr reichlich Follikel in der entsprechenden Phase des Genitalzyklus, der etwa 3 Wochen oder etwas länger dauert. In der 2. Hälfte desselben sind naturgemäß ebensoviele Corpora lutea vorhanden als Follikel reifen. Es kommt hinzu, daß diese Corpora lutea relativ sehr groß und massig sind, wie wir es ähnlich in viel kleinerem, aber gleichem Verhältnis bei der Ratte und Maus sehen. Ein solches Ovarium stellt sich dem Beschauer sehr demonstrativ dar, wenn es frische Corpora lutea enthält. Ich bringe eine Abbildung eines Längsschnittes durch ein derartiges Ovarium (Abb. 62).

Als frische und wirksame Corpora lutea sind nun immer nur solche zu bezeichnen, welche sich stark über die Oberfläche kugelig vorwölben, auf dem Durchschnitt eine markig-quellend hervortretende Schnittfläche zeigen und von rosa-roter, roter bis bläulich-roter Farbe sind. Zunehmende gelbe Farbe und festere Konsistenz zeigt fortschreitende Funktionsabnahme bzw. Funktionslosigkeit an; blutig-cystische Gebilde sind meistens gerade in beginnender Entwicklung begriffene Corpora lutea oder Blutfollikel. Beide letzteren Arten sind für die Luteohormongewinnung von sehr wenig Wert, können im Gegenteil durch ihren Follikelhormongehalt beim Nachweis später störend wirken, wenn sie zur Extraktion mitverwendet wurden. Die Blutfollikel — unter Umständen makroskopisch schwer von beginnenden Corpora lutea zu unterscheiden — kommen natürlich überhaupt nicht

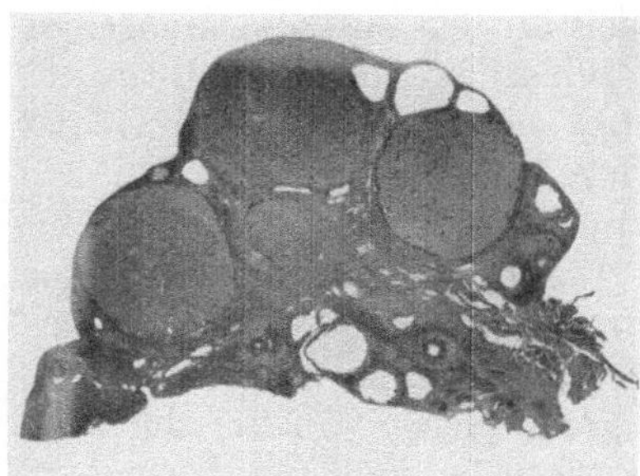

Abb. 62. Längsschnitt durch ein Schweineovarium mit Corpora lutea der Blüte (etwa natürliche Größe).

in Frage. Es kommt hinzu, daß das Gewebe sehr frisch verarbeitet werden muß, jedenfalls sehr frisch verarbeitet in das erste Konservierungs- und Extraktionsmittel gelangen muß. Daraus folgt schon jetzt die Mühsamkeit und Kostspieligkeit der Gewinnung, wenn wir außerdem bedenken, daß im Interesse der primären Reingewinnung jedes Corpus luteum einzeln mit feiner Pinzette und Scherchen aus seinem Ovarialbett herauspräpariert werden muß. Nun noch eines: 1000 g solchen frischen Corpus luteum-Gewebes werden benötigt, um 30—35 KE Luteohormon zu gewinnen. Ich sagte 1000 g des Corpus luteum-Gewebes, nicht etwa des Ovarialgewebes. Da bei weitem nicht jedes Ovarium solche Corpora lutea enthält, kann unter Zugrundelegung des Gewichtes der Gesamtovarien mit einem Verbrauch von etwa 3—5mal so viel Ovarorgangewebe gerechnet werden. Das bedeutet: aus etwa 3000 g oder 3 kg Frischovargewebe lassen sich bei günstigen Bedingungen etwa 1000 g = 1 kg der für die Gewinnung von 30—35 KE Luteohormon notwendigen Menge Corpus luteum-Frischgewebe gewinnen. Wenn man das in „Schweinezahlen“ ausdrücken will, so läßt sich auf Grund meiner Erfahrungen sagen, daß etwa 600—800 Ovarien zu einer 1000 g-Extraktion gehören. Da jedes weibliche Schwein zwei

Ovarien hat, müssen also „nur" 300—400 Schweine sterben, um
— außer ihrer sonstigen, nicht unwichtigen Bestimmung — 35 KE
Luteohormon zu liefern. Ich mache diese Ausführungen etwas genauer,
damit schon jetzt ein gewisser Begriff darüber entsteht, was es
bedeutet, wenn ich später bei meinen Patientinnen über die Behandlung mit 50—80 KE Luteohormon oder gar 20 KE täglich berichte.

Was nun die Extraktion und Gewinnung des Luteohormons
selbst anlangt, so will ich zunächst die von CORNER und W. M. ALLEN
angegebene und sehr bald darauf von mir für meine persönlichen
Untersuchungen angewandte Methode in Stichworten wiedergeben.
Man kann natürlich beliebige Mengen von Corpus luteum-Gewebe
auf einmal extrahieren, auch bis herab zu beispielsweise 50 g. Vorteil-
haft ist jedoch die jeweilige Extraktion von 1000 g, deren Extraktionsmethode ich beschreiben will.

1. Die einzelnen ausgeschälten frischen Corpora lutea werden
gleich durch eine sehr feine Fleischhackmaschine gedreht und als
ziemlich flüssiger, rosagefärbter Brei mit der doppelten Menge
96%igen Alkohol versetzt. Es wird solange gesammelt, stehen
gelassen und täglich zugegossen, bis die Menge von 1 kg Gewebe auf
2000 Alkohol erreicht ist. In dem kalt auf den Corpora lutea stehen
gelassenen Alkohol erfolgt schon ein Teil der Extraktion.

2. Abfiltrieren der Gesamtmasse durch Gazebeutel; der klare
Kaltalkohol wird zunächst beiseite gestellt.

3. Kochen des in den Gazebeuteln befindlichen Corpus luteum-
Gewebsfiltrates mit heißem Alkohol doppelter Menge auf dem Wasserbad in verkorkten Glasflaschen mit Rückflußkühler, im ganzen 5mal,
etwa je 1 Stunde.

4. Sammeln der jedesmal nach dem Kochen abgegossenen klaren
Heißalkoholextrakte.

5. Der bis jetzt stehengelassene Kaltextraktalkohol und der
gesammelte Heißextraktalkohol werden je gesondert abdestilliert,
und zwar wieder auf dem Wasserbad unter Verwendung gewöhnlicher
Destillierkühler und unter Benutzung nicht zu heißer Temperaturen
aber guten Unterdrucks eines Vakuums (gewöhnliche Wasserstrahl-
pumpe). (Der zurückgelassene Gewebsrückstand der Corpora lutea
kann übrigens jetzt bereits verworfen werden, da er nicht mehr
gebraucht wird.)

6. Die beim Abdestillieren der Alkohole in den benützten Flaschen
zurückbleibenden Reststoffe werden nunmehr im Schüttelapparat
gründlich mit reinem Äther extrahiert. Diese Extraktion erfolgt
auch am besten 5mal, mit jedesmal neuem Äther. Nach jeder Extraktion Abgießen und Sammeln der klar abstehen gelassenen Äthermengen. Nach der letzten Extraktion kann der abgestandene Rest
als Bodensatz verworfen werden.

7. Die gesammelten klaren Äthermengen werden durch Vakuum-destillation auf dem Wasserbad (geringe Temperatur:!) abgedampft und auf etwa 100 ccm reduziert.

8. Zu diesen 100 ccm Ätherextrakt wird das 4fache Volumen Aceton gesetzt. Dabei reichlicher weißer Niederschlag, der — aus Lipoiden bestehend — zum Absetzen stehen gelassen wird. Abgießen der klaren Ätheracetonlösung. Auflösung des anfangs weißen, dann bei weiteren Fällungen mehr und mehr gelblichbraunen Niederschlags wieder in 100 ccm Äther. Nach Auflösung des Niederschlages in dem Äther erneutes Hinzusetzen und Fällung mit Aceton wie eben. Das-selbe etwa 5mal. Der Niederschlag wird zunehmend feinflockiger und schlechter sich absetzend, weshalb bei den letzten Fällungen zur Beschleunigung unter Umständen zentrifugiert werden muß.

9. Zusammengießen der klaren Ätheracetonlösungen und Ab-destillieren derselben auf dem Wasserbad im Vakuum. Als Rest bleibt in der Destillierflasche ein dickes braunes Öl zurück, das den eigentlichen Extrakt darstellt.

10. Der Extrakt wird mit einer zur Auflösung desselben notwen-digen kleinen Menge Äthers aus den Flaschen herausgewaschen und in Zentrifugengläser gebracht. Nach Zentrifugieren wird der klare Äther abgegossen in das zur endgültigen Aufnahme des Extraktes bestimmte Gefäß.

11. Nach Abdampfen des Äthers durch warmen Luftstrom oder ähnliches restiert der fertige Extrakt, der wegen seiner Dickflüssig-keit evtl. mit Öl verdünnt und erwärmt werden muß, um ihn zur Verwendung geeignet zu machen.

Der Gehalt aus 1000 g Gewebe beträgt, wie gesagt, bei guter Aus-beute etwa 30—35 KE. Nachdem anfangs eine besondere Hitze-empfindlichkeit des Hormons angenommen wurde, läßt sich heute sagen, daß Temperaturen um 80—100° bei der Extraktion nichts schaden. Das Hormon verträgt sogar auf kurze Zeit noch viel höhere Temperaturen. Bei der längerdauernden Gewinnungsprozedur scheint aber eine permanent hohe Hitze nicht von Vorteil zu sein und ist vor allem auch gar nicht nötig. Auch die Verwendung des sehr teuren reinen 96%igen Alkohols zur Extraktion ist nicht not-wendig, man kann auch ohne Schaden sog. vergällten 96%igen Alkohol benutzen, der unvergleichlich viel billiger ist. Auch der Verwendung von Benzol zur Extraktion steht nichts im Wege. Der hormon-haltige Extrakt läßt sich auch aus Corpora lutea von Kühen gewinnen. Aus den bereits angegebenen Gründen mangelt es hierbei jedoch an Gewebsmaterial, und die Möglichkeit der Herstellung größerer Mengen auf diese Weise ist kaum denkbar.

Bei der Schwierigkeit und Unzulänglichkeit hinsichtlich der Mengen des überhaupt zur Verfügung stehenden Corpus luteum-

Gewebsmaterials, das außerdem noch frisch sein muß, mußte natürlich
an andere Ausgangsquellen gedacht werden. Ich schicke voraus,
daß solche bis heute leider nicht gefunden sind und wahrscheinlich
auch kaum jemals gefunden werden. Auch aus den Verhältnissen
am Menschen hinsichtlich des Follikelhormons in Geweben und Excreten hätte vergleichend auf ähnliche Befunde für das Luteohormon
geschlossen werden können. Der Nachweis des Luteohormons im
Blut oder Urin der Frau oder bei einem Tiere wäre einmal für die
Gewinnung des Hormons von großer Bedeutung gewesen und zum
anderen auch möglicherweise für evtl. Rückschlüsse in der Therapie.
Ich habe mich seit 3 Jahren (in den letzten $1^1/_2$ Jahren zusammen mit
cand. med. THIEL und ZIECKER und meiner sehr eifrigen technischen
Assistentin Frl. E. MOHR) bemüht, das Luteohormon irgendwo außer
in den frischen Corpora lutea „lebend" zu erfassen, hauptsächlich
natürlich am Menschen. Es ist mir nicht gelungen, außer in den
menschlichen Corpora lutea, und dort auch nur gerade eben und mit
viel Mühe! Ich will hier nicht die Einzelheiten und die gegangenen
Wege aufzählen (sie sind zum Teil veröffentlicht im Archiv für Gynäkologie), sondern lediglich die Hauptsachen mitteilen. Bei der Prüfung
von Geweben wurden die Versuche zum Nachweis des Luteohormons
ähnlich angestellt wie in der zur Extraktion der Corpora lutea beschriebenen Methode. Aus Flüssigkeiten wurde mit Alkohol und hauptsächlich mit Äther, auch nach vorherigem einfachen Eindampfen,
extrahiert. Schließlich wurde menschliches Blutserum, sehr frisch
gewonnen, unverändert, ohne Vorbehandlung im Testversuch direkt
injiziert und sogar dabei einige Male in seinen Einzeldosen täglich
frisch entnommen und sofort verwendet.

a) Ergebnisse der Versuche zum Nachweis des Luteohormons.

Extraktionsversuche und direkte Injektion von Serum.

I. Aus menschlicher Placenta wurden Extrakte hergestellt sowohl
aus Gewebe von frühen und späteren Zeitpunkten der Gravidität
als auch aus Placenta, die von normaler Geburt herrührte. Bis herab
zum 3. bis 2. Monat der Schwangerschaft hat sich darin kein Luteohormon nachweisen lassen. An und für sich ist dieser Befund für die
Gravidität jenseits des 4. Monats durchaus verständlich, wenn man
bedenkt, daß das Luteohormon vom Corpus luteum zu dem Zwecke
produziert wird, um das in Entwicklung befindliche Ei zu schützen,
bis es selbständig ist. Wenn dabei das Luteohormon auf den Nähr-
boden des Eies (Decidua) wirkt, so besteht kein Grund dafür, daß es
im Ei enthalten sei. Bis zur erledigten Placentation arbeitet der
Körper überhaupt nur mit dem Luteohormon, danach ist dieses
Hormon überflüssig. Anders wäre es mit dem Uterusinhalt der ganz

frühen Gravidität. Aber auch da könnte höchstens eine Speicherung oder Durchtränkung im Gewebe angenommen werden, die sich aber ebenfalls nicht nachweisen läßt. Ich bin der festen Überzeugung, daß in einer noch so großen Menge Placenta von menschlichen Graviditäten jenseits des 4. Monats das Luteohormon keinesfalls enthalten ist.

2. Aus Blut von Frauen mit normalem Zyklus wurden Extrakte hergestellt. Es kam hier von vornherein nur Blut in Frage, das zur Zeit der Corpus luteum-Phase des mensuellen Zyklus oder höchstens kurz nach derselben gewonnen war. Es wurde deshalb Blut vom 5. bis 8. Tage vor, während und 1. bis 2. Tage nach der Regel gesammelt und mit Alkohol extrahiert. Die genügenden Mengen wurden so beschafft, daß kleinere Quanten von Frauen mit völlig gleichem Zyklustermin zusammengetan und auf diese Weise das Material gesammelt wurde. In Mengen bis zu 335 ccm ließ sich sowohl vor, während und kurz nach der Menstruation kein Luteohormon nachweisen.

Noch wahrscheinlicher wäre die Aussicht auf Erfolg bei Blut von Frühschwangeren gewesen. Hier befindet sich das Corpus luteum graviditatis in Höchstfunktion und es hätte das Luteohormon am ehesten bei diesen Frauen im Blut erwartet werden können. Am vorteilhaftesten schien mir hier die direkte Injektion von Serum zu sein, wodurch jegliche Manipulation und Schädigung des Hormons vermieden wird. Das Serum der Frühschwangeren enthält aber auch gleichzeitig Hypophysenvorderlappenhormon, das auf die Ovarien der Testtiere wirkt und dadurch zu einer Verkennung des Luteohormons führen kann. Sollte das Serum also direkt, ohne vorbehandelnde Vorderlappenhormontrennung injiziert werden, so müßten die Ovarien durch die vorherige Exstirpation ausgeschaltet werden. Ich bin deshalb in diesem Falle ausnahmsweise dementsprechend vorgegangen. Aber auch im Frühschwangerenserum, selbst von Patienten bis herab zum 1. bis 2. Monat der Gravidität konnte kein Luteohormongehalt festgestellt werden. Dabei wurden Serummengen bis zu 75 ccm injiziert, was also einer Blutmenge von rund 150 ccm entspräche. Auch 300 ccm gesammeltes Blut von jungen Frühschwangerschaften, das mit Alkohol extrahiert wurde, zeigten keinen Luteohormongehalt. Dementsprechend waren erst recht die Versuche mit Serum von Spätgraviden negativ, nur daß hier noch der stärkere Follikelhormongehalt des Blutes störend wirkte.

3. Waren schon die Ergebnisse mit Blut alle negativ, so mußten die Aussichten für den *Urin* noch schlechter sein. Es wurden Extrakte hergestellt aus den Corpora lutea von Patienten mit normalem Genitalzyklus, die sich vor, während und kurz nach der Menstruation befanden.

Ergebnis. Extrakt aus 3 l Urin 5—8 Tage vor der zu erwartenden Regel negativ, 3 l Urin während der Regel — negativ, 3 l Urin 1 bis 2 Tage nach der Regel — negativ.

Dann wurden die Untersuchungen vom Harn von Frühgraviden durchgeführt.

Ergebnis. Im Urin bis zu 6 l Menge und bis herab zur Gravidität mens. 1—2 niemals Luteohormon nachweisbar.

Schließlich wäre noch ein positives Ergebnis bei Patienten mit Blasenmole und vor allem beim Chorionepitheliom denkbar gewesen, da sich hier, wie bekannt, unter Umständen massenhaft, zum mindesten eine vermehrte Corpus luteum-Bildung in den Ovarien der betreffenden Patienten findet.

Ergebnis. Selbst bis zu einer Menge von 8 l Urin von einer Patientin mit Chorionepitheliom, die als Extrakt an einem einzigen Testtier injiziert wurden, findet sich kein Luteohormon.

Ich möchte darauf hinweisen, daß die hier aufgeführten Angaben nur einen kleinen Ausschnitt der in großer Zahl angestellten Extraktionen und Versuche darstellen und daß sie im wesentlichen die Resultate bei der Verwendung von Maximalmengen wiedergeben.

Auch wurde Harn von trächtigen Stuten in Mengen von 3—5 l mit Alkohol und auch mit Äther extrahiert und untersucht. Er war ebenfalls negativ. Schließlich habe ich noch den bei Patientinnen durch Punktion gewonnenen Inhalt von höchstwahrscheinlichen Corpus luteum-Cysten in Menge bis zu 50 ccm Gesamtdosis für ein Testtier injiziert. Auch die 15 ccm ausmachende Flüssigkeit einer histologisch als einwandfrei funktionierend festgestellten Corpus luteum-Cyste wurde insgesamt auf 5 Dosen verteilt am infantilen Kaninchen testiert. Die Resultate waren negativ. Nebenbei sei bemerkt, daß der Extrakt aus der Hälfte der Gewebsmasse eines etwa kindskopfgroßen Granulosazelltumors ebenfalls kein Luteohormon enthielt, wie zu erwarten war.

Transplantationsversuche. Bereits vor Jahren (1929 habe ich Transplantationsversuche mit menschlichen Corpora lutea zum Nachweis des spezifischen Hormons des Corpus luteum an Mäusen ausgeführt. Sie verliefen alle negativ. Das Follikelhormon ließ sich bis zu einer Menge von 8 ME pro Corpus luteum nachweisen, das Luteohormon nicht.

Ich habe dann reife Kaninchen genommen, ihnen in der Proliferationsphase die Ovarien exstirpiert und die Gesamtmasse menschlicher, frisch bei der Operation gewonnener, nur kurz in körperwarmer physiologischer Kochsalzlösung gehaltener Corpora lutea zwischen die Rückenmuskulatur implantiert. Es wurden Corpora lutea des Zyklus und junger Extrauteringraviditäten dazu verwendet. In einem Experiment konnte ich an ein und demselben Tier ein ganzes, sehr großes Corpus luteum graviditatis zwischen die Rückenmuskulatur der einen Seite und gleichzeitig auf der anderen Seite die gesamte Wand einer ebenso frischen Corpus luteum-Cyste implantieren. Dasselbe Tier erhielt gleichzeitig noch 2 ccm flüssigen Inhalt der betreffenden Corpus luteum-Cyste injiziert. Die Uterusschleimhäute der Kaninchen wurden nach 4—6 Tagen histologisch kontrolliert. Sie zeigten immer ein für Luteohormon *negatives* Resultat. Das gleiche Ergebnis hatte die Implantation eines großen Stückes einer frisch gewonnenen Uterusdecidua von einer Extrauteringravidität des 1. bis 2. Monats.

b) Schließlicher einwandfreier Nachweis des Luteohormons beim Menschen.

Nach diesen sehr ausgedehnten, aber für die Aussichten einer günstigen Gewinnungsquelle des Luteohormons sehr entmutigenden Versuchen mußte gleichzeitig das Vorkommen des Luteohormons beim Menschen sehr in Frage gestellt werden. Der einzige Weg, der noch übrig blieb, das Hormon möglicherweise doch bei der Frau noch nachzuweisen, war die Extraktion einer größeren Menge durch Operation gewonnener und gesammelter Corpora lutea. Das bedeutet ein etwas langwieriges Unternehmen, da solche Corpora lutea nur in geringem Maße zur Verfügung stehen und die Wahrscheinlichkeit bestand, daß eine beträchtliche Menge derselben erforderlich sei.

1. **Versuch.** Es werden menschliche, in Funktion befindliche Corpora lutea auf 96%igen Alkohol bis zu einer Menge von 30 g gesammelt (Zeitdauer 4—5 Monate). Hinsichtlich ihrer Funktion zweifelhafte Drüsen werden durch Excision eines kleinen Stückchens mikroskopisch untersucht, dadurch bestätigt und mit zur Sammlung verwandt oder in anderen Fällen verworfen. Die 30 g Corpus luteum-Gewebe werden nach der beschriebenen Methode extrahiert und ergeben 2,0 ccm Extrakt. Dieser insgesamt an einem infantilen Kaninchen testiert zeigt ein *negatives* Resultat.

2. **Versuch.** Eine auf gleiche Weise in einem Zeitraum von 5 Monaten gesammelte Menge menschlicher Corpora lutea von insgesamt 55 g Gewebe werden extrahiert und ergeben 2,5 ccm Extrakt. Die auf 5 Dosen an *einem* mit Follikelhormon vorbehandelten infantilen Kaninchen im typischen Testversuch verteilte Extraktmenge ergibt bei der histologischen Kontrolle am 6. Tage eine *positive* Luteohormonwirkung, die jedoch nur mit ++ zu bezeichnen ist (Abb. 64).

Zu dem letzten Versuch gebe ich 2 Abbildungen wieder. Die eine zeigt einen Querschnitt durch einen Kontrolluterus mit gut positiver, 1 KE darstellender Luteohormonwirkung. Die andere bringt den Uterus des Testtieres des letzten Versuches mit 2,5 g Extrakt aus

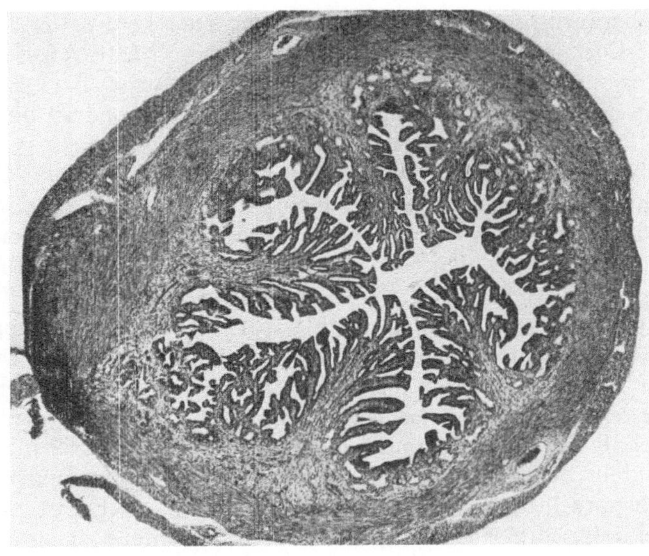

Abb. 63. Uterusquerschnitt eines infantilen Kaninchens von 600 g Gewicht. Behandlung mit 8×10 ME Progynon und anschließend mit 5×0,2 KE Luteohormon.

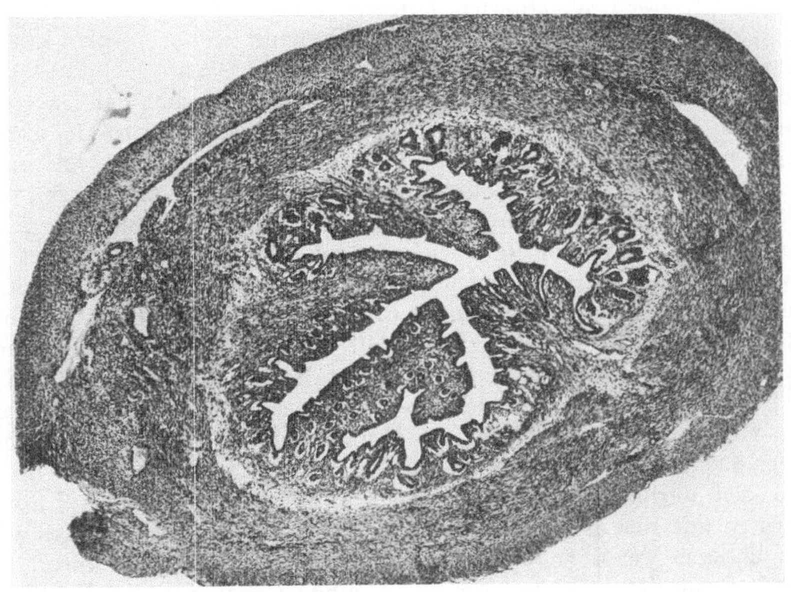

Abb. 64. Uterusquerschnitt eines infantilen Kaninchens von 600 g Gewicht. Behandlung mit 8×10 ME Progynon und anschließend 5×0,5 ccm Corpus luteum-Extrakt (= 2,5 ccm Gesamtmenge), der aus 55 g *menschlicher* Corpora lutea gewonnen wurde.

55 g menschlicher Corpora lutea. Wie man sieht, ist die Wirkung nicht vollständig im Sinne einer Kanincheneinheit. Aus frischen Schweine-Corpora lutea ist die auf 1000 g berechnete Ausbeute an Luteohormon etwa 1 KE in 35 g Gewebe. Wir müssen aber bedenken, daß dabei die Corpora lutea nicht 5 Monate stehen, sondern höchstens nach 14 Tagen verarbeitet werden. Es ist also ein Verlust an Luteohormon bei den so lange aufbewahrt gewesenen menschlichen Corpora lutea sehr wahrscheinlich. Außerdem ist im Bilde — an der *Muskulatur* des Testuterus — die Wirkung großer Mengen begleitenden Follikelhormons sehr deutlich. Es kann also auch noch eine Verdeckung einer gewissen Luteohormonmenge durch das Follikelhormon gegeben sein. Das läßt sich natürlich nicht kontrollieren, da der Gesamtextrakt an *einem* Tier vollständig verbraucht wurde!

Unter Berücksichtigung dieser Faktoren (Verlust eines Teiles des Luteohormons durch die lange Zeitdauer des Sammelns und reichlicher Gehalt an Follikelhormon) läßt sich sehr wohl annehmen, daß, wie bei den Schweine-Corpora lutea, auch bei den menschlichen Frisch-Corpora lutea etwa 35 g Gewebe ungefähr 1 KE Luteohormon enthalten bzw. bei der Extraktion ergeben. Jedenfalls ist eines durch dieses Ergebnis sichergestellt: das Corpus luteum der Frau enthält und produziert das spezifische, von uns charakterisierte und in seinem Wesen beschriebene *Luteohormon.*

Zu den oben angeführten Untersuchungen zum Nachweis des Luteohormons im Blut und Urin der Frau muß ich noch einige kurze notwendige Betrachtungen anstellen. Zunächst wäre es durchaus möglich gewesen, daß das Luteohormon bei dem Versuch der Darstellung aus Körperflüssigkeiten mit der angewendeten Methode überhaupt nicht erfaßt worden sei und dadurch sich dem Nachweis entzogen hätte. Es wurden deshalb Kontrollversuche angesetzt, bei denen normaler Frauenharn, nach Ansäuerung durch Essigsäure und Auflösung einer bestimmten Menge luteohormonhaltigen Extrakts in etwas Alkohol, mit dem Luteohormon in bekannter Menge versetzt wurde. Dieser Urin wurde dann auf die sonst angewendete Art mit Äther extrahiert und weiterbehandelt. Wurde der Urin mit dem in ihm aufgelösten Luteohormon 3 Tage stehen gelassen und dann erst die Extraktion gewonnen, so zeigte sich ein Verlust von über die Hälfte des zugesetzten, an Menge bekannten Luteohormons. Aber auch bei der sofort begonnenen Extraktion kam es zu einem gewissen Verlust an Luteohormon. Immerhin ließ sich das Luteohormon mit der angewandten Methode wiedergewinnen, so daß wir bei unseren Versuchen — selbst bei einem Verlust der Hälfte des etwa vorhandenen Luteohormons — einen Gehalt von 2 KE hätten nachweisen können, wenn er in dieser Menge in irgendeinem der Urine vorhanden gewesen wäre.

Was nun den trotzdem immer negativen Befund anlangt, so müssen wir uns darüber klar werden, daß die kleinst-nachweisbare Menge von 1 KE doch andererseits ein recht beträchtliches Quantum darstellt, wenigstens im biologischen Sinne mit der so winzigen Einheit von 1 ME des Follikelhormons verglichen. Wie wir aus dem Test am infantilen Kaninchen schließen können, handelt es sich bei 1 KE Luteohormon um diejenige Menge, welche in der Lage ist, die Uterusschleimhaut eines mit 8×10 ME Follikelhormon vorbehandelten infantilen Kaninchens vollständig decidual umzuwandeln. Wenn wir das Vorliegen entsprechender Mengenverhältnisse der Hormone zueinander im Körper annehmen, so können wir sagen: Die kleinste Menge Luteohormon, die gut nachzuweisen uns möglich ist, beträgt 1 KE. Diese entspricht hinsichtlich des Follikelhormons $8 \times 10 = 80$ ME, weil ja im infantilen Kaninchentest die Uterusschleimhaut eines mit 8×10 ME Follikelhormon vorbehandelten Tieres umgewandelt wird. Auf das menschliche Blut bezogen, könnten wir also annehmen, daß sich 1 KE Luteohormon etwa in der gleichen Menge Blut nachweisen lassen würde, in der sich 80 ME Follikelhormon finden. Wir wissen aber, daß unter Umständen in der üblichen, zur Verfügung stehenden Menge Blut von 40 ccm ein und derselben Patientin im positiven Falle sich nur eine einzige oder höchstens einige ME Follikelhormon finden. Diejenige Menge Blut, welche 80 ME Follikelhormon enthalten würde, beträgt also bis zu 80×40 ccm, d. h. mehrere Liter. In dieser Menge wäre unter entsprechenden Verhältnissen 1 KE Luteohormon denkbar. Die Schwierigkeiten für den Nachweis einer einzigen KE Luteohormon ergeben sich daraus von selbst.

Auffällig ist, daß ich auch in 35 g menschlichen Corpus luteum-Gewebes noch kein Luteohormon nachweisen konnte, daß selbst bei Extraktion von 55 g die Luteohormonwirkung am Testtier nur angedeutet war. Bei der Extraktion von frischen Schweine-Corpora lutea erhält man, wie gesagt, aus etwa je 35 g Gewebe eine volle KE Luteohormon. Dabei ist zu bedenken, daß dieses Gewebe äußerst frisch verarbeitet werden muß, und in großen Mengen extrahiert wird. Vom Menschen derart große Mengen in der Zeiteinheit zu erhalten ist unmöglich. Selbst das geringste extraktionsfähige Quantum von 35 g beansprucht eine längere Zeit für die Sammlung der Corpora lutea. Je länger diese Zeit, desto ungünstiger wieder andererseits die Bedingungen für die vollständige Ausbeute. Aus den beiden Versuchen mit menschlichen Corpora lutea ist direkt abzuleiten, daß eine volle KE aus etwa 70 g Gewebe bei gleicher Sammlungsdauer von einigen Monaten hätte extrahierend gewonnen werden können. Wie wir also sehen, sind es die Faktoren Labilität des Hormons, Erfordernis verhältnismäßig großer Mengen für die

kleinstmögliche Testeinheit und — hinsichtlich des Blutes und des
menschlichen Corpus luteum-Gewebes selbst — der Mangel an genügender Menge frischen Materials, die den Nachweis erschweren.
Vielleicht gelingt es mir mit Hilfe eines konservierenden chemischen
Agens demnächst entsprechend der Ausbeute aus Schweine-Corpora
lutea auch beim Menschen in 35 g Gewebe blühender Corpora lutea
1 KE Luteohormon nachzuweisen.

5. Chemie des Luteohormons.

Zur Chemie des Luteohormons ist bisher nur sehr wenig zu sagen,
da bei den geschilderten Schwierigkeiten der genügenden Darstellung
des Hormons verständlicherweise den Untersuchern vollkommen
ungenügende Mengen zur Verfügung gestanden haben, um tief-
gründige chemische Untersuchungen damit anzustellen. Die von
vornherein aufgefallene große Labilität des Hormons sprach anfangs
für eine starke Hitze- und Sauerstoffempfindlichkeit des wirksamen
Stoffes.

W. M. ALLEN, der zuerst sich selbst in etwas reichlicheren
Mengen hergestellte Extrakte, soweit es möglich war, auf ihr chemisches Verhalten prüfte, fand als einzig abweichendes Verhalten gegenüber dem Follikelhormon eine starke Alkaliempfindlichkeit des Luteohormons. Dieser ist wohl nur zum Teil die leichte Zergänglichkeit der
Wirksamkeit zuzuschreiben. Die Tatsache, daß man allzu leicht
Verluste bei der Ausbeute erleidet, wenn das Corpus luteum-Gewebe
nicht ganz frisch verarbeitet wird, ließ von vornherein an auto-
lytische Zerfallsprozesse fermentativer Art denken, wobei die Zer-
setzung bewirkenden Stoffe in dem zur Extraktion verwendeten
Gewebe selbst entständen. Neuerdings hat ENGELHART-Graz eine
Bestätigung in dieser Richtung gebracht, indem er zeigte, daß
die wirksame Komponente durch Pankreasferment zerstört wird.
Das ist deshalb wichtig, weil dadurch die von uns angenommene
Unmöglichkeit der peroralen Verabreichung und Wirksamkeit auf
diesem Wege durch das Experiment offensichtlich dargetan ist.

Auf der Tagung der Deutschen Gesellschaft für Gynäkologie 1931
in Frankfurt berichtete FELS-Breslau, daß es dem Chemiker SLOTTA-
Breslau, dessen Präparate FELS am Kaninchen austestierte, gelungen
sei, das Luteohormon krystallinisch darzustellen. Abgesehen davon,
daß die von dem Autor demonstrierten mit 1 KE bezeichneten Luteo-
hormonwirkungen nicht ohne weiteres als die Wirkung einer vollen
KE angesprochen werden können (s. meine Abbildungen zur Testierung), sahen wir in Präparaten von mindestens gleich hoher Konzentration des Hormons dieses noch als sehr dickes festes Öl. Bei der
Kompliziertheit und Schwierigkeit des Gebietes ist hier selbstverständlich nur durch engste Zusammenarbeit zwischen Chemiker,

Biologen und Kliniker weiterzukommen. Wenn die Gewinnungs-
möglichkeit derart ist, daß der Kliniker alles verbraucht, bleibt für
den noch viel größere Mengen benötigenden Chemiker natürlich nicht
viel übrig. Bei der Zusammenarbeit mit dem wissenschaftlichen
Laboratorium der Schering-Kahlbaum A.-G. (Prof. SCHOELLER,
Dr. DOHRN und HOHLWEG), in der ich mich seit Jahr und Tag
befinde, sind wir dann auch zunächst nur soweit gegangen, das Ausgangsmaterial für die Anwendung am Menschen in Form einer bestimmten Konzentration des Hormons festzulegen und dabei zu
bleiben. Wie mir Prof. SCHOELLER inzwischen vor längerem mit-
teilte, sind bei der Darstellung dieser „Basis“-Konzentration des
Hormons schon mehrfach Krystalle ausgefallen, die aber nicht das
Luteohormon selbst darstellten und also Neben- oder Begleitprodukte
bedeuten. Das Problem der weiteren Konzentration und chemischen
Erforschung des Hormons wird erst angegangen werden können,
wenn eine einfachere und ausgiebigere Quelle für den luteohormonhaltigen Extrakt gefunden wird. Ob das jemals der Fall sein wird,
möchte ich dahingestellt sein lassen. Festhalten können wir bisher an
folgendem: Es muß in sauren Medien gearbeitet werden. Die Möglichkeit von Fermentwirkungen muß vermieden werden. Es scheint so,
als ob durch bestimmte chemische Agentien die Haltbarkeit des
Hormons gewährleistet wird. Jedenfalls haben sich ein Teil der
mir von der Schering-Kahlbaum A.-G. zu meinen klinischen Untersuchungen zur Verfügung gestellten, darauf von mir geprüften hormonhaltigen öligen Lösungen ohne jegliche Veränderung in ihrer
Wirksamkeit über $1^1/_2$ Jahre lang konstant erhalten. Wenn ich
persönlich eine Betrachtung zur möglichen „Konstitution“ des Luteohormons anstellen darf, so möchte ich folgendes glauben: Es scheint
mir nicht unwahrscheinlich, daß im Luteohormon ein hochwertiges
Derivat des Follikelhormons zu sehen ist. Dafür würde die Art der
Entstehung des Luteohormons im Ovarium einen Hinweis geben.
Von den Thecazellen wissen wir, daß sie das Follikelhormon produzieren. Die Granulosazellen sind im Follikel, der ja kein Luteohormon
bildet, klein. Sie entwickeln sich erst durch enorme Hypertrophie
nach Platzen des Follikels zu dem Hauptbestandteil der in Blüte
gehenden Corpus luteum-Drüse, die dann — aber auch nur dann —
ihr spezifisches Luteohormon bildet. — Wir wissen andererseits, daß
von den Thecazellen der Peripherie her die Organisation des Corpus
luteum in dem Sinne erfolgt, daß die Granulosazellen allseitig von
einem feinen Netzwerk der Thecaelemente umsponnen werden. Es
ist also durchaus nach diesen biologischen Gesichtspunkten denkbar,
daß den Granulosazellen von den Thecazellen her Follikelhormon
zugeführt wird und sie (die Granulosazellen) dieses zum Luteohormon
aufbauen und ins Blut abgeben. Dann wäre es auch denkbar, daß

das Luteohormon bei dem Vorgang seiner Ausscheidung aus dem
Körper wieder zu der „Grundsubstanz" des sehr resistenten und
stabilen Follikelhormons abgebaut würde und deshalb nicht im Urin
als Luteohormon erscheint. Das sind reine Hypothesen; jedoch
scheinen sie mir nach allem nicht der Basis zu entbehren.

Zeitweilig ist die Ansicht aufgetaucht, Luteohormon und männ-
liches Hormon seien die gleichen Stoffe. STEINACH hat Versuche
mit Corpus luteum-Extrakt am Meerschweinchen gemacht und
Wachstum der für das Männchen typischen Merkmale an den äußeren
Genitalien sowohl bei Weibchen als auch an infantil-kastrierten
Männchen hervorbringen können. Er meint zwar nicht, daß dem
Luteohormon direkt diese Wirkung zuzuschreiben sei, sondern daß
damit auch noch ein „vermännlichender" Faktor im Corpus luteum
vorhanden sei. Auch Voss und LOEWE halten die Identität von
Luteohormon und Androkinin (männliches Sexualhormon) für
erwiesen. Sie konnten mit Androkinin die „Maskulinisierung" des
normalen weiblichen Meerschweinchens herbeiführen, kenntlich an
der Ausbildung des Stachelorganes an der Klitoris. Dazu muß ich
Folgendes feststellen: Bereits vor einigen Jahren gelegentlich meiner
Behandlungen vieler infantiler Kaninchen mit den verschiedensten
Dosen *Follikelhormon* ist es mir einige Male vorgekommen, daß ich
an ganz jungen Tieren das Wachsen eines strangförmigen Organes
konstatierte, das ich anfangs für eine Mißbildung hielt. Als ich der
Sache auf den Grund ging, handelte es sich um die Samenblase von
jungen Böcken. Ich betone, daß es schwierig sein kann, bei infantilen
Kaninchen die Unterscheidung zwischen männlich und weiblich
äußerlich zu treffen. Das wird jeder „Kaninchenkenner" bestätigen.
Vor kurzem erschien eine Mitteilung von LAQUEUR, FREUD und
DE JONGH, betitelt „Paradoxe Wirkung von Menformon", in der
mitgeteilt wird, daß Follikelhormon bei infantilen Männchen die
Samenblasen, bei längerer Applikation auch den gesamten Genitalapparat vergrößert. Hier liegt also zweifellos eine Kontroverse, die
vielleicht eines Tages ihre Aufklärung findet, wenn sich meine Auffassung über das Follikelhormon als einen chemisch-stabilen „Grund-
stoff", von dem Luteohormon und männliches Hormon abzuleiten
wären, bestätigt. BUTENANDT hat bereits das männliche Hormon als
einen dem Follikelhormon chemisch sehr nahestehenden Körper
krystallinisch dargestellt. Ich muß jedoch eines betonen: Das Luteohormon ist *nicht* identisch mit dem männlichen Hormon. Ich habe
männliches Hormon in großen Mengen von Einheiten (Hahnenkamm-
test) im typischen infantilen Kaninchentestversuch auf Luteohormon
geprüft. *Das männliche Sexualhormon enthält dabei kein Luteohormon
und ist erst recht nicht identisch mit ihm.*

6. Anwendung des Luteohormons am Menschen.

Nachdem die Wirkung und das Wesen des Luteohormons nunmehr wohl und exakt charakterisiert vorliegt, mußte es seine Schuldigkeit tun und die von ihm verlangte Wirkung am Menschen beweisen und erfüllen. Der Übergang vom Tierversuch auf die Anwendung in der menschlichen Therapie bedarf eines wohl erwogenen, in aller Richtung durchdachten Entschlusses, abgesehen davon, daß die völlige Ungefährlichkeit vorausbestimmt sein und der erwartete Nutzen selbst bei Fehlschlägen diese mindestens gleichwerten muß. Ich mache im voraus darauf aufmerksam, daß ich sämtliche bis dahin im Handel befindlichen und auch die *nach* der exakten Erforschung des Luteohormons für den Handel hergestellten Präparate auf ihren Gehalt an Luteohormon testiert habe. Sie enthielten wohl meistens Follikelhormon, jedoch alle kein Luteohormon, — bis auf ein neueres unter dem Namen „Luteogan" herausgekommenes. Aber auch dieses enthielt bei seiner ursprünglichen Testierung an der Muskelerschlaffungswirkung (nach KNAUS) nur Spuren des spezifischen Hormons und neuerdings, nachdem es an der Schleimhaut testiert wird, kaum die Hälfte der angegebenen Dosis, wenn ich es am infantilen Kaninchen auf die von mir beschriebene Weise testierte. Ich betone das, weil ich von der betreffenden Firma einige Male zur Nachtestierung gebeten worden bin und das Ergebnis dieser persönlich mitgeteilt habe.

Ich bin in der glücklichen Lage gewesen — soweit überhaupt „der Vorrat reichte" — mit dem eigens für meine Untersuchungen von der Schering-Kahlbaum A.-G. hergestellten Luteohormon in Ampullen zu $1/2$ ccm mit einem Gehalt von je 5 KE (neuerdings auch 10 KE) am Menschen arbeiten zu können. Jede Herstellungsserie wurde selbstverständlich bisher von mir nachgeprüft und als die angegebene Dosis enthaltend bestätigt. Bevor ich die ersten Injektionen am Menschen machte (1930), habe ich das Hormon natürlich in jeder Richtung am Tier kontrolliert. Temperaturmessungen, Urinuntersuchungen, allgemeine Beobachtungen wurden vorausgehend angestellt und als nicht gestört befunden. Die anfangs bei selbsthergestellten Extrakten manchmal gesehenen ungünstigen Wirkungen auf das Allgemeinbefinden der Tiere, auf Haarbildung und anderes mußten begleitenden Substanzen der Rohextrakte zugeschrieben werden und fallen bei dem „reinen", in Öl aufgelösten und zur Injektion gelangenden Luteohormon vollkommen weg.

Was ist nun von dem Luteohormon für den Menschen, für die Frau, zu erwarten?

Zunächst einmal mußte es möglich sein mit den beiden, nunmehr vorliegenden zyklusbedingenden Ovarialhormonen einen vollständigen Genitalzyklus der operativ kastrierten Frau zu rekonstruieren. An

8*

Maus und Kaninchen habe ich diese Möglichkeit eingehend demonstriert und in Bildern veröffentlicht. Das „Übergangstier‘‘ zum
Menschen stellt, zum mindesten in genitalfunktioneller Beziehung,
der Affe dar. An zwei operativ kastrierten und einem unkastrierten,
aber in der Zeit der ovariellen und damit sexuellen Ruhe befindlichen
Makakus rhesus-Affen wurde ein solcher Aufbau einer vollständigen
Funktionsschleimhaut im Uterus versucht. Hierbei injizierte ich in

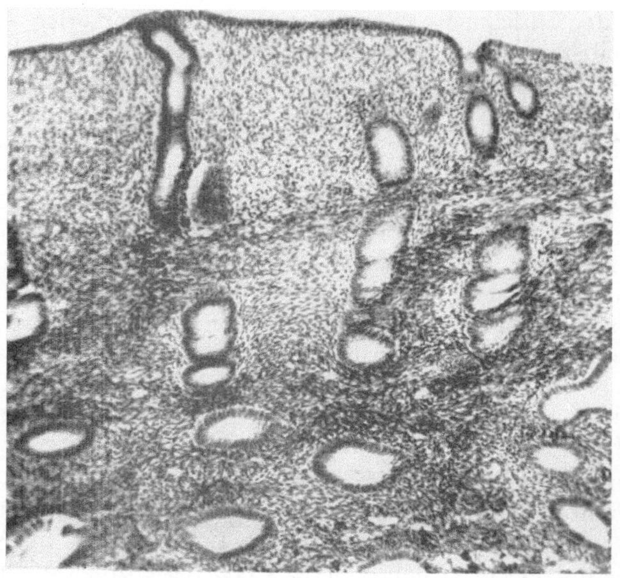

Abb. 65. Uterusschleimhaut. Kastrierter Affe. Behandlung mit 2800 ME Follikelhormon
(subcutan) in 24 Tagen. (Proliferation.)

2 Fällen innerhalb 14 Tagen etwa 1500 ME und etwa 3000 ME Follikelhormon (Progynon) subcutan als Schleimhautproliferation und
Uterusmuskelaufbau vorbereitende Behandlung, um anschließend
mit Luteohormon zu behandeln. Das Luteohormon injizierte ich in
einer Menge von täglich 1 KE auf die Dauer von 5 Tagen in einem
Falle und täglich 2 KE auf die gleiche Dauer mit anschließender
Steigerung der Dosis auf 5 KE innerhalb weiterer 5 Tage im zweiten
Falle. Der dritte Affe erhielt nur Follikelhormon, und zwar insgesamt
über 2800 ME in 24 Tagen.

Ich gebe die Abbildungen hier wieder, betone aber das eine,
was ich aus diesen 3 Versuchen gelernt habe. Nämlich: die Follikel-
hormondosis war zu klein. Das war an der in allen Fällen wohl
im Sinne der beiden Hormonwirkungen charakteristischen, jedoch
zu niedrigen Schleimhaut kenntlich. Makroskopisch bestand ein

außerordentlich deutlicher Unterschied. Die Uteri waren *normal* groß;
der nur mit Follikelhormon behandelte war hochrot, von gutem
Turgor und guter Durchblutung. Die mit Follikel- und anschließend
Luteohormon behandelten beiden Tiere wiesen jedoch einen Uterus
von bläulich-roter, also stark livider Verfärbung auf, ein Ausdruck

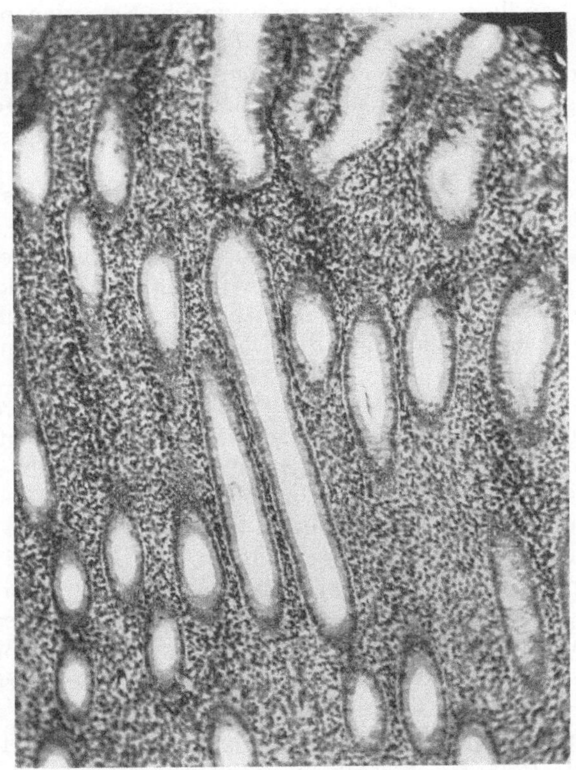

Abb. 66. Uterusschleimhaut. Kastrierter Affe. Behandlung mit etwa 3000 ME Follikelhormon (subcutan) in 14 Tagen und anschließend 5 Tage lang je 1 KE Luteohormon.
(Sekretion = Transformation.)

stärkster Hyperämie. Diese Uteri waren weich und aufgelockert,
ein typischer Effekt des Luteohormons.

a) Anwendung des Luteohormons an der Frau ohne Ovarien.

War in diesen Versuchen nun der Beweis erbracht, daß auch
am „höheren" Tier die beiden Hormone im angegebenen Sinne bei
künstlicher Zufuhr wirken, so mußte es nunmehr auch möglich sein,
einen vollständigen Genitalzyklus bei der Frau mit den beiden Hormonen zu erzeugen. Ich habe von dieser „Versuchs"-Anordnung

jedoch zunächst abgesehen, weil mit größter Wahrscheinlichkeit mit der einmaligen Erzeugung eines künstlichen Zyklus an der kastrierten Frau nicht viel gedient ist. Wir können auf diese Weise mit dem Follikelhormon ein Wachstum der Uterusmuskulatur und eine Proliferation der Schleimhaut erzeugen, um dann durch darauffolgende Behandlung mit Luteohormon in eine Sekretionsphase umzuwandeln. Wird dann nach genügender Entwicklung der Schleimhaut mit der Dosierung des Luteohormons zurückgegangen und schließlich ganz ausgesetzt, so muß eine Menstruation infolge Auflösung und Abgang der nicht mehr unter Hormonwirkung stehenden Schleimhaut erfolgen. Davon hat die Patientin einen einmaligen Zyklus, eine einmalige Regel, aber nicht viel mehr sonst als die vielen Injektionen. Denn es ist eine Erfahrungstatsache, daß die sog. „klimakterischen" Beschwerden oder „Ausfallserscheinungen" viel einfacher durch perorale Verabreichung von Follikelhormon allein zu beheben sind. Außerdem würde man wohl kaum solche vollständigen Genitalzyklen auf die Dauer mit *täglichen* Injektionen wiederholen können.

Andererseits war doch dieses Experiment nicht so ganz bedeutungslos, als dadurch diejenigen Mengen Hormon ermittelt werden konnten, mit denen das Ovarium zu ersetzen ist und die deshalb einen Anhaltspunkt geben für die Mengen, mit denen das Ovarium normalerweise arbeitet. Deshalb habe ich dann auch schließlich eine geeignete Patientin in diesen „Versuch" genommen. Das 23jährige Mädchen war 2mal operiert. Das erste Mal wurden einseitig die Adnexe wegen Extrauteringravidität und das zweite Mal auf der anderen Seite Tube und Ovar wegen eines großen Pyovariums exstirpiert. Der Uterus blieb als einziges Organ des inneren Genitales zurück.

2 Monate nach der letzten Operation gab ich diesem Mädchen, wie im vorigen Kapitel schon beschrieben, innerhalb 14 Tagen insgesamt etwa 50000 ME *wirksamen* Follikelhormon (Progynon), zum Teil sehr hochdosiert in Dragées per os (s. Kapitel C) und zum Teil als hochwertigen Progynonester subcutan. Darauf injizierte ich auf Grund meiner früheren Erfahrungen (s. weiter unten) das Luteohormon täglich in öliger Lösung intramuskulär auf die Dauer von 5 Tagen, und zwar in etwas steigenden Dosen von 10, 15, 15, 20 und 20 KE, um danach zunächst abzuwarten. Als am 3. Tag nach Aussetzen der Behandlung mit Luteohormon sich morgens etwas Blut zeigte, nahm ich eine vorsichtige Curettage mit der kleinen Curette vor (Abb. 67).

Der Uterus wies eine Sondenlänge von 6 cm auf, war weich und wie erwartet etwas aufgelockert. Die histologische Untersuchung der Schleimhaut ergab: *Sekretionsphase* entsprechend dem Übergang von 1. zu 2. Woche der Corpus luteum-Bildung; an der Oberfläche starkes

Ödem mit den Erscheinungen des bereits zum Teil erfolgten Abgangs von Schleimhautpartien. Die Schleimhaut hatte jedoch, wie bei den Affenversuchen, einen Fehler — sie war entschieden zu niedrig. Und das nun ist mit Sicherheit einer in ihren Dosen zu geringen Vorbehandlung mit Follikelhormon zuzuschreiben. Das betonte ich bereits im vorigen Kapitel.

Genau heute am selben Tage, an dem ich dieses Kapitel schreibe, erscheint eine Mitteilung von KAUFMANN aus der WAGNERschen

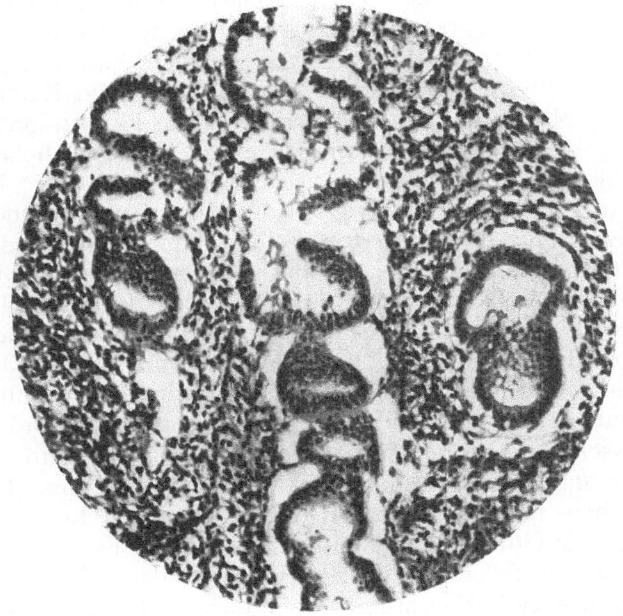

Abb. 67. Uterusschleimhaut einer kastrierten Frau nach Behandlung mit 50 000 ME Follikelhormon (Progynon) und anschließend 80 KE Luteohormon.

Klinik über einen solchen, schon mehrfach vorbehandelten Fall, wo es bisher nicht recht gelungen war, einen gehörig großen Uterus zu erzielen. Die betreffende Patientin ist mehrere Male vorbehandelt worden, bis sich jetzt erst mit einer Behandlung von 210000 ME Follikelhormon ein gehöriges Uteruswachstum erzielen ließ und die anschließende Behandlung mit Luteohormon dementsprechend eine höhere Schleimhaut im Sekretionsstadium zeigte. Dieser Fall bestätigt wie ersichtlich meine Ansicht über die stets behauptete Notwendigkeit viel größerer Follikelhormondosen. Ich betone aber noch einmal, daß dieser Art der Anwendung vorläufig lediglich der Wert der Ermittlung derjenigen Dosen beizumessen ist, mit denen das normale Ovarium arbeitet. Deshalb kann sie auch nicht als eigentliche Therapie, sondern als reines Experiment angesehen werden, das aber andererseits dringend notwendig war und uns als ausgezeichnete Basis für die Therapie dienen kann[1].

b) Anwendung des Luteohormons bei der Frau – mit Ovarien.

***a*) Bei Blutungen infolge glandulär-cystischer Hyperplasie der Uterusschleimhaut.** Ist also mit den eben angeführten Untersuchungen die Wirkung künstlich zugeführten Luteohormons am Uterus der Frau bestätigt, so konnte ich andererseits die Wirksamkeit und die Angriffsmöglichkeit desselben am Menschen in seit Ende 1930 vorgenommenen regelrechten Behandlungen von spezifischen Krankheitsbildern bereits einwandfrei nachweisen. Dieser Nachweis geschah nicht nur rein klinisch, sondern auch histologisch beim Krankheitsbild der sog. Metropathia haemorrhagica. Diese klinisch unter den Erscheinungen pathologischer, unter Umständen bedrohlicher Blutungen ablaufende glandulär-cystische Hyperplasie der Uterusschleimhaut beruht — wie im vorigen Kapitel eingehend besprochen — auf einer vermehrten verlängerten Follikelhormonproduktion durch einen im Ovarium persistierenden pathologischen Follikel. Hierbei fehlt es offensichtlich an dem spezifischen Hormon des Corpus luteum, da die Bildung dieser, für den geordneten Ablauf eines Genitalzyklus so wichtigen Drüse ausbleibt. Luteohormon wird hier im Ovarium nicht gebildet und eine regelrechte physiologische Umwandlung oder Transformation der hyperproliferierten und deshalb anhaltend blutenden Uterusschleimhaut kann nicht erfolgen. Von vornherein habe ich beim Übergang der Anwendung des Luteohormons vom Tier auf den Menschen meinen ganzen Blickpunkt in der Luteohormontherapiefrage auf dieses Krankheitsbild gerichtet. Es stellt für den Gynäkologen zweifellos eine Crux eigener Art dar, besonders wenn es sich um in der Geschlechtsreife befindliche, also nicht präklimakterische Frauen oder gar junge, häufig virginelle Mädchen handelt. Bisher kam man bei diesen Patientinnen meistens um eine Abrasio nicht herum. Auch heute noch muß dringend eine Curettage die histologische Diagnose klarstellen, wenn es sich nicht um virginelle Mädchen handelt, bei denen das Fehlen jeglichen pathologischen Palpationsbefundes und etwaiger Blutbildveränderungen eine andere Erkrankung als die Ovarialstörung ausschließt. Aber auch die an

---

[1] *Anmerkung bei der Korrektur:* Inzwischen habe ich ein Mädchen im 18. Lebensjahr mit völlig hypoplastischem Genitale (Uterus höchstens walnußgroß), das noch niemals eine Menstruation gehabt hatte, mit insgesamt *295000 ME Progynonester* und *100 KE Luteohormon* behandelt, wobei ich die letzten 35000 ME Progynon mit dem Luteohormon zusammen gab. Nach Aussetzung der Behandlung erfolgte 2 Tage darauf eine 2 Tage dauernde Menstruationsblutung. Die Blutung wurde *histologisch* als Menstruation nachgewiesen. Einzelheiten dazu werden demnächst im Zentralblatt für Gynäkologie veröffentlicht werden.

den Frauen vorgenommene Curettage und durch histologische Untersuchung der Uterusschleimhaut erhobene Diagnose nützt häufig wegen der nicht geringen Rezidive hinsichtlich der Therapie nur wenig. In diesen Fällen nun — also bei Frauen mit Rezidiv der Erkrankung oder jungen Mädchen mit durch Exklusion gewonnener Diagnose der glandulär-cystischen Hyperplasie — habe ich 'das Luteohormon angewandt und will seine Wirkung jetzt demonstrieren. Vorausschicken muß ich, daß auch hier der Tierversuch vorherging und die angenommene Möglichkeit der Umwandlung einer pathologisch proliferierten Uterusschleimhaut in eine Transformationsphase experimentell vorausbestimmt wurde. Diese Möglichkeit ist beim Kaninchen zum Beispiel durch Zufuhr entsprechend größerer Luteohormonmengen als zum Zyklusaufbau notwendig ohne weiteres gegeben.

Für den einwandfreien Beweis der Luteohormonwirksamkeit will ich zunächst einzig und allein die histologische Veränderung im Schleimhautaufbau ansehen; und um diesen histologischen Beweis kommen wir nicht herum, wenn wir nicht wieder, wie nicht selten bei der hormonalen Therapie bisher, Täuschungen erleben wollen. Die Dosis, welche für den Menschen notwendig ist, errechnete ich mir zunächst rein gewichtsproportional. Und ich will vorausschicken, sie scheint in dem Sinne zu stimmen; wenn auch nicht mit exakter Genauigkeit, so doch ungefähr: Wenn man bei einem Kaninchen von rund 1 kg Gewicht ungefähr 1 KE Luteohormon benötigt, so beim Menschen von rund 60—80 kg Gewicht auch etwa dementsprechend 60—80 KE insgesamt. Ich bin natürlich tastend vorgegangen und kann heute sagen, daß die Dosen variieren. Das steht wahrscheinlich und meiner Erfahrung nach mit der Menge des im Uterus befindlichen Schleimhautmaterials in Korrelation. Es ist bekannt — und ich erwähnte das schon —,

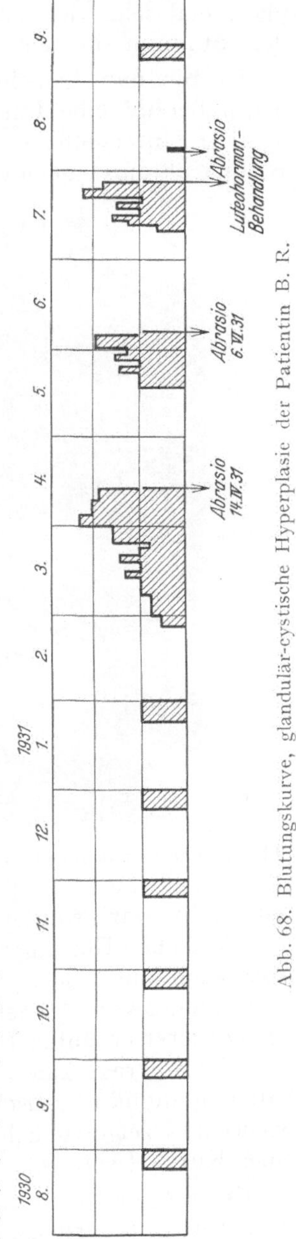

Abb. 68. Blutungskurve, glandulär-cystische Hyperplasie der Patientin B. R.

daß man bei Curettagen von Fällen mit glandulär-cystischer Hyperplasie mal sehr viel, mal sehr wenig Schleimhaut bekommt, je nach dem Stadium, in dem die Curettage erfolgt.

Ich bin nun zunächst folgendermaßen vorgegangen: Frauen, an denen bereits eine Curettage vorgenommen und durch die histologische Untersuchung des Schleimhautmaterials die pathologische Blutung als durch glandulär-cystische Hyperplasie bedingt einwandfrei

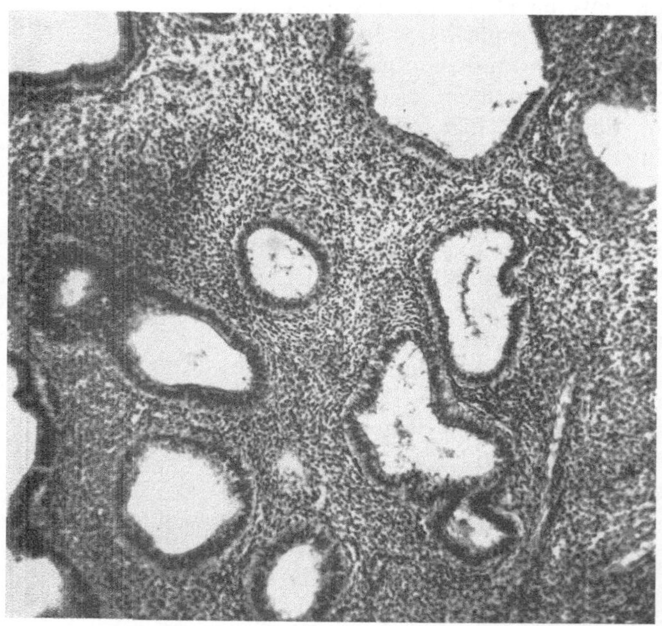

Abb. 69. Uterusschleimhaut der Patientin B. R. Glandulär-cystische Hyperplasie.

festgestellt war, wurden bei ihrer nächsten völlig gleich gearteten pathologischen Blutung zu der Behandlung mit Luteohormon gewählt. Aber auch nur solche, wo das einwandfreie histologische Bild der Schleimhaut von der letzten Blutung her vorlag und wo nach der Art der jetzt erneuten Blutung überhaupt nichts anderes als Krankheitsbild in Frage kam. Ich gebe die Abbildung einer solchen krankhaften glandulär-cystischen Schleimhaut einer dieser Patientinnen wieder und zeige zunächst wohl am besten die Blutungsanamnese in einer Kurve (Abb. 68).

Es wird zur Demonstration dieser Fall gewählt, weil er mir besonders instruktiv erscheint.

Anamnese. Frau B. R. — 42 Jahre alt. 2 Geburten, 1 Abort. Keine früheren Krankheiten. — Bis Januar 1931 regelmäßige Menses

4wöchentlich. Von Februar 1931 an eine anhaltende Dauerblutung, wegen der sie nach etwa 7 Wochen zum Arzt ging. Am 14. 4. 31 deswegen Abrasio (Arzt außerhalb der Klinik). Histologisch: glandulär-cystische Hyperplasie. (Präparat in der Kieler Klinik von Herrn Prof. R. Schröder untersucht.)

Nach etwa $4^{1}/_{2}$ Wochen erneute Blutung. Wegen dieser wieder anhaltenden Blutung erneut zum Arzt und nach fast 3 Wochen Dauerblutung am 6. 6. 31 erneute *Abrasio* (Hausarzt). *Histologisch:* glandulär-cystische Hyperplasie (diagnostiziert wie oben) (Abb. 69).

Das Schleimhautbild von der letzten Abrasio ist in der Abbildung wiedergegeben. Anschließend fast 5 Wochen blutungsfrei. Dann erneute Blutung, mit welcher sie nach über 14 Tagen Dauer derselben in die Klinik überwiesen wurde.

Befund. Allgemein o. B. Genital: Uterus groß und derb, sonst ohne Besonderheiten. Pat. blutet dauernd ex utero; Blut dunkel, zum Teil in Koagula.

Am 29. 7. 31 abends, nach fast 3 Wochen Dauerblutung, Beginn der Behandlung, und zwar folgendermaßen:

29. 7. 31 abends	*10 KE Luteohormon*	— Blutung	
30. 7. 31 nachmittags	15 ,, ,,	— wenig Blut	
31. 8. 31 ,,	20 ,, ,,	— mittags kein Blut mehr	
1. 8. 31 ,,	20 ,, ,,	— frei	
2. 8. 31 ,,	20 ,, ,,	— ,,	
3. 8. 31 ,,	nihil	— ,,	
4. 8. 31	,,	— ,,	
5. 8. 31	,,	— ,,	

In der Nacht Beginn einer sehr *schwachen* Blutung. 6. 8. morgens *Abrasio*.

Wir müssen uns nun Folgendes überlegen: Wenn sich im Uterus eine proliferierte (in diesen Fällen pathologisch-proliferierte) Schleimhaut befindet und es wird diese Schleimhaut durch das Luteohormon künstlich in eine Sekretionsphase umgewandelt, so haben wir die Schleimhaut in eine physiologische Funktionsphase transformiert, die nicht mehr blutet. Damit ist die Schleimhaut jedoch nicht aus dem Uterus entfernt, sondern zunächst nur in ein physiologisches Stadium gebracht. Wir müssen also nun, einige Tage nach Aussetzen der Luteohormonbehandlung, eine neue Blutung erwarten. Diese Blutung muß aber dann durch den physiologischen Zerfall einer, jetzt ja künstlich geschaffenen Sekretionsphase zustande kommen und mit der physiologischen Ausstoßung der nicht mehr unter Hormonwirkung stehenden Schleimhaut einhergehen. Es muß also mit anderen Worten eine regelrechte *Menstruation* nach Aufhören der

Luteohormonbehandlung einsetzen. Die Blutung nun, die einige
Tage nach Absetzen der Luteohormonzufuhr auftritt, war durchaus
von mir als Menstruation erwartet und als solche gerade der Beweis
für unsere Theorie. Jedoch dieses bedurfte unbedingt des histologischen Beweises und ließ sich natürlich mit bloßen Hypothesen
nicht erledigen. Wir haben deshalb in meinen ersten Fällen grund-
sätzlich die Abrasio sofort bei Beginn dieser erwarteten Menstruationsblutung vorgenommen, um das Schleimhautmaterial vor seinem evtl.

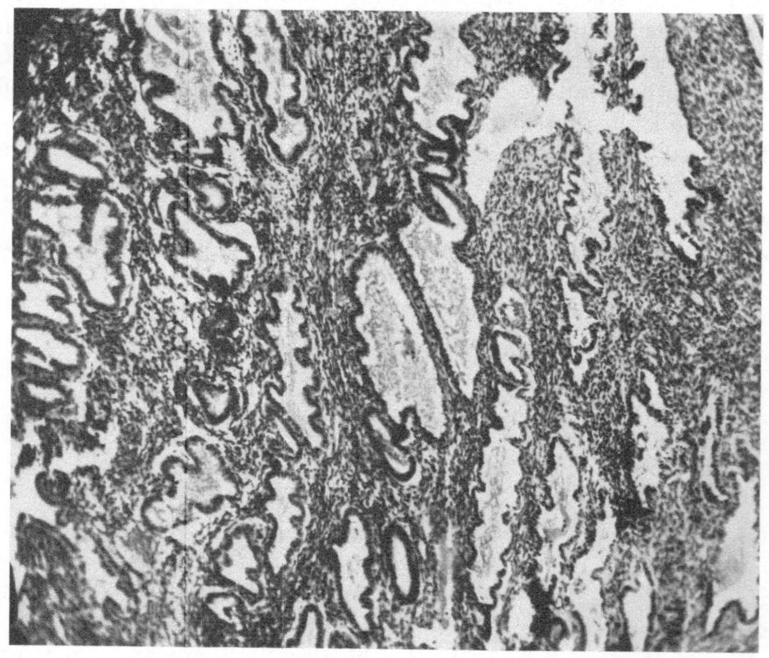

Abb. 70. Uterusschleimhaut der Patientin B. R. Glandulär-cystische Hyperplasie
(2. Rezidiv) — umgewandelt in eine Sekretionsphase durch tägliche Injektionen mit
Luteohormon.

Abgang für die histologische Untersuchung zu gewinnen und dadurch
jeden Zweifel auszuschließen. Ich gebe im folgenden das histologische Bild der in diesem Falle erhaltenen Uterusschleimhaut
wieder (Abb. 70). Es ließ sich an ihr feststellen: Es handelt sich
nicht mehr um eine glandulär-cystische Hyperplasie. Die säge-
förmigen Drüsen befinden sich im Sekretionsstadium. Das Stroma
ist stark *decidual* umgewandelt.

Die Schleimhaut zeigt stellenweise beginnenden Zerfall im Sinne
des Desquamationsprozesses bei der Menstruation. Es unterliegt
also keinem Zweifel, daß die bestanden habende glandulär-cystische

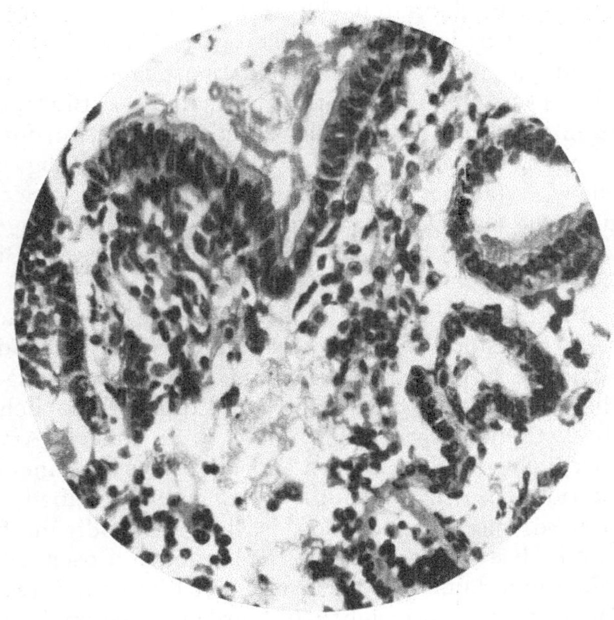

Abb. 71. Partie einer Drüse der Uterusschleimhaut der Abb. 70.

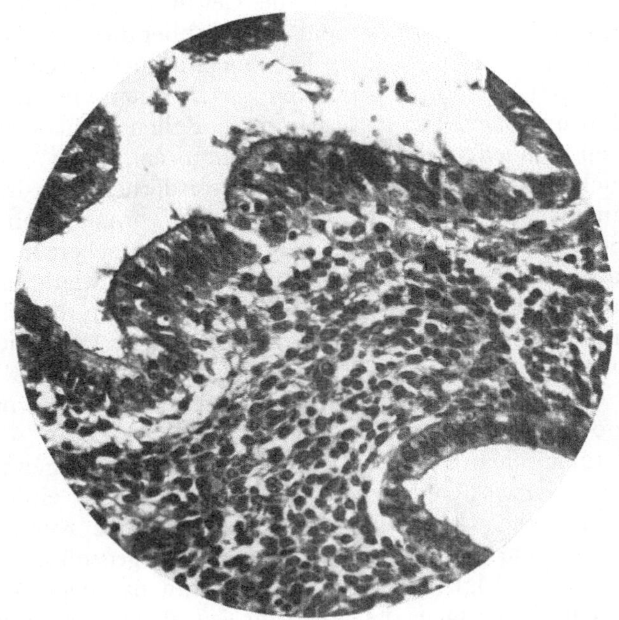

Abb. 72. Drüse aus der Uterusschleimhaut eines ähnlichen Falles wie Abb. 69 u. 70
nach Behandlung mit etwas geringeren Dosen Luteohormon.

Hyperplasie (ausgedrückt durch die rezidivierte stark anhaltende Blutung nach 2facher histologisch bestätigter Abrasio) durch das zugeführte Luteohormon in eine Sekretionsphase umgewandelt wurde (ausgedrückt durch das sofortige Aufhören der Blutung nach der 2. Injektion), und daß die in eine Sekretionsphase transformierte Schleimhaut nach Aussetzen der Luteohormonbehandlung in den physiologischen Zerfall im Sinne einer Menstruation geriet (ausgedrückt durch die einsetzende schwache Blutung einige Tage nach der letzten Injektion und bewiesen durch das histologische Bild der zu diesem Termin abradierten Schleimhaut).

Es ist selbstverständlich, daß mehrere solche Patientinnen auf die gleiche Art behandelt wurden und mir dementsprechend auch von einigen noch das Abrasionsbeweismaterial zur Verfügung steht. Im ganzen habe ich bis jetzt 17 Fälle mit Luteohormon behandelt (12 glandulär-cystische Hyperplasien und 5 Fälle anderer Art). Ich will jedoch hier nicht die Einzelheiten aufführen, das soll einer besonderen Publikation zu dem Zeitpunkt vorbehalten bleiben, wo es möglich sein wird, das Luteohormon in den notwendigen, für die Gewinnung und Herstellung sicherlich sehr hohen Dosen zur Verfügung zu haben und damit dieses Hormon der breiteren Anwendung zugänglich zu machen. Wie ersichtlich, wurden in diesen Fällen insgesamt bis zu *85 KE Luteohormon* gegeben. Wenn wir kurz zurückdenken an das, was ich oben über die Gewinnung von 30 KE an Berechnungen anstellte, so ist es nicht schwer, über diese angewandten Dosen in Erstaunen zu geraten. Ich habe nicht immer 85 KE benötigt, sondern bin auch mit 60 KE ausgekommen; jedoch wird man nach meiner Erfahrung die Dosis in bestimmten Fällen nicht viel weiter herabdrücken können. Ich sage ,,in bestimmten Fällen‘‘, weil ich den Eindruck bekommen habe, daß die erforderliche Dosis Luteohormon mit der Masse der im Uterus noch vorhandenen pathologischen Schleimhaut proportional geht. Wir besprachen im vorigen Kapitel, daß je nach dem Stadium sehr viel und sehr wenig entartete Schleimhaut im Uterus enthalten sein kann, daß jedoch die Blutungsstärke damit nicht in ein Verhältnis zu bringen ist. Ich ziehe den Rückschluß darauf auch aus der Tatsache, daß wenige Fälle nach Aussetzen der Luteohormonbehandlung nur eine Spur von Menstruation oder sogar keine bekommen.

Zum histologischen Bild der auf die beschriebene Art gewonnenen künstlich transformierten Uterusschleimhäute ist noch einiges festzustellen: Zunächst war auffällig, daß die deciduale Reaktion des Stromagewebes stark in den Vordergrund tritt gegenüber weniger starker Sekretionstätigkeit der Drüsen. Woran das liegt, kann ich nicht mit Sicherheit sagen. Es wird das jedoch wahrscheinlich mit den bei der glandulär-cystischen Hyperplasie so starken Stromazellwucherungen und damit also mit der vorhergehenden eigentlichen Hyper*plasie* zusammenhängen. Weiterhin ist zu bemerken, daß den auf diese Weise umgewandelten Schleimhäuten der ursprüngliche frühere Charakter der starken Drüsenbildung und Drängelung derselben noch manchmal anzusehen ist; daß also daran deutlich erkennbar ist, daß es sich um eine decidual umgewandelte Schleimhaut handelt, die erst kürzlich eine glandulär-cystisch-hyperplastische war. Das stellt andererseits einen weiteren Beweis dafür dar, daß

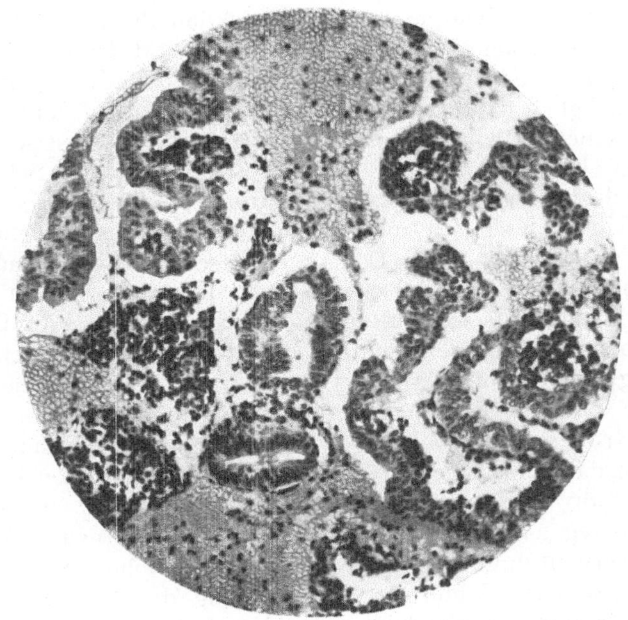

Abb. 73. Status intra desquamationem einer Uterusschleimhaut. Blutung im Sinne einer Menstruation nach vorhergegangener Umwandlung einer pathologisch-proliferierten Schleimhaut in eine sekretorisch-prämenstruelle durch Behandlung der Patientin mit Luteohormon.

1. die Fälle bestimmt richtig ausgewählt waren und 2. die Umwandlung dieser Fälle in eine Sekretionsphase gelungen ist und die Schleimhaut nicht etwa von Anfang an so beschaffen war, wie sie bei der Abrasio gefunden wurde. Wenn ich auch aus dem angegebenen Grunde im Rahmen dieser Abhandlung auf weitere Einzelheiten verzichten will, so sei doch noch kurz eine weitere, nach protrahierter Applikation des Hormons auf gleiche Weise gewonnene Schleimhaut hier reproduziert. Es handelt sich um einen fast gleichen Fall wie den beschriebenen. Das Abrasionsmaterial zeigt jedoch einen fortgeschrittenen Zerfall der Uterusschleimhaut im Sinne der Menstruation (Abb. 73). Das Bild gebe ich deshalb wieder, weil an ihm direkt der

„Status intra desquamationem" zu erkennen und damit die nach Aufhören der Luteohormonbehandlung auftretende Blutung noch deutlicher als Menstruation kenntlich und bewiesen wird.

Ich muß erwähnen, daß ich unter den Fällen einen Versager gehabt habe, der jedoch nicht geklärt ist. Es handelte sich um ein junges Mädchen, bei dem keine Abrasio der Behandlung vorangegangen war und bei der sich bei bestehenbleibender Blutung nur minimale indifferente Schleimhautpartikel durch die dann ausgeführte Curettage zutage fördern ließen. In den anderen Fällen trat stets mit prompter Sicherheit nach der 2. Injektion die Blutstillung ein, wobei meistens schon eine Abnahme der Intensität der Blutung nach der 1. Injektion sehr eindrucksvoll war. Doch darüber später; es kam hier lediglich darauf an, den Beweis niederzulegen, daß die Umwandlung einer pathologisch-proliferierten, glandulär-cystisch-hyperplastischen Uterusschleimhaut in eine physiologische Sekretionsphase durch das Luteohormon einwandfrei gelungen und somit möglich ist. Über diesen mir zuerst gelungenen Beweis habe ich zum erstenmal auf der Tagung der Deutschen Gesellschaft für Gynäkologie im Mai 1931 in Frankfurt berichtet. Auch über den weiteren Verlauf kann ich noch nichts weiteres aussagen, da es sich zum großen Teil um Pat. handelte, bei denen entsprechend ihrem Alter anschließend die Röntgenkastration ausgeführt wurde. Nur von 2 Patientinnen weiß ich, daß sie danach mehrere normale Regelblutungen mit den von früher her gewohnten 4wöchentlichen Abständen hatten. Sie kamen dann nach diesen regelmäßigen Menstruationen beide mit einem Rezidiv der glandulär-cystischen Hyperplasie wieder; die eine wurde wegen ihres Alters röntgenkastriert (nach erneuter Abrasio), die andere erneut mit dem gleichen Erfolg mit Luteohormon behandelt.

Ich weise zum Schluß der Besprechung des Luteohormons in seiner Beziehung zur glandulär-cystischen Hyperplasie noch einmal wieder daraufhin, daß meine Untersuchungen jetzt seit 2 Jahren laufen, daß ich den ersten einwandfreien histologischen Erfolg am histologischen Präparat schon zu dieser Zeit sah, daß die endgültige ausführliche Mitteilung jedoch erst demnächst erscheinen wird, wenn die letzte Lösung technisch-materieller Fragen für die breitere Zugänglichmachung des Luteohormons hinsichtlich geeigneter genügender Mengen für den Therapeutiker gelöst ist.

β) Bei anderen Blutungsanomalien durch Störungen der Ovarialfunktion. Die Therapie des nunmehr beim Menschen als einwandfrei wirksam und damit anwendbar bewiesenen Luteohormons bei der Frau steht und fällt mit der Frage: Wo und wann fehlt das Luteohormon beim genitalfunktionellen Geschehen innerhalb des Körpers des Weibes? In der Beantwortung dieser Frage steht die glandulärcystische Hyperplasie durch Follikelpersistenz im Ovar, bei der immer die Bildung des Corpus luteum vollständig fehlt, natürlich an erster Stelle. Es gibt aber zweifellos noch weitere, mehr oder weniger als eigentliche Krankheitsbilder anzusprechende Vorkommnisse, bei denen das Corpus luteum und sein spezifisches Hormon nicht fehlt, aber doch mit größter Wahrscheinlichkeit in ungenügender Menge gebildet wird. Dazu gehören vor allem gewisse Formen des zu kurzen Menstruationsintervalls und damit der zu häufigen Regelblutungen. Nach den Untersuchungen von R. SCHRÖDER kommt das zu frühe Einsetzen der Menstruation in diesen Fällen dadurch zustande, daß das zunächst normale sich entwickelnde Corpus luteum vorzeitig zugrunde geht, seine Funktion zu früh abbricht und dadurch der Zyklus „hinten abgeschnitten" wird. Die Regelblutung setzt zu früh ein, weil die Wirkung des Luteohormons vorzeitig wegfällt und dadurch der Zerfall der Uterusschleimhaut verfrüht eintritt. An und für sich braucht dieses Vorkommnis überhaupt keine besondere Bedeutung zu haben außer dem durch die häufigen Blutungen bedingten subjektiven Empfinden des Unangenehmen für die Frau. Es können aber auch solche Zustände mal für eine Sterilität verantwortlich gemacht werden, insofern dem befruchteten Ei der „Protektor" Corpus luteum weggenommen wird, bevor es in Kontakt mit der Schleimhaut des Uterus gerät und bevor es also seine „rückkoppelnde" hormonale Wirkung von der Kontaktstelle aus an das Corpus luteum des Zyklus geben kann, die dieses andererseits notwendigerweise benötigt, um sich zum Corpus luteum graviditatis zu entwickeln. Für solche Fälle also, die natürlich wohl charakterisiert und exakt indiziert ausgesucht werden müßten, wäre die Zufuhr eines Plus an Luteohormon ein geeigneter Weg, die Menstruation hinauszuschieben und durch die Schaffung günstiger Ernährungs- und Einbettungsbedingungen für das Ei diesem über den „toten Punkt" hinwegzuhelfen. Wie ich schon erwähnte, habe ich bisher die weitaus größte Menge mir zur Therapie zur Verfügung stehenden Luteohormons auf die Klärung der Verhältnisse bei der glandulär-cystischen Hyperplasie konzentriert, da mir die Ohnmacht, mit der wir diesem Krankheitsbild bei der Behandlung häufig gegenübergestellt sind, als das zunächst Wichtigere erschien. Ich habe jedoch, lediglich um den Beweis der eben gekennzeichneten angenommenen Möglichkeit der Verlängerung einer Sekretionsphase zu erbringen, an 3 Fällen das Luteohormon mit Erfolg in diesem Sinne angewandt. Den einen derselben will ich hier kurz beschreiben:

Es handelt sich um ein junges Mädchen von 26 Jahren. Keine Geburten, keine Aborte. Die Regel war bisher niemals 28tägig, sondern immer mindestens 2 Tage, meistens jedoch mehrere, d. h. 4—8 Tage zu früh eingetreten. Die Patientin hatte immer starke Schmerzen bei der Regel. Sie war bereits vor 2 Jahren einmal wegen

Ovarialinsuffizienz mit vegetativer Störung bei leicht reduziertem Allgemeinzustand erfolglos behandelt. — Am 23. 3. 31 Aufnahme in die Klinik. Es wird beschlossen, wegen des kleinen spitzwinklig-anteflektierten, retrovertierten Uterus eine „Reiz"-Abrasio mit Glycerintamponade und anschließender ALEXANDER-ADAMscher Operation vorzunehmen. — Die letzte Regel begann am 2. 3. 31, die nächste wird von der Patientin nach den bisherigen Abläufen spätestens um den 26. 3. 31 erwartet. Da es auf ein paar Tage Abwarten nicht ankam, wurde die Patientin mit Luteohormon unter den oben ausgeführten Gedankengängen vorbehandelt. Beginn der Behandlung am 24. 3. 31, also am 22. Tage nach der letzten Menstruation.

Behandlung:

24. 3. 31 (22. Tag post menses) 10 KE Luteohormon.
25. 3. 31 (23. ,,   ,,   ,,) 10 ,,   ,,
26. 3. 31 (24. ,,   ,,   ,,) 10 ,,   ,,
27. 3. 31 (25. ,,   ,,   ,,) 15 ,,   ,,
                   ziehende Schmerzen, als ob Regel kommen solle.
28. 3. 31 (26. ,,   ,,   ,,) 20 KE Luteohormon, Schmerzen gebessert.
29. 3. 31 (27. ,,   ,,   ,,) 20 KE Luteohormon, etwas bräunlicher Ausfluß.
30. 3. 31 (28. ,,   ,,   ,,) 20 KE Luteohormon.
31. 3. 31 (29. ,,   ,,   ,,) 20 KE Luteohormon, ein wenig ziehender Schmerz, aber nicht zu vergleichen mit Regelschmerz sonst.
1. 4. 31 (30. ,,   ,,   ,,) *Operation. — Abrasio.* ALEXANDER-ADAMs.

Histologische Untersuchung der bei der Curettage gewonnenen hohen *Uterusschleimhaut: Spätsekretionsphase* mit starker *decidualer Reaktion.*

Wie aus dem Schema ersichtlich, zeigten sich ab 27. 3., also am 25. Tag nach der letzten Regel, Zeichen der drohenden Menstruation. Diese verloren sich jedoch wieder und eine regelrechte Menstruation trat nicht ein. Beweis dafür ist ja auch die nachgewiesene Uterusschleimhaut. Bis zum 29. Tag post menses wurde mit Luteohormon behandelt, ohne daß die neue Regel am 30. Tag nach der letzten Regel aufgetreten war. Das war bei der Patientin bisher noch nie der Fall gewesen.

Die abradierte Uterusschleimhaut gebe ich in der Abbildung wieder (Abb. 74 und 75).

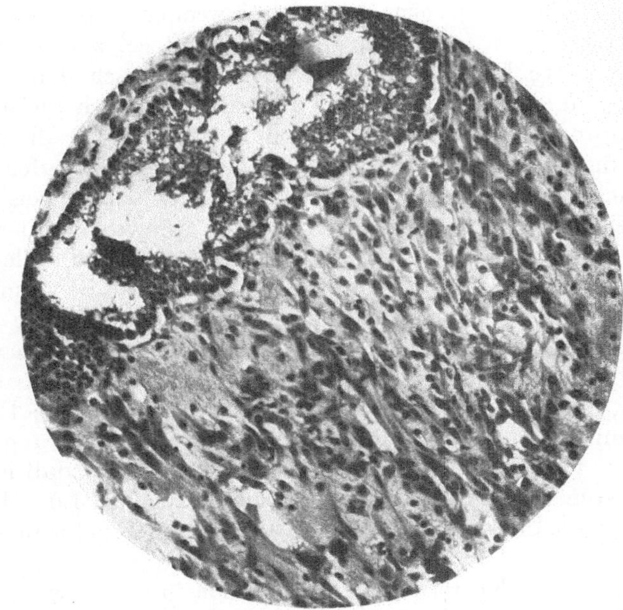

Abb. 74. Durch Luteohormoninjektionen künstlich verlängerte Sekretionsphase der Uterusschleimhaut mit starker decidualer Reaktion. (Ausbleiben bzw. Hinausschiebung der Menstruation.)

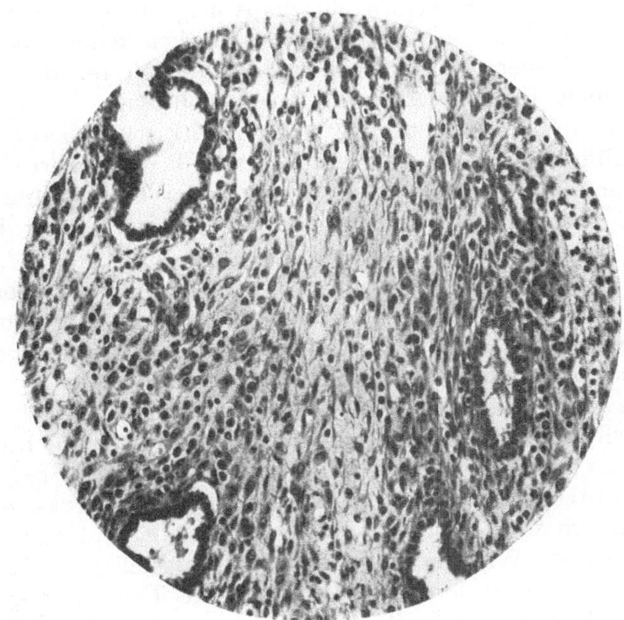

Abb. 75. Gleiche menschliche Uterusschleimhaut wie in Abb. 74. (Stark deciduale Partie.)

Es ließe sich hier ja ohne weiteres einwenden, daß die Patientin jetzt gerade gravide geworden sei und die Regel auch ohne alles ausbleiben hätte können. Das war aber wohl nach dem Befunde mit Sicherheit auszuschließen und außerdem sprechen die angedeuteten Symptome vom 25. bis 29. Tag durchaus dagegen, die andererseits als durch die Luteohormonbehandlung hervorgerufen gerade verständlich sind. Ich glaube schon, daß hier der Beweis für die Möglichkeit der künstlichen Sekretionsphasenverlängerung durch das Luteohormon vorliegt, zumal sich die anderen beiden Fälle ähnlich verhielten. Nur fehlt mir bei ihnen das histologische Beweismaterial, da kein Grund zur Abrasio vorhanden war. Der weitere Verlauf bei der besprochenen Patientin war so, daß die nächste Regel nach 5 Wochen post abrasionem auftrat, daß die weiteren Menstruationen schwächer, aber kaum schmerzhaft waren und daß die Patientin im November desselben Jahres mit einer Frühschwangerschaft wiederkam. Hierbei möchte ich ausdrücklich betonen, daß ich nicht den geringsten Zusammenhang der vorausgegangenen Luteohormonbehandlung mit der 5 Monate danach eingetretenen Schwangerschaft annehme.

Was nun die Korrelation Luteohormon und Schwangerschaft anlangt, so haben wir gesehen, daß Corner und W. M. Allen als erste den Beweis erbracht haben, daß die Aufrechterhaltung der Gravidität am Kaninchen, dem während der Frühschwangerschaft die Ovarien exstirpiert werden, durchaus möglich ist. Ich habe dasselbe bestätigen und auch an der Maus bewirken können (s. nächstes Kapitel. — Unveröffentlicht). Daraus läßt sich für die Therapie am Menschen logischerweise folgendes schließen: Für die Fälle habituellen Abortes (ohne palpatorisch-pathologischen Genitalbefund) in der Frühschwangerschaft besteht bisher keine andere bekannte Ursache als die Annahme von Störungen der Corpus luteum-Entwicklung. Wie wir einleitend gesehen haben, ist bei der Frau die Funktion des Corpus luteum um diese Zeit notwendig. Geht das Corpus luteum vorzeitig zugrunde, ehe das Ei völlig „selbständig" ist, so tritt Abort ein. Für diese Fälle ist eine Luteohormontherapie um die Zeit des kritischen Termins durchaus als von Erfolg denkbar, inzwischen auch schon vereinzelt beschrieben (Loeser, Dodds). Die Fälle sind jedoch in dieser Richtung schwierig zu beurteilen, und ich will darauf nicht näher eingehen, sondern lediglich die Möglichkeit hier anführen. Ich möchte jedoch an dieser Stelle zeigen, wie das Luteohormon dabei nicht nur auf die Uterusschleimhaut wirkt, sondern wie es auch den erforderlichen Einfluß auf die Muskulatur ausübt. Wir kennen 2 Arten der Vergrößerung des Uterusmuskels: den großen derben, festen Uterus bei Fällen von glandulärcystischer Hyperplasie und den großen weichen, aufgelockerten

„saftigen" Uterus in der Frühschwangerschaft. Im ersteren Falle haben wir es mit einer Folge der Hyperproliferation zu tun (Hyperplasie

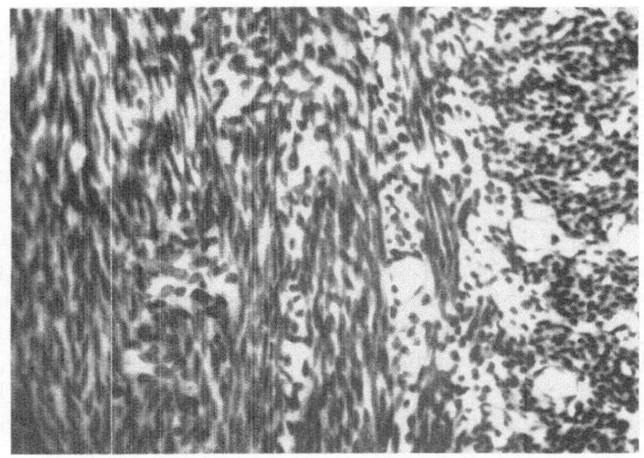

Abb. 76. Uterusmuskulatur des Kaninchens. Längere Zeit kastriertes reifes Tier. Behandlung mit Follikelhormon (Progynon) allein. (10, 15, 15, 20, 20, 25 ME.)

mit Zellneubildung durch Follikelhormon), im zweiten Falle mit einer Folge der Auflockerung, Ausreifung und Transformation

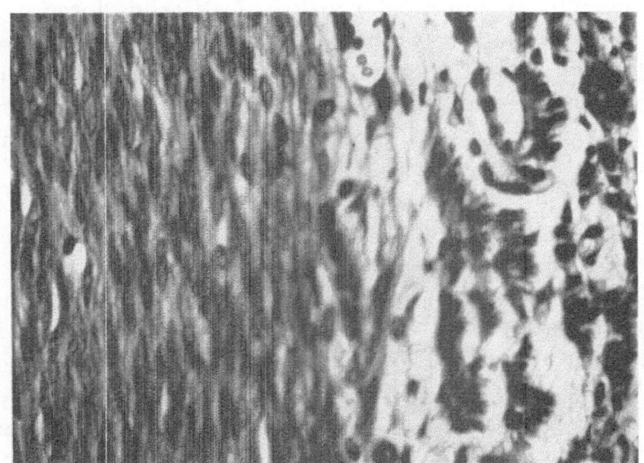

Abb. 77. Uterusmuskulatur des Kaninchens. Längere Zeit kastriertes reifes Tier. Behandlung mit Follikelhormon (Progynon) und anschließend mit Luteohormon. (Gleiche Vergrößerung wie Abb. 76.) (10, 15, 15, 20, 20, 25 ME Progynon $+ 5 \times \frac{1}{5}$ KE Luteohormon.)

(Hypertrophie mit Vergrößerung der vorhandenen Muskelzellen durch Luteohormon).

Diesen Effekt habe ich außerordentlich deutlich am Kaninchenuterusmuskel demonstrieren können. Ich zeige 2 Abbildungen in
sehr starker aber völlig gleicher Vergrößerung von Muskulaturaus-
schnitten (Ring- und Längsmuskulatur) von 2 verschieden behandelten, gleich schweren, geschlechtsreifen Kaninchen (Abb. 76 u. 77).
Beide Tiere waren über 4 Wochen kastriert. Das erste Tier erhielt
nur Follikelhormon in der angegebenen Menge und Dauer. Das
zweite Tier erhielt innerhalb der gleichen Zeiteinheit Follikelhormon
und anschließend Luteohormon. Man erkennt außerordentlich deutlich den Effekt des Luteohormons in der Vergrößerung der Muskel-
zellkerne um das 2—3fache und in der starken ,,Weiterstellung'' der
ganzen Muskulatur durch stärkste Gewebsflüssigkeitsdurchtränkung
(Auflockerung) des Gewebes. Diese unterschiedliche Wirkung von
Follikel- und Luteohormon fand bereits bei der Besprechung des
Luteohormontestes Erwähnung. Ich habe sie hier noch einmal eingehender demonstriert, weil ich sie für das hinsichtlich der Therapie
angedeutete Problem des habituellen Abortes für wichtig halte.

7. Rück- und Fernwirkung des Luteohormons.

Über Wirkungen des Luteohormons auf andere Organe als den
Genitalschlauch ist noch kaum etwas bekannt. Das ist aus der
Neuheit des Gebietes und der immer wieder betonten Schwierigkeit
für die Darstellung heraus verständlich. Es sind vereinzelte Mitteilungen erschienen über den Einfluß des Corpus luteum-Hormons
auf Zucker- oder Jodstoffwechsel zum Beispiel. Ich möchte diesen
Untersuchungen jedoch deshalb mit einiger Skepsis begegnen, da

1. die Dosen — wenn überhaupt Luteohormon vorhanden war —
verschwindend klein waren, um daraus Schlüsse zu ziehen,

2. der Einfluß begleitender Substanzen, so auch des Follikelhormons, dabei nicht ausgeschlossen worden ist und die Ergebnisse
deshalb durchaus noch nicht als spezifische Wirkungen des Luteohormons gewertet werden können,

3. solche Untersuchungen wohl erst anfangen Gewicht zu bekommen, wenn nach einwandfreier Erforschung der Chemie des Hormons
an genügend großer Zahl von Versuchsreihen mit dem reinen Stoff
gearbeitet wird.

Das einzige, was in dieser Richtung für uns zunächst von Bedeutung wäre, ist die Untersuchung am Menschen. Es geht aber nirgends
aus der Literatur hervor, daß bisher am Menschen mit Dosen gearbeitet
wäre, wie ich sie angegeben habe. Ich halte das auch für bisher
unmöglich. Selbst Novak-Baltimore, der sich mit der Frage der
Anwendung des Hormons eingehend beschäftigt hat, schrieb noch
erst kürzlich von der Wahrscheinlichkeit, daß das Luteohormon
wegen der Schwierigkeiten der Gewinnung wohl niemals in genügender

Menge zur Verfügung stehen würde. Uns mußte natürlich primär beim Übergang zur Anwendung am Menschen die Frage des evtl. Schadens interessieren. Bei meinen sämtlichen Patienten habe ich solchen aber nicht konstatieren können. Es wurde Urin, Blutdruck, Temperatur und Puls und Allgemeinbefinden kontrolliert. Außer leichter vorübergehender Pulsbeschleunigung in einigen Fällen ergaben sich jedoch keine Besonderheiten. Nur ein junges Mädchen bekam 2mal eine leichtere Temperatursteigerung, die jedoch ebensogut dem Lösungsmittel (Öl) zugeschrieben werden kann, und zwar in folgendem Sinne: Wir kennen leichte Aktivierungen von im Körper vorhandenen entzündlichen Prozessen auf Ölinjektionen und nutzen diesen Umstand sogar therapeutisch aus (Terpentininjektionen z. B.). Bei der genannten, mäßig genährten und „kränklichen" Patientin hat sich derartiges nicht ausschließen lassen.

Fernwirkungen des Luteohormons auf andere endokrine Drüsen halte ich jedoch für durchaus wahrscheinlich und für zum Teil auch schon bewiesen. Ich meine hiermit vor allen Dingen die Hypophyse, und zwar den Vorderlappen. Daß hier rückwirkende Korrelationen bestehen müssen, sehen wir vor allem am Prozeß der Schwangerschaft. Es ist schon immer aufgefallen, daß während des Bestehens oder sagen wir der Wirksamkeit eines Corpus luteum im Ovarium keine neuen Follikel reifen oder zum mindesten nicht springen. Man hat von der „Follikelreifungshemmung" des Corpus luteum gesprochen und diesen negativen Vorgang meistens als auf einer lokal-hormonalen, vielleicht auch sogar mechanischen Wirkung beruhend angenommen. Restlos befriedigend sind die in dieser Richtung angestellten Versuche keineswegs, hauptsächlich nicht, seitdem man die Möglichkeit kennt, durch künstlich zugeführtes Hypophysenvorderlappenhormon auch im Ovarium mit funktionierendem Corpus luteum neue Follikel zur Reifung, sogar zum Sprung und zur neuen Corpus luteum-Entwicklung zu bringen. Andererseits sind Schäden allgemeiner Natur bekannt, die eine „Hemmung" der Follikelreife bewirken. Ich glaube auch hier in dieser Frage, daß sie auf dem Wege der „Mengenproportionen" der Hormone gelöst wird. Schon HAMMOND und MARSHALL nehmen eine kreisende x-Substanz im Körper von gleichbleibender Quantität an, die das Ovarium verbrauche. Wenn nun ein Corpus luteum im Ovar vorhanden sei, so bliebe für eine neue Follikelreife nicht genügend übrig, da das Corpus luteum diese angenommene Substanz verarbeite und benötige. Es ist gar kein Zweifel, daß die von ihnen vermutete x-Substanz das später entdeckte Hypophysenvorderlappenhormon darstellt. Ich habe versucht, durch histologische Untersuchungen einer großen Anzahl von Hypophysenvorderlappen von Kaninchen, und zwar von normalen, schwangeren, kastrierten und vor allem mit Hormon behandelten Tieren, den Korrelationen des Corpus luteum bzw. des Luteohormons zum Hypophysenvorderlappen näherzukommen. Diese Untersuchungen sind jedoch noch nicht abgeschlossen und ein endgültiges Urteil kann ich leider noch nicht fällen. In einem späteren Abschnitt wird darauf noch kurz zurückzukommen sein. Trotzdem bin ich der festen Überzeugung, daß der „follikelhemmende" Einfluß des Corpus luteum auf sein eigenes Ovarium — hormonal bedingt — auf dem Wege einer Rückwirkung über die Hypophyse vor sich geht. KRAUL-Wien glaubt, in einer angemessenen Versuchsserie folgendes festgestellt zu haben: Die transplantierten Hypophysen von Tieren, die mit Follikelhormon vorbehandelt waren, verursachten im Ovarium des Testtieres vornehmlich Follikelreife; diejenigen Hypophysen jedoch von Tieren, die mit Luteohormon vorbehandelt waren, bewirkten an den Testtierovarien starke Luteinisierungen und Corpus luteum-Bildung. Die Versuche sind bisher von anderer Seite noch nicht bestätigt. Es gibt sogar neuere Untersuchungen mit anderer Versuchsanordnung, welche in anderer Richtung deuten. Auf diesen Fragenkomplex wollen wir an späterer Stelle zurückkommen und hier nur feststellen: Wenn ein Einfluß in diesem Sinne sich nachweisen läßt, so würden wir damit einwandfrei wissen, daß uns mit Hilfe des Luteohormons auf dem Wege über den Hypophysenvorderlappen ein Einfluß auch auf das Ovarium möglich ist. Ich glaube fest an diesen Wirkungsweg des Luteohormons auf das Ovarium und bin überzeugt von einer therapeutischen Beeinflussungsmöglichkeit des menschlichen Ovars auf diesem Wege, beweisen kann ich es jedoch noch nicht.

Neuerdings ist von VAN SMITH und WATKINS SMITH auf Grund von Versuchen an normalen und kastrierten Tieren behauptet worden, daß die Ausscheidung des Follikelhormons im Harn durch die Wirkung des Luteohormons erfolge. Man könne viel Follikelhormon zuführen, ohne daß eine nachweisbare wesentliche Ausscheidung erfolge, während diese sich bei gleichzeitiger Zufuhr von Luteohormon erst deutlich bemerkbar mache. Diese Angaben bedürfen dringend der Nachuntersuchung. Wenn sie sich bestätigen, so ist dann diese Tatsache meiner Ansicht nach weniger ein Beweis dafür, daß das Luteohormon die Follikelhormonausschwemmung fördert, als dafür, daß zugeführtes Luteohormon bei der Ausscheidung abgebaut wird und im Urin als Follikelhormon erscheint. Das würde uns in dem von mir vermutungsweise schon ausgesprochenen Sinne der Konstitution und Natur des Luteohormons recht viel näher bringen.

8. Pathologie des Luteohormons.

Auch über die Pathologie des Luteohormons war an experimentellen Untersuchungen bisher wenig bekannt. Pathologische Bildung des Luteohormons müssen wir am Menschen bei den Krankheitsbildern der Blasenmole und des Chorionepithelioms annehmen. Bei diesen pathologischen bzw. malignen Entartungen des Chorionepithels kennen wir eine Rückwirkung desselben auf das Ovarium, die mit vermehrter Corpus luteum-Bildung einhergeht. Das Ovarium enthält hier häufig die vielfach beschriebenen Luteincysten in einer pathologischen Zahl, wie wir es sonst nirgends sehen. Aller Voraussetzung nach ist unter Berücksichtigung der übrigen hormonalen Pathologie dieser Krankheitsbilder eine gesteigerte Produktion von Luteohormon in diesen multiplen Corpus luteum-Cysten anzunehmen. Aus meinen experimentellen Studien mit dem Ergebnis des Bestehens bestimmter Mengenkorrelationen zwischen Follikel- und Luteohormon zur Erzeugung des Ablaufes physiologischer Funktionsphasen innerhalb des Genitalschlauches geht einwandfrei hervor, daß es ebenso wie beim Follikelhormon eine pathologische Wirkung des Luteohormons geben muß. Schon bei den Versuchen, die Gravidität beim Kaninchen nach Exstirpation der Ovarien durch Luteohormonbehandlung zu erhalten, kann man derartiges feststellen. Es sind nämlich ganz bestimmte Mengen des Luteohormons zur Erzielung des Effektes notwendig und wahrscheinlich auch das gleichzeitige Wirken bestimmter Dosen Follikelhormon. Wenn man z. B. ein zur Zeit der Follikelblüte in der Proliferationsphase befindliches Kaninchen kastriert und mit genügenden Mengen Luteohormon lange weiter behandelt, so resultiert nicht etwa ein gesteigertes Drüsenstadium der Uterusschleimhaut wie am 6. Tage, sondern der Prozeß läuft ab wie zur Zeit der Schwangerschaft, dauernd sich verändernd und fortschreitend. Daß dabei aber auch wiederum ein Zuviel an Luteohormon pathologische Zustände schafft, konnte ich neuerdings an der Maus in experimentellen Studien feststellen.

Versuchsanordnung. Schwangeren weißen Mäusen wurden zu den verschiedensten Zeitpunkten der Trächtigkeit beide Ovarien exstirpiert. Es erfolgt dann immer der Abort oder die Resorption der Feten ganz gleich zu welchem Zeitpunkt der Gravidität (bis einige Tage vor der durchschnittlich am 21. Tage eintretenden Geburt) die operative Kastration erfolgt. Es wurde nach diesen Vorversuchen folgende Behandlung bei den Tieren vorgenommen mit dem beschriebenen Erfolg:

1. Ein Teil solcher Mäuse erhielt vom Moment der Kastration ab täglich Follikelhormon. Bei verschiedenartigster Dosierung erfolgte immer die Unterbrechung der Schwangerschaft. Der Uterus war groß und „proliferiert".

2. Ein Teil solcher Mäuse erhielt vom Moment der Kastration ab täglich Luteohormon. Die Schwangerschaft blieb erhalten, jedoch waren die Früchte meistens tot. Die genaue Dosis, bei welcher sie sicher am Leben bleiben, konnte ich noch nicht als konstant ermitteln.

An der Dosis von 1 KE Luteohormon täglich konnte ich jedoch feststellen, daß diese für den Schwangerschaftsprozeß bei der Maus
pathologisch sein muß. Denn die pathologische Erweichung in den
primär zunächst weitergewachsenen und zum Teil sehr großen Eikammern konnte nur durch ein Zuviel an Luteohormon hervorgerufen
sein. Andererseits liegt die physiologische Dosis zur normalen Aufrechterhaltung der Schwangerschaft nicht sehr weit unter 1 KE
täglich. Ich demonstriere im Bilde den makroskopischen Befund an
diesen Uteri zum Vergleich.

Abb. 78 zeigt den Zustand 6 Tage nach Kastration einer schwangeren Maus am 4. Tage der Gravidität.

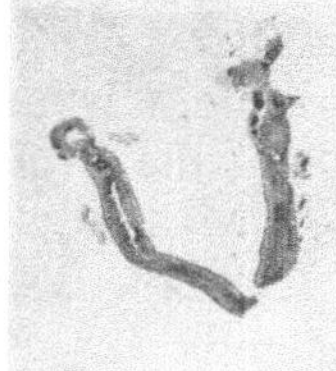 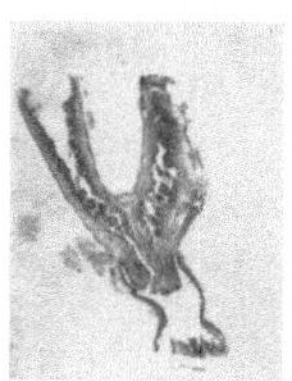 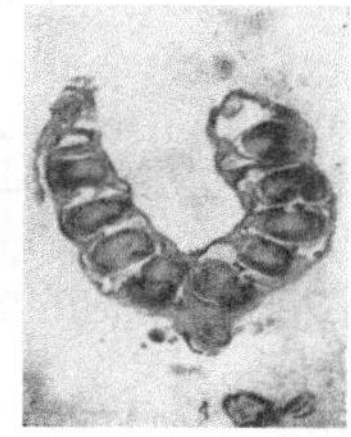

Abb. 78. Uterus, Maus,
kastriert in der Gravidität
(vor der Eieinbettung).
(Schrumpfung.)

Abb. 79. Uterus, Maus, kastriert
in der Gravidität (vor der Eieinbettung). Anschließende Follikelhormonbehandlung. (Keine
Schrumpfung, aber auch keine
Eieinbettung.)

Abb. 80. Uterus, Maus,
kastriert in der Gravidität
(vor der Eieinbettung).
Anschließende Luteo-
hormonbehandlung.
(Eieinbettung.)

Abb. 79 demonstriert die Wirkung einer im Anschluß an die
Kastration am 4. Tage der Gravidität erfolgte tägliche *Follikelhormon*-
behandlung mit Tötung des Tieres nach 6 Tagen der Behandlung.

Abb. 80 gibt Aufschluß über die Wirkung von großen Dosen
Luteohormon, mit denen die am 4. Tage der Trächtigkeit operativ-
kastrierte Maus auf die Dauer von 6 Tagen behandelt wurde. Die
Tötung des Tieres erfolgte am nächsten Tage nach der letzten Luteo-
hormoninjektion.

Zum Schluß der Besprechung des spezifischen Hormons des
Corpus luteum möchte ich eine kurze Bemerkung zu seiner Benennung
machen. Corner und W. M. Allen haben den wirksamen Stoff
„Progestin" genannt, eine in jeder Beziehung anzuerkennende, das
Hormon charakterisierende Bezeichnung. Die beiden Autoren sprechen von der spezifischen Schleimhautveränderung, die es bewirkt,
als der „Progestational Proliferation". Als Proliferation kann nach
meinen Ausführungen die zunächst auf den ersten Blick allerdings
„proliferiert" erscheinende *hypertrophische* Schleimhaut in ihren Veränderungen nicht bezeichnet werden. Die Proliferation macht das
Follikelhormon — das Luteohormon macht die Transformation.

Da im Corpus luteum sowohl das Luteohormon als auch das Follikelhormon gebildet wird, müßten wir „rechtlich" immer vom „spezifischen Hormon des Corpus luteum" sprechen. In diesem Sinne halte ich im Gegensatz zu dem Follikelhormon die einfache Bezeichnung „Luteohormon" für nicht unangebracht und wende sie deshalb ausschließlich an.

E. Zusammenwirken und „Verhältniswirkung" der beiden Ovarialhormone.

(Betrachtungen zum Studium derselben und zur Frage der sog. „hormonalen Sterilisierung" und der *„hormonalen Unterbrechung der Schwangerschaft".*)

Nachdem bis vor einigen Jahren die Einheit, die Unität des Ovarialhormons für erwiesen angesehen wurde, inzwischen jedoch der einwandfreie Beweis eines spezifischen Hormons des Corpus luteum und damit eines zweiten Ovarialhormons erbracht werden konnte, fragte es sich, ob nun die Dualität der Ovarialhormone endgültig sei. Oder gibt es noch ein drittes oder viertes Hormon des Ovariums oder vielleicht des Corpus luteum? Es ist durchaus möglich, daß im Ovarium noch weitere Substanzen hormonaler Natur gebildet werden. So wollen Kaufmann und Bichel aus der Wagnerschen Klinik einen stoffwechselsteigernden Stoff aus Ovarialsubstanz isoliert haben, der mit den beiden spezifischen Ovarialhormonen nicht identisch ist. Wenn wir die Frage in dem Sinne präzisieren, ob im Ovarium noch weitere, spezifisch auf den Genitalschlauch wirkende, also sog. Sexualhormone gebildet werden, so können wir diese Frage meines Erachtens mit einem Nein beantworten, und zwar trotz gegenteiliger, hier jetzt zu erwähnender Behauptungen und Untersuchungen. Ich schicke voraus: *Mit den beiden beschriebenen Sexualhormonen des Ovariums, dem Follikel- und dem Luteohormon läßt sich in geeigneter Kombination derselben die cyclische und die zur Eieinbettung und -erhaltung notwendige Funktion des Genitalschlauches vollständig ersetzen.*

Hisaw und Mitarbeiter haben, wie erwähnt, schon vor einigen Jahren aus Corpora lutea einen Stoff isoliert, der die „Relaxation" der Meerschweinchensymphyse bewirkt und ihn „Relaxin" genannt. Inzwischen ist der Beweis erbracht, daß dieser Effekt sich auch mit Follikelhormon oder in Kombination von Follikelhormon und Luteohormon erzielen läßt und eben nur eine auf die bekannten Hormone entsprechend reagierende Eigenart anatomischen Baues des Meerschweinchenbeckens darstellt (s. Kapitel C). Dieselben Autoren und kürzlich auch in Gemeinschaft mit W. M. Allen haben dann noch einen weiteren Stoff aus Corpora lutea isoliert, der an der Mäusevagina die Muzifikation des Epithels bewirkt. Dieser soll durch das spezifische Luteohormon nicht zu erzielen sein. Auch hierzu wurde bereits angedeutet, daß ich die gegenteilige Erfahrung gemacht

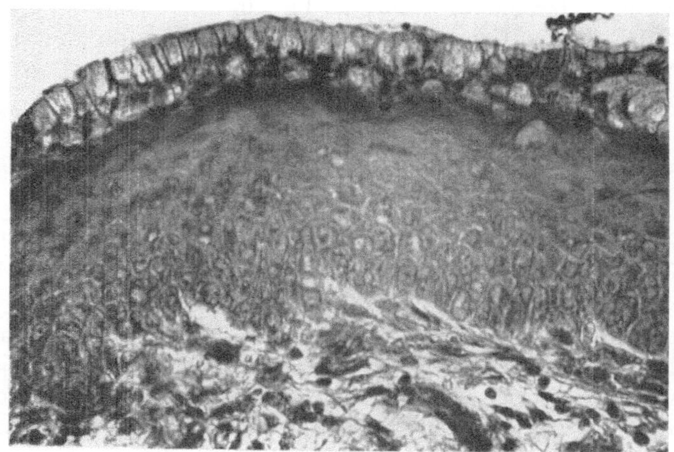

Abb. 81. Vaginalschleimhaut der Maus. Prooestrus (vgl. das zylindrische Deckepithel mit dem verschleimenden Epithel der Abb. 82).

habe. Ich will jedoch hier etwas auf die von mir vor Jahresfrist abgeschlossenen und ausführlich beschriebenen Veränderungen in der

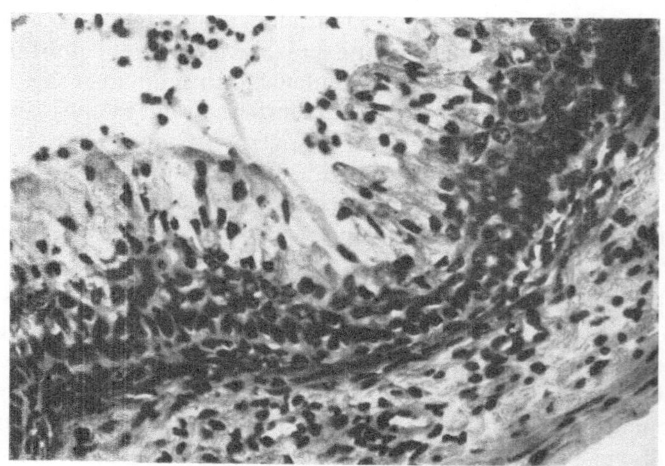

Abb. 82. Vaginalschleimhaut der Maus am 6. Tage der Gravidität (verschleimendes Epithel).

Mäusevagina kurz näher eingehen und dadurch versuchen, evtl. Mißverständnisse zu erklären. Ich gebe zunächst 2 Abbildungen wieder, die zur Klarstellung der histologischen Verhältnisse notwendig sind.

An den beiden Vaginalschleimhäuten ist je eine besondere Art Epithel vorhanden, die zu Irrtümern führen kann.   In der Abb. 81 findet sich das früher schon beschriebene typische zylindrische Deckepithel über der Plattenepithelschicht, wie es im Prooestrus, also bei dem Aufbau der Schleimhaut durch Follikelhormon, gesehen wird. In der anderen Abbildung (Abb. 82) sehen wir ein verschleimendes Epithel an der Oberfläche, das dem basalen germinativen Epithel direkt in unmittelbarem Anschluß ohne Zwischenlagerung von Plattenepithel aufsitzt, ein Zustandsbild, wie es unter dem Einfluß von Corpora lutea, im besonderen während der Schwangerschaft, gesehen wird. Zu dem Stadium der Abb. 81 kommt es auf die auch schon ausführlich beschriebene folgende Weise: Die in ihrem Plattenepithel vollständig abgebaute Vaginalschleimhaut überzieht sich unter der neuen beginnenden Follikelhormonwirkung beim regenerativen Aufbau zunächst mit dem in der Abb. 81 gezeigten Oberflächenepithel. Dieses wird vom darunter proliferierenden Plattenepithel in die Höhe geschoben. Am Beginn eines solchen neuen Prozesses ist dementsprechend natürlich die Beurteilung gegenüber den in Abb. 82 demonstrierten Verhältnissen schwierig und läßt deshalb Fehldeutungen zu. Mit anderen Worten: Die beginnende Wirkung kleiner Follikelhormonmengen (oder die unvollständige Ausbildung einer Proliferationsphase) ist ohne weiteres ähnlich der vollständigen Wirkung des Luteohormons auf die Vaginalschleimhaut bei der Maus. Die fraglichen Zellen jedoch sind durchaus als 2 verschiedene Arten anzusehen. Im ersteren Falle handelt es sich um wohl begrenztes, nicht verschleimendes, einen Teil der Proliferation bedeutendes Zylinderepithel. Im zweiten Falle handelt es sich um verschleimendes, in seiner lumenwärts gelegenen Begrenzung deshalb „verschwimmendes", durch Transformation aus dem Plattenepithel entstandenes Funktionsepithel.

Das erstere läßt sich am kastrierten Tier durch zur Vollproliferation des Schollenstadiums ungenügende Mengen Follikelhormon als „Ansatz" zur Proliferation erzeugen; das zweite nur mit dem Luteohormon durch Umwandlung vorher dagewesenen proliferierten Plattenepithels in verschleimendes Epithel bewirken.

Man kann diese Verhältnisse noch deutlicher durch folgende Vergleichsbilder demonstrieren. Bei der infantilen oder kastrierten Maus sitzt dem permanenten Basalepithel eine nur 1- bis höchstens 2schichtige Reihe von Zylinderepithel auf (Abb. 83). Bei der schwangeren Maus in der 2. Hälfte der Gravidität finden wir auch nur ein einreihiges Epithel direkt dem Basalepithel aufsitzend (Abb. 84). Eine einfache Betrachtung im Vergleich dieser Bilder wird, abgesehen von dem Grund- und Wesensunterschied im übrigen Aufbau der Mäusevagina zu diesen beiden verschiedenen Stadien, einwandfrei erkennen lassen, daß es sich auch hinsichtlich des Epithels hier um 2 voneinander verschiedene „Typen" handelt. Ich glaube, durch diese Demonstration zur Aufklärung dieser Dinge und der Richtigstellung der Annahme eines in dieser Richtung spezifischen dritten Hormons des Ovars einen Beitrag geliefert zu haben.

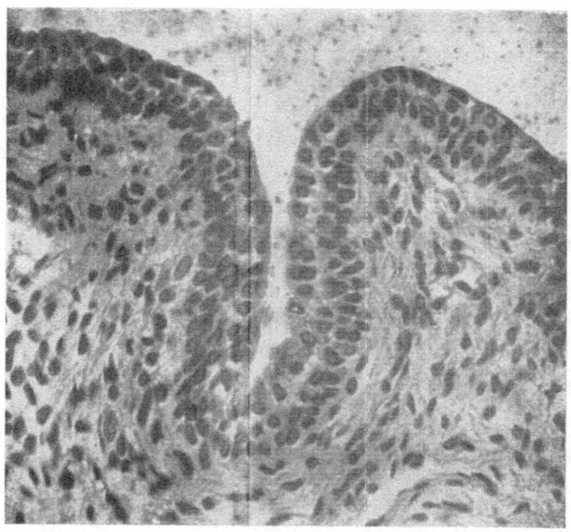

Abb. 83. Vaginalschleimhaut einer kastrierten Maus (ruhendes Epithel).

Wir dürfen eines nicht vergessen: Das Corpus luteum ist ein Gebilde des Ovariums und enthält als solches außer seinem spezifischen Luteohormon auch noch das Follikelhormon, das je nach der Verarbeitung des Ausgangsmaterials, also der Corpora lutea, mehr oder weniger stark in den Vorder- oder Hintergrund tritt.

Die hormonale Physiologie des Genitalzyklus möchte ich jetzt nach der genauen Charakterisierung der beiden Ovarialhormone

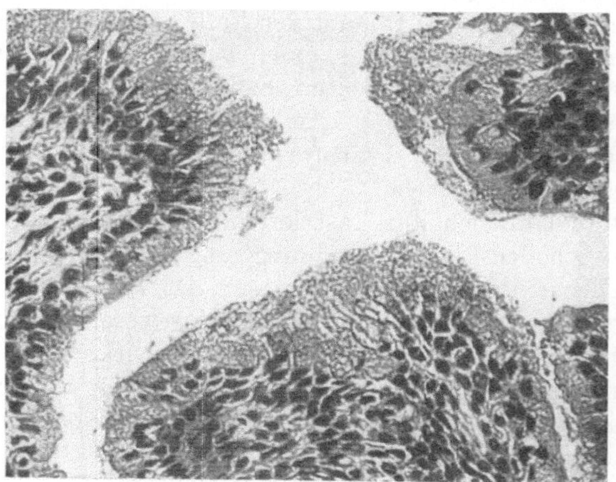

Abb. 84. Vaginalschleimhaut einer Maus in der 2. Hälfte der Gravidität (verschleimendes Epithel).

einer abschließenden Betrachtung unterziehen. Dabei betone ich, daß kleine Einzelheiten, über die ich bisher keine Angaben in der Literatur finde, Rückschlüssen entspringen, die ich aus meinen vergleichenden Untersuchungen der Histologie des Genitalzyklus der verschiedenen Tiere und des Menschen zu den im Hormonexperiment am kastrierten Tier an Erfahrung gesammelten Befunden ziehe.

1. Die Masse der Ovariumgrundstockfollikel bis zur ersten Reiffollikelbildung bewirkt mit ihrer rezidivierenden, aber kontinuierlich an Menge zunehmenden Follikelhormonproduktion den Aufbau der Uterusmuskulatur und die allmähliche Entwicklung ihres normalen Turgors.

2. Das vom Reiffollikel produzierte Plus an Follikelhormon ist verantwortlich für den proliferativen Aufbau einer normal hohen Uterusschleimhaut (Proliferationsphase derselben).

3. Das aus dem gesprungenen Reiffollikel entstehende Corpus luteum bewirkt durch die Produktion seines spezifischen Luteohormons die Umwandlung innerhalb der Uterusschleimhaut und — bei den einzelnen Tierarten in verschiedenem Grade deutlich — der Uterusmuskulatur (primäre Umwandlung der Transformationsphase).

4. Bei Eintritt einer Gravidität entsteht im Corpus luteum ein Plus an Follikelhormon (Corpora lutea graviditatis sind besonders follikelhormonreich), dem eine weitere Proliferation der Schleimhaut zuzuschreiben ist. Dieses weitere Wachstum der Schleimhaut erfolgt aber unter gleichzeitiger hochgradiger Umwandlung des Wachsenden infolge des Plus an Luteohormon, das in Schwangerschafts-Corpora lutea ebenfalls einwandfrei nachweislich gebildet wird (eigentliche Deciduabildung der Frühschwangerschaftsphase).

5. Tritt keine Gravidität ein, so erfolgt unter dem Zusammenbruch des Zyklus-Corpus luteum deshalb ein Zerfall und Abgang der Schleimhaut, weil jegliches über den Gehalt und die Bildung der Follikelhormonmengen des Ovariumgrundstockes hinausgehendes Plus an Hormon rasch mehr und mehr abnimmt und schließlich ausfällt (Menstruation bei der Frau und beim Affen, Transformationsphasenenddegeneration bei den übrigen Tieren).

6. Wenn wir die Vorgänge in diesem Lichte betrachten, so müssen wir zu 2 Überlegungen kommen.

a) Am Ende der Follikelphase bei vollreifen, sprungfertigen Follikeln im Ovar steht die Schleimhaut unter dem Höchstturgor des Follikelhormons. Notwendigerweise muß bei dem plötzlichen Ereignis der Ruptur der Follikel eine gewisse Entspannung oder eine Art Kollaps innerhalb der Schleimhaut auftreten, der anhält bis das Corpus luteum mit seiner ersten Luteohormonproduktion in Gang kommt. Denn das Corpus luteum ist ja nicht sofort nach dem Follikelsprung da, sondern entwickelt sich erst. Ich glaube, daß wir bei den kleinen Nagern genügend Anhaltspunkte für dieses Moment in der Erschlaffung des Uterus und dem vorübergehenden Auftreten einer Leukocytose zu diesem Zeitpunkt haben. Beim Menschen und Affen

ist das bis jetzt durchaus hypothetisch[1]. Es besteht aber auch
dort ein anderes Massenverhältnis zwischen Schleimhaut und Muskulatur als bei den Nagern. Bei den Nagern ist dieses Verhältnis
ein großes zugunsten der Schleimhaut (viele Reiffollikel im Ovar),
bei Mensch und Affe umgekehrt (wenig Reiffollikel im Ovar), dagegen
das Verhältnis Muskulatur zur Schleimhaut groß. Jedenfalls scheint
dieser Entspannungsprozeß auch dort nicht ganz abwesend zu sein,
und ich halte ihn als leichten Ansatz zu Degenerationen für den eigentlichen Übergang von Proliferations- zu Transformationsstadium. Es
gibt 2 Regeln in der Zellehre, die hier in ihrer Anwendung durch-
dacht werden sollten: 1. proliferierende, wachsende Zellen sezernieren
nicht und 2. Sekretion geht zum Teil mit Degeneration einher.

b) Am Ende der Transformationsphase zerfällt bei der Frau die
Schleimhaut fast vollständig unter Blutungserscheinungen im Sinne
der Menstruation. Die Heilung der Wundfläche durch Epithelialisierung erfolgt verhältnismäßig sehr rasch (R. SCHRÖDER). Wenn
auch das Wesentliche im Abgang der Schleimhaut im autolytischen
Zerfall derselben zu sehen ist, so halte ich es doch nicht für ausgeschlossen, daß die bereits beginnende neue Follikelhormonwirkung
des neuen Zyklusfollikels in der Abstoßung der hinfälligen Schleimhaut mithilft und die von der Basis her erfolgende beginnende neue
Proliferationsschleimhaut das alte hinfällige Gewebe, gewissermaßen
von unten her nachhelfend, verdrängt.

Alles in allem erkennen wir immer mehr nicht nur das Wirken
der beiden Hormone, sondern besonders das Bedingtsein der physiologischen Zyklusabläufe an das Wirken physiologischer, genau auf-
einander abgestimmter Mengenverhältnisse dieser Hormone. Ich habe
schon am Beginn meiner Studien über das Zusammenwirken bzw.
die Wechselwirkungen zwischen Follikel- und Luteohormon auf diese
Dinge hingewiesen (1930) und zur genauen Beurteilung des von mir
ausgearbeiteten Luteohormontestes am infantilen Kaninchen gehört
die Kenntnis derselben. Neuerdings hat W. M. ALLEN auf dieser
Tatsache fußend am Tier gezeigt, mit welchen bestimmten Mengen
Follikelhormon die Wirkung einer bestimmten Menge Luteohormon
regelrecht zu verdrängen und zu zerstören ist. Ich glaube, wir können
aus diesen Untersuchungen für die Therapie am Menschen lernen.
Wenn sich ein frischer Schwangerschaftsprozeß mit im Gang befindlicher Vollfunktion des Corpus luteum entwickelt, so muß es möglich
sein, mittels einer bestimmten pathologischen Menge Follikelhormon
die Eieinbettungsvorgänge in ihrer Physiologie zu stören. Diese

---

[1] Ich verweise hier auf eine nach Fertigstellung dieser Monographie
erschienene sehr wichtige Arbeit von GÜNTHER K. F. SCHULTZE aus der
STOECKELschen Klinik: Muskulärer Zyklus der menschlichen Gebärmutter
(Klin. Wschr. 1932, Nr 47).

Dosen Follikelhormon schätze ich für den Menschen jedoch enorm hoch. Ich bin aber der Überzeugung, daß wir (natürlich in den indizierten Fällen) zu der Möglichkeit der *hormonalen Unterbrechung der Schwangerschaft* kommen werden. An der Königsberger Klinik unter Prof. v. Mikulicz-Radecki sind wir dabei, solche Untersuchungen in geeigneten Fällen mit sehr hohen Dosen Progynonester anzustellen.

Wir kommen heute damit gleichzeitig zu dem Problem der „*hormonalen Sterilisierung*“. Es ist über die verschiedensten Mittel und Wege zur hormonalen Sterilisierung am Tier berichtet worden. Auf Grund unserer Untersuchungen und Feststellungen über das Vorliegen bestimmter Mengenkorrelationen der Hormone ergibt sich sehr einfach und logisch: Zum Vorgang, der zur Befruchtung eines reifen Eies und schließlich zur Eieinbettung führt, gehört die Wirkung festliegender Mengenproportionen der Hormone. Wird dieses Verhältnis und dadurch der physiologische Ablauf innerhalb des erforderlichen Nährbodens (Tubenepithel, Uterusschleimhaut) durch eine pathologische Wirkung eines der beteiligten Hormone gestört, so wird damit die Eieinbettung bzw. ihre physiologische Fortentwicklung verhindert. Theoretisch muß es möglich sein, auch schon innerhalb des Zyklus in diesem Sinne durch künstliche Zufuhr eines „pathologischen Plus“ an Hormon zur für dieses Hormon unspezifischen Zeit eine temporäre „Sterilität“ hervorzurufen. Das bedeutet aber nicht eine hormonale Einwirkung auf das Ei, sondern auf seinen Nähr- und Entwicklungsboden. Die nächste Zukunft wird uns sicherlich weitere Forschungen auf diesem Gebiet bringen. Ich möchte nur noch eine kurze Andeutung zu den erforderlichen Mengen machen. Beim reifen Kaninchen bedeuten 30 ME Follikelhormon täglich subcutan verabfolgt eine noch gerade physiologische Dosis. Ich habe nun normale Tiere mit 10—30 KE monatelang behandelt. Es wurde dann mit der Behandlung ausgesetzt, um zu sehen, ob eine chronische Follikelhormonzufuhr in physiologischen Dosen eine Bedeutung haben würde für die späteren generativen Vorgänge. Mir schien das in bezug auf die Therapie mit Follikelhormon am Menschen wichtig. Die Tiere wurden jedoch weiterhin brünstig und schwanger ohne Besonderheiten, ein Beweis dafür, daß die Hormonzufuhr in physiologischen Dosen nichts ausmacht. Auch während der Behandlung entwickelte sich nach dem Belegen eine Gravidität. Ich beobachtete aber dabei einige Sonderheiten. Bei einem Tier, das dann aus anderen Gründen getötet wurde, fand ich unter täglicher Weiterbehandlung mit 20 ME Follikelhormon in der Schwangerschaft am 12. Tage der Gravidität eigenartig große Fruchtkammern, die über das normale Maß ganz deutlich hinausgingen. Bei einem Tier schließlich, das 30 ME täglich und insgesamt 1500 ME in 50 Tagen erhalten hatte, trat Abort in der 2. Hälfte der Gravidität ein. Ein drittes Tier mit ähnlich langer Behandlungszeit wurde trotz Entwicklung einer Corpus luteum-Phase nach Belegen durch den Bock nicht schwanger, sondern nur „pseudogravide". W. M. ALLEN berichtet in einer kürzlich erschienenen Arbeit, daß 1000 RE (nach den allgemeinen Erfahrungen also 4—5000 ME) Follikelhormon, innerhalb 5 Tagen zugeführt, imstande sind, die normale Corpus luteum-Phase vollständig zu zerstören. Ähnliches teilt COURRIER mit. Ich verfüge über durchaus gleiche Erfahrungen. Wir sehen also daran, daß sehr beträchtliche Dosen für den Menschen notwendig sein werden, um die Schwangerschaft hormonal zu unterbrechen. Ich schätze sie auf 200000—300000 ME; denn mit 100000 ME konnte ich bisher nur einen unvollkommenen Erfolg erzielen.

Aus diesen Tierversuchen müssen wir folgenden Schluß ziehen: Es wird möglich sein, auf hormonalem Wege die Schwangerschaft zu unterbrechen. Es wird weiterhin möglich sein, durch Zufuhr eines genügenden Plus an Follikelhormon während der Sekretionsphase diese in ihrem Ablauf derartig zu stören, daß eine Gravidität nicht eintreten kann. Die dazu notwendigen Dosen werden sehr hoch sein. Sie sind bisher noch nicht endgültig erforscht.

Zum Schluß der Darstellung der Physiologie und Pathologie der beiden Ovarialhormone will ich noch 2 *neuere Versuchsanordnungen* mitteilen, denen ich mich zum Teil bei gewissen Fragestellungen bediente und die ich für nennenswert in der weiteren Erforschung der Korrelation von Follikelhormon zu Luteohormon innerhalb des lebenden Organismus halte.

1. Wenn man Ausscheidungen der Hormone und Änderungen derselben im Tierversuch kontrollieren will, stößt man auf Schwierigkeiten hinsichtlich der Uringewinnung. Um nun die ganzen Hormonmengen sammeln und verarbeiten zu können, habe ich zusammen mit MAC KELVEY-Baltimore bereits vor längerer Zeit folgende Versuchsanordnung getroffen: Reife Kaninchen wurden durch Eingehen unweit oberhalb der Symphyse operiert. Es wurde die Blase ein gutes Stück von der vorderen Vagina abpräpariert und dann der unterste Abschnitt des Blasenbodens oder die Urethra mit einem Seidenfaden doppelt unterbunden. Darauf Schluß der Operationswunde mit Catgut unter Fixation der vorderen Blasenwand (prävesicales Fett) an die Bauchwand. Von nun ab ist es möglich, durch täglich 3mal vorgenommene Punktion mit einfacher Spritze und Kanüle durch die Bauchdecken hindurch die Blase zu entleeren und auf diese Weise die Gesamtmenge des sonst zum großen Teil verloren gehenden Urins restlos zu erhalten. Wir haben solche Tiere bis zu 3 Wochen lang zum Teil ohne Störungen im Versuch gehabt.

2. Nach meinen Untersuchungen an längere Zeit kastrierten reifen Kaninchen ist es möglich, am Genitalschlauch solcher Tiere durch

geeignete Kombination von Follikel- und Luteohormongaben eine Schwangerschaftsphase bis zu ihrem vollständigen Ende zu führen. Es müßte also auch möglich sein, in dem Uterus eines derartig unter Behandlung stehenden Kaninchens die befruchteten Eier eines anderen normalen Kaninchens zur Weiterentwicklung zu bringen. Derartige Untersuchungen habe ich vorgenommen, indem ich die am 4. Tage nach dem Belegen eines normalen Tieres im distalen Tubenanteil befindlichen befruchteten Eier aus den exstirpierten Tuben hinausgespült habe, in den schlitzförmig eröffneten Uterus eines zeitlich entsprechend hormonal vor- und dann weiterbehandelten kastrierten Tieres hinein. Mehrere solche etwas komplizierte Experimente wurden angestellt, jedoch bisher ohne Erfolg hinsichtlich der Erzielung einer Eiimplantation.

Wenn wir die Gesamtheit unserer Ergebnisse und den Stand der Erforschung der spezifisch auf den Genitalschlauch wirkenden beiden Hormone des Ovariums überblicken, so läßt sich wohl sagen, daß das Wesen derselben in seinen Grundzügen nunmehr einwandfrei feststeht. Eine dritte, mit der geordneten Funktion des Ovars unlöslich verbundene Komponente steht zweifellos noch völlig isoliert und unberücksichtigt da, das ist die eigentliche Eibildung. Man hat dem Ei eine dominierende Stellung im ovariellen Geschehen zugeschrieben und vom „Primat des Eies“ gesprochen. Dieses Primat des Eies erscheint durch manche Ergebnisse in andere Bahnen gelenkt oder gar „erschüttert“, ganz besonders durch die Untersuchungen von WESTMANN - Stockholm, der beim Kaninchen die in den Tuben auf der Wanderung befindlichen Eier mit dieser insgesamt exstirpierte und einen ungestörten weiteren funktionellen Ablauf der cyclischen Veränderungen der Corpus luteum-Phase sah. Wohl konzentrieren sich die gesamten ovariell-hormonalen Prozesse gewissermaßen um das Ei herum und geschehen lediglich seinetwegen, eine aktive oder sogar führende Rolle des Eies läßt sich dabei aber nicht im geringsten erkennen. Das sehen wir auch ganz besonders beim Studium der auf das Ovarium und damit auf das Ei wirkenden sog. „übergeordneten“ Sexualhormone (B. ZONDEK) des Hypophysenvorderlappens. Ob nicht trotzdem das Ei sein eigenes Hormon produziert, davon soll kurz am Schluß der Besprechung der Hypophysenvorderlappenhormone im nächsten Kapitel die Rede sein.

F. Beziehungen der Ovarialhormone zu dem sogenannten Hypophysenvorderlappenhormon.

Wenn ich es unternehme, an dieser Stelle auf das oder die Sexualhormone des Hypophysenvorderlappens einzugehen, so geschieht das auf Grund der heute feststehenden Tatsache der völligen Abhängigkeit der Ovarialfunktion von diesen Hormonen. Es soll aber auch nur unter dem Gesichtswinkel der ganz am Anfang dieser Arbeit geschilderten Auffassungen von den cyclischen Vorgängen am Genitale geschehen und allgemein Bekanntes und Selbstverständliches nicht wiederholt werden. Die Hormone des Hypophysenvorderlappens sind in dem B. ZONDEKschen Buch von hierfür maßgeblicher Warte aus beschrieben worden. Deshalb soll auch nur eine mehr systematische Zusammenstellung neuerer Ergebnisse gebracht werden, die uns den Stand der Forschung in der Korrelation Hypophyse — Ovarium skizziert und den Angriffspunkt zu weiteren Arbeiten gibt. Was wissen wir also heute über diese Beziehungen?

Zunächst einmal muß für die Erforschung des Hypophysenvorderlappens ein gewisser, nicht abzuleugnender Mangel festgestellt werden, der gerade seit der Ära der Sexualhormonforschung, auch der Hormone des Hypophysenvorderlappens selbst, besteht. Dieser Mangel bezieht sich auf die vergleichende Histologie des Vorderlappens. So ausgezeichnet die menschliche Hypophyse in dieser Richtung von BERBLINGER und seinen Schülern bearbeitet ist, so sehr fehlt es jedoch an Beschreibungen des Tiermaterials. Die menschliche Hypophyse ist aber begreiflicherweise dem Experiment nicht zugänglich; und bei den Tierhypophysen ist man für die Ergründung hormonaler Korrelation immer wieder auf diejenige der Ratte verfallen, weil sich an ihr offensichtlich die deutlichsten Veränderungen zeigen. Das ist vielleicht verständlich; denn die Ratte ist ja auch dasjenige Tier, dessen Ovarium auf die kleinste Einheit „Hypophysenvorderlappenhormon" also so sehr leicht reagiert. In dieser Beziehung herrscht sogar zwischen Maus und Ratte das immer angegebene umgekehrte Verhältnis der nur $^1/_5$ der Mäuseeinheit betragenden, für die Erzeugung gleichen Effektes am Ovar notwendigen Dosis. Vielleicht liegt in diesen Bedingungen der Grund für die deutliche Erkennung der Korrelation zwischen Hormonologie und Histologie gerade am Vorderlappen dieses Tieres. Für die anderen Tiere aber fehlt es offensichtlich an genügenden histologischen Beschreibungen. So konnte ich in der Literatur keine zusammenfassende histologische Darstellung z. B. über den Hypophysenvorderlappen des Kaninchens, geschweige denn eine vergleichende Zusammenstellung mit derjenigen anderer Tiere entdecken. Herr Prof. BERBLINGER-Jena hat mir diese Tatsache persönlich bestätigt. Derartige Forschungen scheinen mir jedoch zur genaueren Klarstellung der Beziehungen zum Genitalapparat notwendig. Wir unterscheiden histologisch-färberisch bekanntlich 3 Zellarten des Hypophysenvorderlappens, die Eosinophilen, die Basophilen und die Hauptzellen. Dabei scheint mir zunächst einmal von Bedeutung, daß die in der menschlichen Schwangerschaft nach den Untersuchungen von ERDHEIM und STUMME und von BERBLINGER die größten Veränderungen überhaupt durchmachenden und deshalb für diesen Prozeß wohl auch wahrscheinlich funktionell-bedeutungsvollen Hauptzellen sich beim Kaninchen gar nicht im Vorderlappen, sondern in einem besonderen, zwischen Vorder- und Hinterlappen eingeschalteten Teil der Hypophyse völlig allein gruppiert liegend finden. Versuche mit Exstirpation nur des Vorderlappens oder des speziell auf die Genitalien einen Einfluß ausübenden Anteils der Hypophyse werden deshalb immer schwierig sein, wo sogar die Entfernung der gesamten

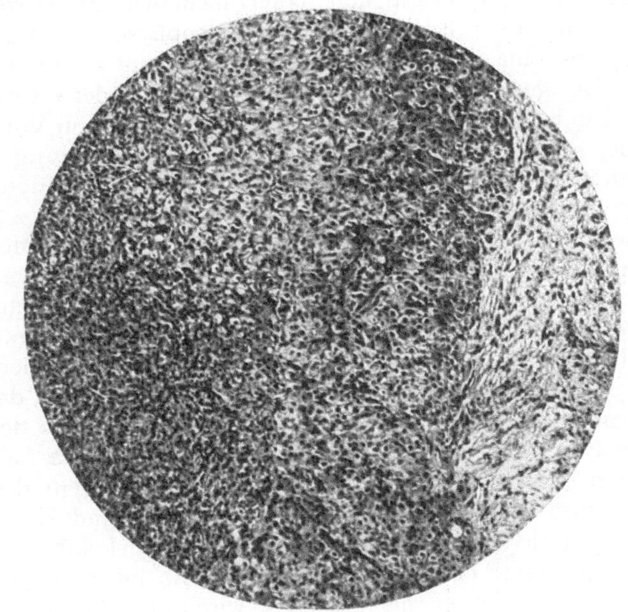

Abb. 85. Partie aus der Hypophyse eines Kaninchens. (Vorderlappenanteil links; Mittellappen: große Zellen in der Mitte; Hinterlappenanteil rechts.)

Drüse kein einfaches und vor allem in ihrer übrigen Wirkung durchaus kein indifferentes Beginnen darstellt.

Es steht auf Grund einwandfreier Experimente in dieser Richtung jedenfalls fest:

1. Nach Exstirpation der Hypophyse oder des Vorderlappens derselben hören die im früheren Teil beschriebenen cyclischen Veränderungen am Genitale völlig auf. Das Ovarium atrophiert bei geschlechtsreifen Tieren bzw. kommt gar nicht zur Reife bei infantilen. — Es folgt daraus eine Abhängigkeit der normalen Ovarialfunktion von dem Vorhandensein der normalen Hypophyse. Diese anfangs experimentell nur an niederen oder kleineren Tieren und beim Menschen an der Wirkung von Atrophien infolge Tumordrucks gemachte Erfahrung haben inzwischen C. Hartmann-Baltimore und

Mitarbeiter auch am Affen im Experiment bestätigt. Neuerdings ist von englischen Forschern (FEE und PARKES, RUTH DEANESLY) das Kaninchen zu Spezialstudien benutzt worden. Ausgehend von der Erfahrung, daß bei besprungenen, hochbrünstigen Kaninchenweibchen der Termin des Follikelsprungs einigermaßen vorausberechnet werden kann, wurden Hypophysenexstirpationen zu bestimmten Zeitpunkten der Ovarialfunktion vorgenommen, um einem evtl. Zusammenhang zwischen Follikelsprung, Corpus luteum-Bildung und Vorderlappentätigkeit näherzukommen. Es wurde dabei folgendes beobachtet: Exstirpation der Hypophyse verhindert das Auftreten der Ovulation und Corpus luteum-Bildung, wenn sie sofort nach dem Belegen erfolgt. Wenn die Entfernung der Hypophyse jedoch 1 Stunde oder längere Zeit nach der Kohabitation vorgenommen wurde, so erfolgte die Ovulation, und die Entwicklung normal funktionierender Corpora lutea schloß sich an, wenn auch etwas protrahiert und verlangsamt.

Für die Exstirpation der Hypophyse sind verschiedene Methoden angegeben worden. Interessant ist die von KOYAMA-Ryoskn an Ratten beschriebene, wobei unter Zurückziehen der Ohrmuschel nach oben und hinten und dadurch Streckung des Gehörganges mit einer Hohlnadel langsam gegen das Trommelfell zu eingestochen wird. Nach Durchstoßung desselben bis zur Schnecke hin wird dann die Nadel langsam ein wenig nach vorn geführt, wo die Spitze derselben eine kleine Furche erreicht. Danach wird die Nadelspitze fast senkrecht und ein wenig nach vorn unten gegen die Medianebene des Schädels etwa 3 mm tief durch den Knochen gestoßen und sitzt direkt über der Hypophyse. Der Mandrin der Hohlnadel wird entfernt, die Hypophyse durch eine mit flüssigem Paraffin luftdicht gemachte Spritze ausgesaugt. Die gewonnene Masse wird durch die histologische Untersuchung als Hypophyse bestätigt.

2. Daß der Vorderlappen der Hypophyse nur auf das Ovarium und nicht auf den Genitalschlauch wirkt, folgt aus dem einfachen *Kastrations*versuch, nach welchem trotz Vorhandensein der Hypophyse die Atrophie des Genitalschlauches einsetzt. Es ist das jedoch zunächst nur im anatomisch-funktionellen Sinne zu verstehen und damit nicht gesagt, daß das Vorderlappenhormon bei vorhandenem Ovarium und damit bestehender Vollfunktion des Genitalschlauches nicht auch eine etwaige pharmakologisch-funktionelle Wirkung auf diesen letzteren direkt ausübe. Die allgemein zu beobachtende Tonusherabsetzung der glatten Muskulatur der Organe und vor allem auch des Uterus in der Schwangerschaft und unter anderen Bedingungen, läßt sogar eine Möglichkeit im positiven Sinne in dieser Richtung zu. HOFBAUER glaubt an Hand von Implantationsversuchen an kastrierten Tieren sogar Grund zur Annahme einer direkten Wirkung auch im

anatomischen Sinne auf einen bestimmten Abschnitt des Genitalschlauches, nämlich den Cervixanteil, zu haben. Diese Untersuchungen
HOFBAUERs bedürfen drin-
gend der Nachprüfung, wenngleich schon jetzt gesagt
werden kann, daß die von
ihm an der Meerschweinchencervix beobachteten Ver-
änderungen nichts mit Car-
cinom oder präcancerösem
Zustand zu tun haben. Die
Veränderungen, wie sie HOF-
BAUER abbildet, waren uns
als normale Vorgänge an
der Meerschweinchencervix
durchaus bekannt und sind
dann von H. HARTMANN und

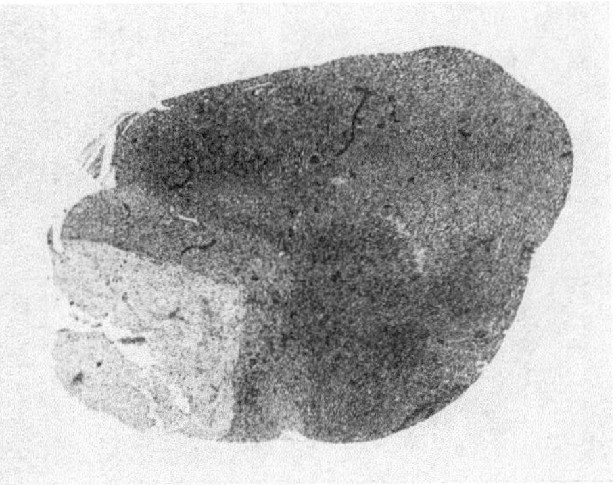

Abb. 86. Hypophyse eines normalen reifen
Kaninchens.

OLBERS daraufhin einer Kontrolle unterzogen und veröffentlicht
worden. Wesentlich und beachtenswert ist jedoch die Angabe des

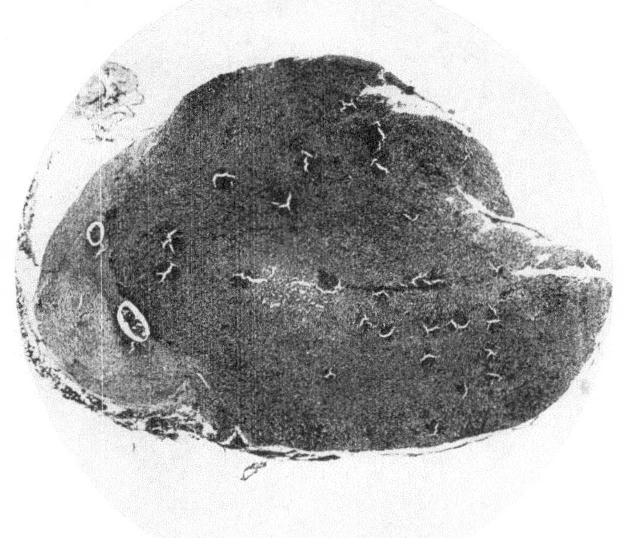

Abb. 87. Hypophyse eines 1³/₄ Jahr kastrierten reifen Kaninchens (gleiche Vergrößerung
und gleiches Gewicht des Tieres wie in Abb. 86).

Autors über das Auftreten derselben nach Hypophysenvorderlappen-
implantation am Versuchstier *ohne* Ovarien.

Abgesehen von der immer erfolgenden Atrophie des Genitalschlauches hat die Exstirpation der Ovarien aber zweifellos auch

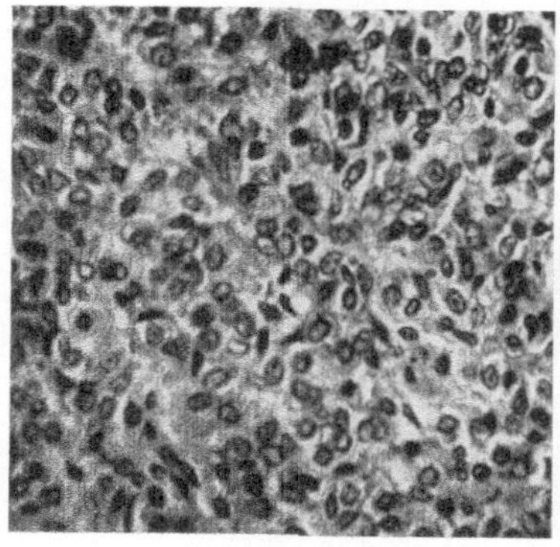

Abb. 88. Zellen aus dem Vorderlappen
der Hypophyse der Abb. 86.

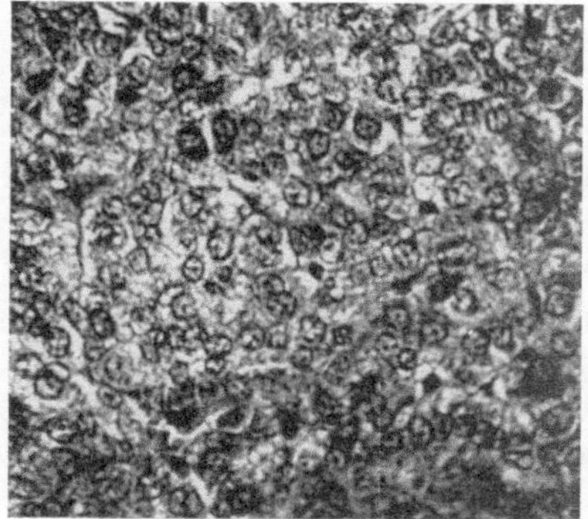

Abb. 89. Zellen aus dem Vorderlappen
der Hypophyse der Abb. 87.

einen Einfluß auf den Hypophysenvorderlappen. Das Auftreten der
sog. Kastrationszellen und die Vermehrung der eosinophilen Zellen

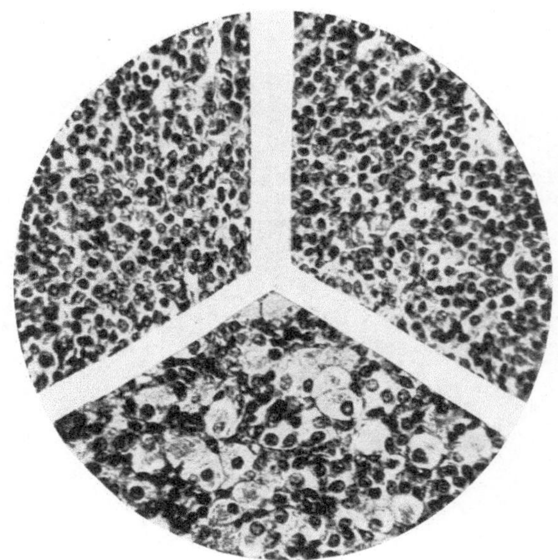

Abb. 90. Zellen aus dem Vorderlappen von Rattenhypophysen. Links: normales Tier;
unten: kastriertes Tier; rechts: kastriertes und dann mit Follikelhormon behandeltes
Tier. (Nach HOHLWEG und DOHRN.)

bei einigen Tieren deutet ohne weiteres schon darauf hin, daß nicht
nur die Hypophyse einen Einfluß auf das Ovarium, sondern auch das

Ovarium seinerseits, zum mindesten während seiner Vollfunktion eine Wirkung auf den Vorderlappen ausübt. Es ist zwar eine spontane Restitution der auf die Kastration folgenden Veränderungen im Hypophysenvorderlappen nach genügend langer Wartezeit beschrieben worden. Ich kann das für das Kaninchen, von dem mir Kastrationshypophysen bis fast zu 2 Jahren nach der Ovarienexstirpation zur Verfügung stehen, nicht bestätigen. Wie enorm die Größenzunahme des Hypophysenvorderlappens nach der Exstirpation der Ovarien sein kann, zeigt die Abb. 87, bei der es sich um einen Schnitt, durch die Hypophyse eines $1^3/_4$ Jahr kastrierten reifen weiblichen Kaninchens handelt. Das normale, nichtkastrierte Tier, von dem die Vergleichsabb. 86 stammt, war an Gewicht dem anderen etwa gleich. Die in der Abb. 87 gezeigte Kastrationshypophyse stammt außerdem von dem Tiere, dessen eigenartiges Verhalten ich eingangs im 1. Kapitel beschrieb.

3. Beide Veränderungen, sowohl die nach der Kastration auftretenden des Hypophysenvorderlappens als auch die nach der Hypophysenexstirpation am Ovarium erfolgenden, sind restituierbar.

Mit speziellen Fragen über die Regeneration der Kastratenhypophyse durch Zufuhr von Follikelhormon haben sich unter anderen in jüngster Zeit eingehend HOHLWEG und DOHRN experimentell beschäftigt. Während von B. ZONDEK und BERBLINGER ein wesentlicher Einfluß des Follikelhormons auf die Kastrationshypophyse auf Grund ihrer Untersuchungen geleugnet wird, haben die beiden ersteren Autoren, an der Ratte arbeitend, an vielen Experimenten nicht nur die histologischen Belege gebracht (Abb. 90), sondern auch die genauen Dosen bestimmt, mit denen die volle Regeneration zu erreichen ist. Durch Modifizierung der Versuchsanordnungen konnten sie in Parallelversuchen außerdem durch sofort im Anschluß an die Kastration vorgenommene Follikelhormonbehandlung das Einsetzen der Kastrationsveränderungen in der Hypophyse sogar verhindern und ebenfalls aus Versuchen mit infantilen Ratten den Rückschluß ziehen, daß das infantile Ovar bereits Follikelhormon produzieren muß, wenn auch entsprechend nur wenig an Menge.

Auf dem umgekehrten Wege wird die Beeinflussungsmöglichkeit nach Hypophysektomie atrophisch gewordener oder — bei jungen Tieren — infantil gebliebener Ovarien bewiesen. MARGARET HILL und A. S. PARKES, H. M. EVANS und Mitarbeiter und PH. E. SMITH exstirpierten die Hypophyse bei Kaninchen, Hunden bzw. Ratten und zeigten entweder durch spätere Implantation von Vorderlappengewebe oder durch Injektion von Extrakten der Drüsen, daß auf diese Weise auch eine regenerierende Wirkung auf die Ovarien des hypophysektomierten Tieres möglich ist. Aus der Tatsache, daß in beiden Fällen — also bei der Restitution der Kastratenhypophyse durch Follikelhormon und bei der Reaktivierung des Ovars des hypophysenlosen Tieres auf Behandlung mit Vorderlappenextrakt hin — die durch die Hormone bewirkten Veränderungen nicht von Dauer sind, sondern nach Aussetzen der Behandlung sofort wieder verschwinden (eigene Beobachtungen), folgt wiederum, daß eine *permanente* Hormonkorrelation zwischen Hypophyse und Ovarium beim normalen Tier bestehen muß. Diese „Dauerbeziehung" muß in Form eines Wechselspiels der Hormonspiegel oder Hormonniveaus dieser beiden Drüsen vorliegen.

4. Durch die Untersuchungen von B. ZONDEK und ASCHHEIM, EVANS, SMITH und ENGLE, EVANS und SIMPSON ist die Wirkung zugeführten Vorderlappenhormons an den Ovarien von normalen Tieren klar bewiesen und charakterisiert. Wichtig ist aber zu wissen, daß die am infantilen, wie am reifen Tier beschriebene Wirkung nur temporär ist und so lange anhält, wie ein Plus an Hormon vorhanden ist und wirken kann. Ich habe sowohl infantile als auch geschlechtsreife Kaninchen lange Zeit nach der Behandlung beobachtet und später keine „gesteigerte" Ovarialfunktion feststellen können. Die Wirkung des zugeführten Hormons verklingt zwar sehr langsam, jedoch nach genügend langer Wartezeit verschwinden die Residuen früherer Behandlung. Solche Tiere habe ich danach normal schwanger werden sehen. Das dürfte für die menschliche Therapie von Wichtigkeit sein, da wir daraus den Anhaltspunkt gewinnen, daß die vorübergehende Aktivierung und Belebung des Ovariums keine späteren Nachteile hinsichtlich der normalen Funktion desselben nach sich zieht. Die Wirkung zugeführten Vorderlappenhormons ist inzwischen von C. HARTMANN und R. R. SQUIER und von J. NOVAK und H. KUN auch am Affen nachgewiesen. Es wurden Hypophysenvorderlappen von Meerschweinchen und Schweinen implantiert bzw. ein Extrakt injiziert. Zunächst auffallend ist die starke Wirkung im Sinne der Follikelbildung, während Corpora lutea vermißt wurden. Es besteht jedoch Grund genug anzunehmen, daß dies lediglich der Verwendung ungenügender Mengen zuzuschreiben ist, und zwar möchte ich das aus folgendem schließen: Beim Hund wird über ähnliches berichtet. Vom Meerschweinchen ist lange Zeit dasselbe behauptet bzw. eine Wirkung sogar negiert worden, so daß man schon an das Vorliegen ganz anderer hormonaler Verhältnisse bei diesen Tieren zu glauben anfing (JARES, ARON). Am Meerschweinchen ist aber inzwischen der einwandfreie Beweis der bei anderen Tieren bekannten gleichsinnigen Wirksamkeit von Vorderlappenhormon im Ovar erbracht (DE FREMERY und TH. DORFMÜLLER, PAPANICOLAOU, J. WATRIN). Ich habe im 1. Abschnitt dieser Arbeit 3 verschiedene Typen von Ovarien gekennzeichnet und dort schon angedeutet, daß in dieser anatomischen Verschiedenheit sicherlich auch der Grund für die verschiedene

Intensität der hormonalen Reaktion auf (im Gewichtsmengenverhältnis) gleiche Hormonmengen zu suchen sei. PAPANICOLAOU deutet in seiner Mitteilung ähnliches an. Dieser Autor meint sogar, die Wirkung des Vorderlappenhormons sei eine rein spezifische Hyperämiewirkung auf verschiedene Drüsen innerer Sekretion, deren vor allem das Ovar zu seiner Funktion bedürfe, auf welche dieses Organ ganz besonders angewiesen sei und dementsprechend reagiere. J. WATRIN griff das Problem von der wohl eindeutigsten Richtung an und implantierte *artgleiche* Hypophysen. Auf diese Weise konnte er schon 1929 einwandfrei die Wirksamkeit am präpuberalen Meerschweinchenovar nachweisen.

5. Wie aus allen bisherigen Experimenten und Erfahrungen hervorgeht, besteht zweifellos eine permanente hormonale Korrelation zwischen Vorderlappen der Hypophyse und Ovarium, bzw. Ovarium und Hypophysenvorderlappen im geschlechtsreifen genitalfunktionstüchtigen Organismus. Dabei war zunächst nur noch nicht abzusehen, welcher Art der Mechanismus derselben sei. Es bestehen theoretisch 3 Möglichkeiten.

a) Der Hypophysenvorderlappen produziert während der Geschléchtsreife einen dauernd gleichen (oder besser hinsichtlich der Mengen „art"gleichen) Hormonspiegel, unter dessen Wirkung im Ovarium nach Art einer biologischen Reaktion die cyclischen Veränderungen ablaufen, nur unterbrochen im Falle einer Schwangerschaft mit ihren eigenen selbständigen hormonalen Prozessen.

b) Der Hypophysenvorderlappen hat einen eigenen Zyklus mit einem Auf und Ab der Hormonmengen bzw. der Hormonarten, in dessen völliger Abhängigkeit der ovarielle Zyklus stände.

c) Der Hypophysenvorderlappen regt von Jugend auf durch eine ganz allmählich aber gleichmäßig zunehmende Hormonproduktion in dem beschriebenen und bekannten Sinne die Follikelbildung des Ovars an und unterhält sie, wobei das Ovarium mit immer neuen Follikeln reagierend so lange „passiv" in seiner seinerseitigen Aktion auf den Vorderlappen bleibt, bis die Hypophysenhormonmenge zur ersten Reiffollikelbildung reicht. Nun aber ist das Plus an Follikelhormon, das der Reiffollikel zweifellos bildet, groß genug, um den Hypophysenvorderlappen seinerseits zu beeinflussen. Dieses Plus an Follikelhormon, vielleicht auch das im sich anschließenden Corpus luteum gebildeten, ist stark genug, um seinerseits den Vorderlappen zu steuern, bis mit dem Zusammenbruch des Corpus luteum der Weg zu neuer Vorderlappenhormonabgabe und damit neuer Reiffollikelbildung im Ovar frei ist. Die cyclische Wiederholung dieses Vorganges würde bedeuten: Der Hypophysenvorderlappen bewirkt den Zyklus des Ovars. Die Höchstfunktion des Follikelhormons im Ovar, zu der es durch die Hypophysenvorderlappenwirkung selbst kommt, wirkt allmählich zunehmend zurück auf den Hypophysenvorderlappen. Das heißt: Der Zyklus des Reifovars verursacht durch seine Rückwirkung auf die Hormonbildung des Hypophysenvorderlappens einen Zyklus der Hypophyse.

Für letzteres scheint mir manches zu sprechen; und an neueren Untersuchungen halte ich in dieser Beziehung folgende für bedeutungsvoll:

Es ist eine fast Allgemeingut gewordene Tatsache, daß die nach Ovarienexstirpation oder nach im Senium zur Ruhe gekommener, eingestellter Ovarialfunktion sich gewissermaßen selbst überlassene, sog. Kastrationshypophyse einen größeren Gehalt an Hormon aufweist als die normale Hypophyse. Nicht nur die histologischen Veränderungen der Kastrationshypophyse, sondern auch dieses funktionelle Verhalten im Implatationsversuch ist durch entsprechende Mengen Follikelhormon rückgängig zu machen.

Follikelhormonbehandlungen am normalen Tier drücken den Hormongehalt des Hypophysenvorderlappens herab. Solche Untersuchungen wurden angestellt von R. K. MEYER, L. S. LEONARD, FREDERIK L. HISAW und S. J. MARTIN, VON KUSCJIUSLEY, DESCLIN und BROUHA, VON D'AMOUR, HOHLWEG und DOHRN, HOHLWEG und JUNKMANN. Dabei ist zum Teil eine Rückbildung in den Ovarien der behandelten Tiere beschrieben worden, wiederum ein Hinweis, der zu dieser letzten Annahme paßt. Abgesehen von diesen Experimenten zeigt die Schwangerschaftshypophyse des Menschen das gleiche. Sie enthält, wie PHILIPP gezeigt hat, gar kein oder nur sehr wenig Hormon. Es ist durchaus wahrscheinlich, daß hier die von der Placenta gebildeten so hohen Follikelhormonmengen dieselbe Wirkung tun wie im Experiment das in größeren Dosen zugeführte Follikelhormon, daß sie nämlich den Hormongehalt des Hypophysenvorderlappens bis zum Verschwinden „herabdrücken".

Einen weiteren, zu dieser ganzen Frage sehr wichtigen Beitrag scheint mir J. M. WOLFE geliefert zu haben. Er nahm die künstliche Ovulation am reifen Kaninchen zum Test und injizierte den Tieren Hypophysenvorderlappenextrakt von Schweinen, die sich zur Zeit der Tötung in verschiedenen Zyklusphasen befunden hatten. Der Autor stellte fest: Zur Ovulationserzeugung am Kaninchen genügen 1 mg Extrakt, wenn er von Tieren stammt, deren Eifollikel 6—8 mm Durchmesser haben.

Es müssen 20 mg Extrakt zur Erzielung desselben Effektes verwendet werden, wenn der Extrakt von Tieren stammt, deren Eifollikel über 10 mm Durchmesser haben. Und schließlich waren zur gleichen Wirkung 40 mg des Extraktes notwendig, wenn er von Tieren stammte, deren Eierstöcke außer alten Corpora lutea nur ganz kleine Follikel aufwiesen.

Schließlich haben HOHLWEG und JUNKMANN in komplizierten Experimenten mit exakt auf die zur Diskussion stehende Frage gerichteter Versuchsanordnung einen entscheidenen Beitrag zur Klärung dieser hormonalen Dauerkorrelation zwischen Hypophyse und Ovar geliefert. Die Verfasser implantierten Hypophysenvorderlappen in die Nieren von Versuchsratten. Nach der nach genügender Einheilung vorgenommenen Kastration dieser Tiere zeigte später die eigene Hypophyse die typischen Kastrationsveränderungen, die in die Niere implantierte eingeheilte Hypophyse jedoch nicht. Letztere blieb unverändert. Es wird daraus auf ein zunächst hypothetisches nervöses Zentrum geschlossen, daß bei mangelnder Follikelhormonwirkung (Kastration) den Hypophysenvorderlappen zu gesteigerter Sekretion veranlaßt; denn die aus ihren Nervenbahnen herausgelöste implantierte Hypophyse ließ die Kastrationsreaktion vermissen. Alle neueren Untersuchungen, sowie die angestellten Überlegungen, sprechen dafür, daß im Hypophysenvorderlappen nicht der „Motor" der Ovarialfunktion, sondern — wenn man schon das ganze Getriebe der Hypophysenvorderlappenovarialfunktion mit dem geordneten Lauf einer Maschine vergleichen will — der „Akkumulator" des Ovariums zu sehen ist. Das Ovarium selbst ist der eigentliche laufende Motor, der durch die „elektrischen Zündungen" seines Akkumulators Vorderlappen in Gang gehalten wird. Überstürzte oder starke Funktion des Motors Ovarium (Follikelhormon) reguliert durch ein Ventil (nervöse Steuerung) (s. HOHLWEG, JUNKMANN) die Funktion des Akkumulators Vorderlappen und verhindert damit dessen „Frühzündungen".

6. ASCHHEIM und ZONDEK unterscheiden 2 verschiedene Sexualhormone des Hypophysenvorderlappens, die sie mit Hypophysenvorderlappenhormon A und B bezeichnen. Das Hypophysenvorderlappenhormon A soll die Follikelbildung bewirken (das sog. Follikelreifungshormon) und das Hypophysenvorderlappenhormon B die Corpus luteum-Bildung erzeugen (das sog. Luteinisierungshormon). Auf Grund der Studien am Kaninchen hat man sogar vorübergehend an ein drittes Hormon, das den Follikelsprung bewirkt, gedacht. So bestechend die angenommene Dualität des Hypophysenvorderlappensexualhormons ist, so gibt es doch die mannigfaltigsten Übergänge im Effekt der Hormone. Von der Blutung in den präformierten Follikel (den sog. Blutfollikel oder „Blutpunkt"), über die beginnende oder teilweise „Luteinisation", bis zur vollständigen des ungeplatzten oder Blutfollikels sehen wir häufig keine eindeutige Differenzierung in der Wirkung. Und der eigentliche Sprung des Reiffollikels mit Eiausstoßung und nachfolgender geordneter Corpus luteum-Bildung wird eigentlich nur unter ganz bestimmten Bedingungen beobachtet. Nämlich dann, wenn es gelingt, eine reine, protrahierte allmähliche

Follikelreife zu erzielen und dann mit einem akuten, eher plötzlichen Plus von Hormon — am besten durch intravenöse Applikation — auf diesen präformierten Follikel auf bestimmte Weise einzuwirken. Eines ist dabei sicher und daran müssen wir festhalten: Die Corpus luteum-Bildung setzt immer eine gewisse vorherige Follikelreife voraus. *Keine Luteinisation ohne Follikelreifung,* wenn auch diese Follikelreifung nur angedeutet und nicht vollkommen sein braucht. Es sind viele Versuche zur Trennung und damit zum Nachweis des Bestehens zweier Hormone unternommen, die ich hier nicht einzeln aufführen will. Es ist aber einleuchtend, daß bei der Klarstellung dieser Frage gleichsinnig vorgegangen werden muß wie bei den Hormonen des Ovars, dem Follikel- und Luteohormon. Ebenso wie das Luteohormon nur angreift, wenn eine gewisse Follikelhormonwirkung an der Uterusschleimhaut vorangegangen ist, und wie das reine Luteohormon *keine* Wirkung primär auf den unvorbehandelten infantilen Genitalschlauch ausübt, so muß es auch ähnlich bei den Hypophysenvorderlappenhormonen für ihre Wirkung auf das Ovar gezeigt werden, wenn man sie als rein, getrennt und als 2 verschiedene Substanzen in dem angenommenen Sinne beweisen will. Wohl ist allgemein die Tatsache bekannt, daß bei der alkalischen Extraktion des Hormons aus dem Hypophysenvorderlappengewebe die luteinisierende Wirkung bei der Testierung vorherrscht und andererseits bei der Extraktion unter sauren Bedingungen das Follikelreifungshormon im wesentlichen gewonnen wird. Auch ist der Charakter leichterer Zersetzlichkeit und Zerstörbarkeit für das luteinisierende Hormon bekannt, der ja — mit den Ovarialhormonen verglichen — durchaus mit der gegenüber dem Follikelhormon unvergleichlich größeren Labilität des Luteohormons in Parallele zu setzen ist. Es ist deshalb auch verständlich, daß die Gewinnung eines nur Follikelreifung bewirkenden Stoffes bedeutend leichter und einfacher möglich ist. Wie aus der Literatur hervorgeht, wird eine Trennung und Reindarstellung der Sexualhormone des Hypophysenvorderlappens auf der Basis der eben verlangten strengen Unterscheidung beim Testversuch nur in einer von FEVOLD, HISAW und LEONARD gemeinsam veröffentlichten Arbeit berichtet. Die Verfasser geben an, daß durch Extraktion mit wässerigem Pyridin beide Substanzen aus dem Hypophysenvorderlappengewebe gewonnen und dann insofern getrennt werden könnten, indem man sich nunmehr die etwas verschiedene Löslichkeit der beiden Stoffe im schwach sauren bzw. schwach alkalischen Wasser zunutze mache. Sie behaupten, daß das gewonnene luteinisierende Hormon keine Wirkung auf das infantile Ovar bei direkter Applikation habe, sondern nur an dem durch Follikelreifungshormon vorbereiteten angreife. Das ist natürlich entscheidend, und deshalb bedürften diese Untersuchungen der Bestätigung.

7. Eine weitere bisher ungeklärte Frage mag eher als gelöst betrachtet werden dürfen. Das ist die Frage nach der Identität von im Schwangerenharn sich findenden, die Grundlage für die typische Aschheim-Zondeksche Schwangerschaftsreaktion abgebenden „Hypophysenvorderlappenhormon" mit den aus dem Gewebe des Hypophysenvorderlappens selbst durch Extraktion zu gewinnenden Stoffen mit Wirksamkeit auf das Ovarium. Die im Schwangerenharn auftretenden Stoffe hätten ja ihre Wirkung auf dem Wege über die Hypophyse des Versuchstieres, also indirekt entfalten und so ihre wirkliche Beschaffenheit verbergen können. Wenn es auch so gut wie sicher ist, daß diese „Schwangerschaftshormone" innerhalb des Schwangerschaftsprodukts, der Chorionzellen und Placenta, gebildet werden und nicht in der Hypophyse selbst, so müssen sie andererseits nach den neuesten Untersuchungen als identisch mit dem typischen Vorderlappenhormon angesehen werden. Die Frage ist auf dem Wege der Anwendung dieser „Schwangerschaftshormone" aus Urin und Placenta am *hypophysenlosen* Tier entschieden worden. Vergleichende Versuche von H. Evans und Mitarbeitern, Frederik Reichert, R. J. Peuckarz u. a., Margaret Hill und A. S. Parkes mit Hypophysenvorderlappenextrakt und Hormon aus Schwangerschaftsprodukten schienen anfangs auf einen nur aktivierenden Einfluß des Schwangerenharnhormons auf die Hypophyse an ihrem negativen Resultat beim hypophysenlosen Tier hinzudeuten. Aber gerade Hill und Parkes, die an zahlreichen hypophysektomierten Kaninchen arbeiteten, haben bald darauf ihre Angaben widerrufen und berichtigt. Wenn der Schwangerenharn „unvorbereitet" (also frisch! der Verf.) injiziert wurde, so zeigte er ebenso seine Wirksamkeit am Ovar des hypophysenlosen Tieres wie am normalen. Dasselbe berichtet J. Freud und betont, daß wohl die Schwangerenharnstoffe schwächer wirkten, daß aber eben doch mit ihnen der typische Effekt auch am hypophysen*losen* Tier zu erzielen sei. Wenn also der Stoff am hypophysenlosen Tier wirkt, so kann er folglich nicht auf dem Wege *über* die Hypophyse, sondern nur direkt am Ovar angreifen; d. h. er ist mit dem Hormon des Vorderlappens biologisch identisch. Man kann eben immer wieder die Beobachtung machen, wie leicht das Hormon im Urin zerstört wird oder sich zersetzt. Ich habe mir einmal von einem in dieser Beziehung so günstigen Falle von Chorionepitheliom hochkonzentriert hormonhaltigen Urin konservieren wollen. Es mißlang mir; schon 8 Tage später benutzter, im Eisschrank aufbewahrter Urin zeigte völligen Verlust der Luteinisierungswirkung und nur noch — im Verhältnis zu vorher — sehr geringe Follikelreifung. Umgekehrt ging es mir bei der versuchten Extraktion solchen Urins auf Luteohormon, wobei nach Art der Methode alles Hypophysenvorderlappenhormon hätte

zerstört sein müssen; dabei sah ich immer noch einen kleinen Rest von Follikelreifungshormonwirkung übrig bleiben.

8. Hinsichtlich der Art der Zellen des Hypophysenvorderlappens, welchen die an der Keimdrüse zu beobachtende Wirkung zuzuschreiben ist, ließe sich viel mehr darüber sagen, was wir nicht wissen, als über das, was wir wissen. Es ist auf die verschiedenste Weise versucht worden, darüber Klarheit zu bekommen. Von einem Teil der Autoren werden die basophilen, von einem anderen die eosinophilen Zellen als die geschlechtshormonproduzierenden angesehen, zum Teil von beiden Seiten mit begründeten und einleuchtenden Theorien. Einen unangreifbaren Beweis gibt es jedoch bisher für keine der Theorien. So ist erst kürzlich von den maßgeblichen europäischen Autoren wieder von BERBLINGER betont worden, daß die basophilen Zellen nur als Sexualhormonproduzenten in Frage kämen, während KRAUS-Prag es als bewiesen ansieht, daß es im wesentlichen die eosinophilen sein müßten. Der endgültige Nachweis ist hier sicherlich schwer, zumal die Frage der spezifischen Einheit der Zellarten bisher nur auf ihren unterschiedlichen färberischen Eigenheiten und auf der Beobachtung beruht, daß es Tumoren des Vorderlappens gibt, die aus Zellen mit der einen und aus Zellen mit der anderen Färbeeigenschaft bestehen. Wenn man die Fülle der bisher vorliegenden Untersuchungen übersieht, so geht immer wieder aus Arbeiten, die sich mit der Beziehung des Follikelhormons zum Hypophysenvorderlappen und umgekehrt beschäftigen, eine nicht zu verkennende Korrelation zu den eosinophilen Zellen hervor.

Ich habe eine große Menge von Hypophysenvorderlappen von Kaninchen untersucht, ohne zu einem abschließenden Urteil gekommen zu sein. Und zwar stehen mir solche von normalen Tieren zur Zeit der Follikel-, der Corpus luteum-Phase, zur Zeit der Schwangerschaft, der Kastration und schließlich solche von meinen experimentellen Untersuchungen mit Follikel- und Corpus luteum-Hormonzufuhr zur Verfügung. Nachdem wir wissen, daß eine Rückwirkung vom Ovarium, d. h. von dessen Sexualhormonen aus, auf die Tätigkeit des Hypophysenvorderlappens besteht, ist es wohl zweifelhaft, ob Untersuchungen, die sich mit dem Einfluß vom Vorderlappenhormon selbst auf den Hypophysenvorderlappen am normalen Tier mit Ovarien beschäftigen, überhaupt bewertet und beurteilt werden können. Denn wird das ovariumstimulierende Hormon dem Organismus zugeführt, so kommt gleich wieder die Rückwirkung von den im Ovar künstlich dadurch zur Produktion gebrachten Ovarialhormonen aus dazu.

Wir können deshalb, wie schon betont, in der Behandlung am Menschen auch zunächst noch nicht von einer rein stimulierenden

Therapie sprechen, so lange nicht die hormonalen Korrelationen bis ins Feinste erforscht sind.

Über meine histologischen Untersuchungen an Kaninchenhypophysen will ich an anderer Stelle später berichten und hier nur etwas erwähnen, was mir aufgefallen ist. Die eosinophilen Zellen, denen sicherlich eine Korrelation zur Ovarialfunktion nicht abzuerkennen ist, stellen sich durchaus nicht so einheitlich dar, wie es auf den ersten Blick scheinen möchte. Bei gleicher Färbemethodik konnte

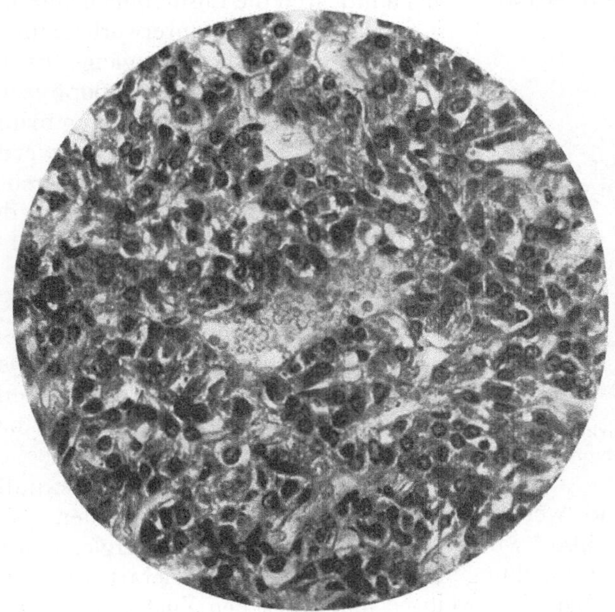

Abb. 91. Zellen aus dem Vorderlappen einer Kaninchenhypophyse. (Sekretion in ein Blutgefäß hinein.)

ich bei ihnen die verschiedensten Übergänge in der Annahme des Eosin erkennen. Von tiefem Rot über blasseres Rosa bis zur fast völligen Färbearmut des Plasmas lassen sich in ein und demselben Hypophysenvorderlappen die verschiedensten Übergänge nachweisen. Sie erwecken dadurch am geschlechtsreifen Tier den Eindruck stärkster Aktivität, wenn man die Intensität der Annahme des Eosin als Kriterium des Sekretgefülltseins ansieht. Und das scheint mir doch der Fall zu sein. Denn man kann die eosinophilen Zellen bei ihrer Sekretionstätigkeit direkt im mikroskopischen Schnitt beobachten, insofern man hochrot oder auch schon etwas weniger rot gefärbte Zellen, die in der Nähe von Gefäßen liegen, studiert. Sie ragen dort mit einer Kante häufig direkt ins Lumen des Gefäßes hinein; man sieht, wie sie ihr nach dem Lumen zu verblassendes Sekret unter

Verschwimmen und Verwaschen der dortigen Zellgrenze direkt ins Gefäß hinein abgeben (Abb. 91 u. 92).

An anderen, blasseren Zellen läßt sich dann erkennen, daß es sich um solche mit vollzogener oder fast vollzogener Sekretentleerung handeln muß. Es liegt auf Grund dieser Beobachtungen der Schluß nicht fern, daß die Eosin nicht annehmenden Zellen solche mit gerade abgelaufener Funktion darstellen, daß in der scharfen Begrenzung frisch hochrot gefärbter „Eosinophiler" die neue Sekretfüllung zu sehen ist und daß somit zum mindesten die Eosinophilen einem starken Wandel unterworfen sind. Wenn man diese Vorgänge zu den Hormonen des Hypophysenvorderlappens in Beziehung bringen will, so kann wohl gesagt werden, daß nach den neueren Untersuchungen kaum für ein anderes derselben ein so starker Wandel in der Funktion nachzuweisen ist, wie für das zu dem „Wandel" der Ovarialhormone in bewiesener unbedingter Korrelation stehende Sexualhormon des Vorderlappens. Es liegt also doch sehr nahe, hier die Gemeinschaft zwischen wechselunterworfener Sexualhormonbildung und wechselunterworfenen eosinophilen Zellen zu sehen. Jedoch darüber würden nur sehr eingehende vergleichende histologische Untersuchungen an ein und derselben Tierart Aufschluß geben können, wobei die jeweiligen histologischen Zustände in den Sexualorganen bzw. die biologisch-hormonalen Funktionszustände derselben und die zugehörigen histologischen Zustandsbilder des Hypophysenvorderlappens genauestens untereinander verglichen und damit die Beziehungen innerhalb derselben registriert werden.

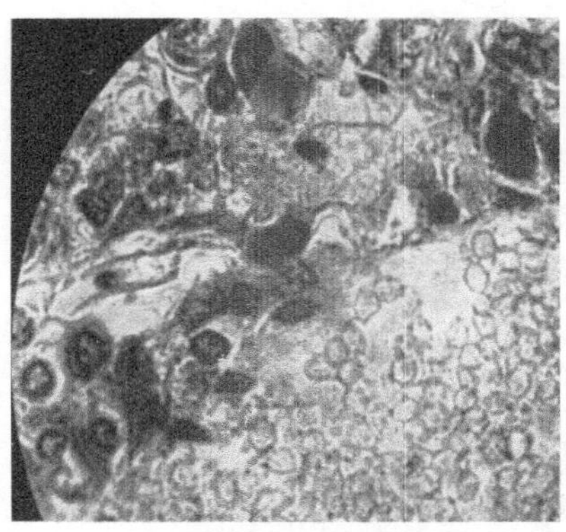

Abb. 92. Starke Vergrößerung aus dem Hypophysenvorderlappen der Abb. 91.

9. Die Aussichten für die Anwendung des Hypophysenvorderlappenhormons in der menschlichen Therapie mußten zunächst sehr groß und verlockend dünken. Es scheint hier ebenso wie bis vor kurzem beim Follikelhormon, daß wir von endgültigen Angaben noch weit entfernt sind. Das liegt bestimmt zum weitaus größten Teil an den Dosisfragen. Die Ratte erwies sich als am leichtesten auf das Hormon reagierend und wird seither als Testtier verwandt. So schön wie Zahlen von hundert oder hunderten von Einheiten daher klingen mögen — für den Menschen bedeuten sie sicherlich sehr wenig oder nichts. Das muß auch schon aus den großen Mengen, die normalerweise in der Schwangerschaft gefunden werden, hervorgehen

und noch mehr aus den enormen Quantitäten bei Blasenmole und Chorionepitheliom. Es kommt hinzu, daß das Hormon per os gegeben nicht wirkt und daß Handelspräparate, die auf ihren Gehalt kontrolliert wurden, nur außerordentlich wenig wirksame Substanz enthielten. Untersuchungen darüber wurden von LOESER und von S. JANSEN angestellt. Die Angaben dieser Autoren kann ich an Hand von Stichproben, die ich am Kaninchen mehrfach vornahm, nur bestätigen. Wichtig dürften die Untersuchungen von R. T. FRANK, GOLDBERGER und SPIELMANN sein, die das Hormon außerhalb der Schwangerschaft auch bei der normalen Frau innerhalb des Genitalzyklus im Blute nachweisen. B. ZONDEK hat ebenfalls derartige Untersuchungen gemacht. Während in der Schwangerschaft bereits in 0,1—0,5 ccm Serum eine Mäuse- oder Ratteneinheit des Hormons nachweisbar ist, fanden erstere Autoren während des normalen Zyklus zu allen Zeiten das Hormon und als Maximum ungefähr 25 Mäuseeinheiten pro Liter Blut. Die Verfasser gewannen das Hormon durch Anreicherung von je 40 ccm Blut und stellen fest, daß vom 6. bis 9. Tag nach Beginn der vorausgehenden Menstruation der Gehalt am stärksten zu sein scheint. Der einwandfreie typische Effekt der Luteinisierung, wie wir ihn am Tierversuch sehen, ist beim Menschen bisher noch nicht artefiziell beobachtet, geschweige denn die Wirkung der Follikelreifung am unterfunktionierenden oder infantilen *menschlichen* Ovar. Selbst am Tier ist bis heute die Feststellung von Methode und Dosis zur Erzeugung geregelter Genitalzyklen nicht erfolgt.

Bevor diese Fragen nicht einwandfrei geklärt sind, möchte ich jedoch an dieser Stelle die Möglichkeit einer bestimmten Therapie mit diesem Hormon bei einem spezifischen Krankheitsbild vorschlagen. Dieses Krankheitsbild ist wiederum die glandulär-cystische Hyperplasie der Uterusschleimhaut infolge Follikelpersistenz im Ovarium, von der wir mehrfach sprachen. Hier bleibt die Corpus luteum-Bildung im Ovarium aus und die ganze Ursache der manchmal schweren, langdauernden pathologischen Blutungen ist in dem Fehlen des Corpus luteum zu sehen. Handelt es sich dabei nun — wie so häufig — um junge, oft noch virginelle Mädchen, bei denen man eine Abrasio gern vermeiden möchte und bei denen es schon zu starker Anämie infolge der Blutungen gekommen ist, so gelangen wir aller Wahrscheinlichkeit nach auf Grund folgender Überlegungen zum gewünschten Ziel. Die Frage muß dabei lauten: Wie zerstören wir am besten und ,,physiologischsten'' den seine unerwünschte Wirkung auf die Uterusschleimhaut anhaltend ausübenden Follikel im Ovarium? — FRIEDMANN, dann FRIEDMANN und LAPHAM haben gezeigt, wie eine einmalige Zufuhr einer geringen Menge Blutserum (etwa 5 ccm) einer schwangeren Frau innerhalb kürzester Zeit den Follikelsprung

11*

bzw. die Einleitung zur Luteinisation der Follikel im Ovar des reifen Kaninchens bewirken, wenn das Serum intravenös injiziert wird. Das läßt sich sehr einfach im Experiment der „Schnell-schwangerschaftsreaktion" (s. Kapitel G) täglich bestätigen. Nach meinen Erfahrungen über die Mengenverhältnisse der Hormone zur Auslösung *gleicher* Reaktionen an *verschiedenen* Tierarten läßt sich sagen, daß sie einigermaßen den Gewichtsproportionen bei auf geschlechtsfunktionell gleicher Stufe stehenden Tieren entsprechen. Wir können demnach, auf den Menschen übertragen, folgende Be-rechnung anstellen:

I. Das geschlechtsreife Kaninchen wiegt etwa 2 kg.

Die geschlechtsreife Frau wiegt durchschnittlich 60—70 kg, also 30—35mal so viel.

II. Beim reifen Kaninchen sind mit 5 ccm Serum einer graviden Frau durch intravenöse Injektion desselben innerhalb 24 Stunden die Follikel zum Sprung zu bringen, und die Corpus luteum-Ent-wicklung schließt sich an.

Bei der reifen Frau ist dieser Effekt demnach mit 30—35mal so viel, also mit 150—175 ccm Gravidenserum, zu erwarten.

150—175 ccm Serum entsprechen rund 300—350 ccm Blut. Wir würden also durch intravenöse einmalige Zufuhr von 300—400 ccm Blut einer *schwangeren* Frau einen starken akuten Effekt auf den persistierenden Follikel im Ovar der Patientin mit glandulär-cystischer Hyperplasie der Uterusschleimhaut ausüben können, da gewichts-mengenverhältnismäßig berechnet in diesem Quantum Schwangeren-blut genügend luteinisierendes Hormon vorhanden wäre. Ich habe auf diese Weise direkte Bluttransfusionen von Graviden als Spende-rinnen auf metropathiekranke junge Mädchen als Empfängerinnen ausgeführt und Erfolg gesehen. Wir müssen uns vorstellen, daß der auf diese Weise durch einen akuten Hormonschub angegriffene patho-logisch-persistierende Follikel zur Luteinisierung, zum mindesten zur Zerstörung kommt. Dann würde von dem sich entwickelnden, bis dahin fehlenden Corpus luteum aus eine Transformation der Uterusschleimhaut in eine Sekretionsphase erfolgen und die Blutung aufhören. Wir müssen natürlich dann nach Ablauf der Corpus luteum-Entwicklung und Zugrundegehen der Drüse nach einer gewissen Zeit den Abgang der umgewandelten Uterusschleimhaut in Form einer Menstruationsblutung erwarten. Dazu kann ich mitteilen, daß bei den bisher behandelten Patientinnen, nach fast momentaner Blut-stillung, am 6. bis 10. Tag eine schwache vorübergehende Blutung auftrat, die wohl als Blutung im Sinne des menstruellen Zerfalls der Uterusschleimhaut aufgefaßt werden kann.

Ich betone, daß zur Indikationsstellung für diese Therapie und für die Erwartung des Erfolges in dem charakterisierten Sinne die exakte Diagnose notwendig ist. Diese wird sich in Fällen, wo schon eine Curettage vorausging und das histologische Bild der Uterusschleimhaut vorliegt, dann leicht stellen lassen, wenn das vorherige klinische Bild (genaue Blutungsanamnese) bald rezidiviert. Bei jungen virginellen Mädchen muß selbstverständlich eine Bluterkrankung ausgeschlossen sein auf Grund des Blutbildes. Findet sich dann bei der rectalen Untersuchung kein abnorm veränderter Uterus und, abgesehen von einer evtl. einseitigen kleinen Ovarialcyste, kein pathologischer Befund an den Adnexen (kein Tumor!), so kann die Diagnose per exclusionem gestellt werden. In den weitaus meisten Fällen handelt es sich bei diesen „juvenilen Blutungen" eben um das beschriebene Krankheitsbild.

10. Wir wollen diesen Abschnitt nicht abschließen, ohne rückblickend noch einer Möglichkeit zu gedenken, die sich aus dem bisher Bekannten über das hormonale Wechselspiel Hypophysenvorderlappen—Ovar—Ei—Hypophysenvorderlappen ergibt. Hinsichtlich der Frage nach der Unität oder Dualität des Vorderlappenhormons ist es durchaus noch nicht ausgeschlossen, daß ein einheitliches Vorderlappenhormon mit Wirkung auf die Follikel- und Eibildung im Ovar im direkten Sinne gar nichts mit der Luteinisierung zu tun.

Ebenso wie die Wirkung des Vorderlappensexualhormons im dadurch entstehenden Follikel ein neues Hormon (das Follikelhormon) schafft, ist es durchaus denkbar, daß dieses Vorderlappenhormon in seiner gleichzeitigen Wirkung auf die Eireifung innerhalb des Eies selbst auch ein Hormon entstehen läßt, und zwar das eigentliche Luteinisierungshormon für die Corpus luteum-Entwicklung. Vom befruchteten Ei, dem eigentlichen Schwangerschaftsprodukt, wissen wir, daß es dieses Luteinisierungshormon produziert. Es liegt nahe, dasselbe auch vom unbefruchteten Ei, wenn auch in geringerem Maße, anzunehmen. Hier liegt ein weiteres Arbeitsfeld offen, dessen zu gehende Wege jedoch nicht sehr einfach sein dürften.

G. Die hormonale Diagnose der Gravidität und des Chorionepithelioms aus dem Harn.

1. Die typische ASCHHEIM-ZONDEKsche Schwangerschaftsreaktion an der infantilen Maus.

Die Schwangerschaftsreaktion an der infantilen Maus von 6—8 g Gewicht ist von den beiden Forschern und Entdeckern derselben zur Genüge beschrieben und von anderen Stellen gebührend gewürdigt. Sie gehören bereits zum unentbehrlichen Diagnostikum des Gynäkologen. Nur der Vollständigkeit und des Vergleiches halber will ich sie hier ganz kurz skizzieren.

An der 6—8 g schweren weiblichen infantilen Maus wird 6mal innerhalb 2 Tagen der unvorbehandelte frische Morgenurin direkt subcutan injiziert, und zwar

1 Tier mit 6mal 0,2 ccm Urin
1 „   „   6mal 0,25 „   „
1 „   „   6mal 0,3   „   „
1 „   „   6mal 0,4   „   „

Das Vorhandensein nur eines Corpus luteum in einem Ovarium bei einer der Mäuse, bei der Tötung der Tiere 100 Stunden nach Beginn der Injektion, ist als positives Resultat zu werten.

Es muß hier nur zum Verständnis der Reaktion einiges hinzugefügt werden. Da die Reaktion auf der Anwesenheit von Choriongewebe im Körper beruht, ist sie so lange positiv, wie lebende Chorionzotten auf irgendeine Weise und an irgendeiner Stelle im Körper mit der Blutbahn in Verbindung stehend gut ernährt und lebensfähig erhalten werden. Das kann also dementsprechend bei Abortresten der Fall sein; ferner auch bei abgestorbenen Extrauteringraviditäten. Aus dem positiven Ausfall der Reaktion folgt also, daß irgendwo lebendes Chorionmaterial im Körper vorhanden ist. Der negative Ausfall besagt bei bekanntem Vorhandensein von Schwangerschaftsprodukten im Körper also, daß diese nicht mehr mit der Blutbahn des Organismus in Verbindung stehen und nicht mehr lebend sind. Daraus folgt, daß uns letzten Endes unter diesen Bedingungen der negative Ausfall bei noch vorhandenem Schwangerschaftsprodukt ankündigt, daß dieses zum „Fremdkörper" für den Körper geworden ist. Das ist wichtig für die Beurteilung von Extrauteringraviditäten und Verdacht auf abgestorbene Frucht bei intrauteriner Schwangerschaft. Die Abwertung positiven oder negativen Ausfalls der Reaktion gibt uns jedoch bei der Frage nach dem Tode des Feten nur im negativen Falle der Reaktion Aufschluß. Der positive Ausfall sagt uns nichts über Leben oder Tod des Kindes, da die hormonale Ursache für die Reaktion nicht von ihm, sondern von den Chorionzotten ausgeht.

Die Aschheim-Zondeksche Reaktion ist von den verschiedensten Seiten Versuchen der Modifizierung und Abkürzung unterzogen worden. Auch an der männlichen Maus ist sie vorgenommen. Sie ist dort umständlicher und allein deshalb unnötig und außerdem überflüssig. Das zeigen die Diskussionen, zu denen diese Versuche geführt haben. Diskussionen über den typischen Test an der weiblichen Maus erübrigen sich; deshalb ist die ursprüngliche Methode, unter Umständen mit Hilfe der Ätherzuckermethode von B. Zondek (s. dort), die beste.

Die einzige Modifizierung an der Maus, die ich für möglicherweise günstiger halte, wenn sie erprobt würde, wäre folgende:

Festlegung des genauen Gewichtes von juvenilen (nichtinfantilen!) Mäusen, die in ihren Ovarien noch niemals Corpora lutea, jedoch schon recht beträchtliche Follikel- reifungen haben (wie ich es beim Kaninchen unternommen habe — s. weiter unten). *Intra- venöse* Injektion des Urins (evtl. Ätherzuckermethode) in deren Schwanzvene. Über genau modifizierte Untersuchungen in diesem Sinne ist bisher noch nichts bekannt. Nach meinen Erfahrungen schätze ich, daß es sich dabei um weibliche Mäuse von 10—12 g Gewicht handeln müßte. In Analogie zur Modifikation am Kaninchen ließe sich hier viel- leicht weiter kommen. Jedoch

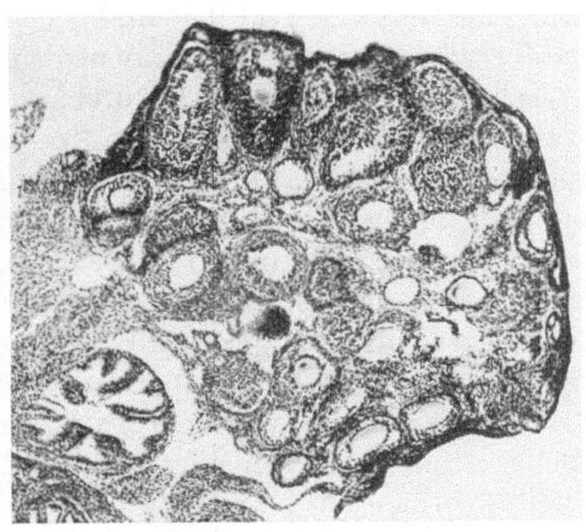

Abb. 93. Ovar einer infantilen Maus von 6 g Gewicht.

darüber ist in dem hier angedeuteten Sinne noch nichts bekannt und es fragt sich, ob eine solche Methode wegen der kleineren Verhältnisse an der Maus sich gegenüber derjenigen am Kaninchen bewähren würde.

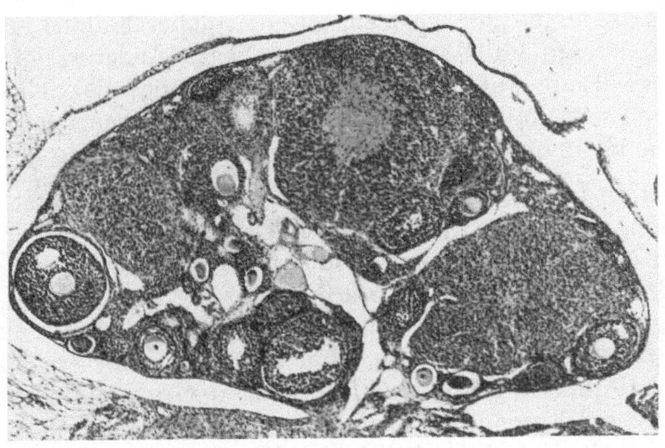

Abb. 94. Schwangerschaftsreaktion nach Aschheim-Zondek am Ovar der infantilen Maus (nach 100 Stunden).

2. Die beschleunigte Schwangerschaftsreaktion am Kaninchen.

H. M. Friedmann war der erste, der unvorbehandelten Graviden- urin in Mengen von 5 ccm intravenös am reifen Kaninchen durch direkte Injektion in die Ohrvene anwandte und beschrieb, wie auf diese Weise innerhalb 24 Stunden die Follikel in den Ovarien der

Tiere zum Sprung gebracht werden könnten. Vorher hatte Bellerbay diesen Effekt mit Extrakten aus Hypophysenvorderlappengewebe zeigen können. P. F. Schneider wiederholte diese Experimente mit Erfolg am unreifen Kaninchen, bei denen er 5—10 ccm Urin injizierte. Die Verwendung reifer Kaninchen für die Schwangerschaftsreaktion ist selbstverständlich und durchaus möglich; sie bedarf aber der exakten Spezialkenntnisse der Veränderungen des Kaninchenovars und kann selbst dabei bei bloßer makroskopischer Beurteilung, in welchem Sinne die Reaktion ursprünglich gemeint ist, noch unter Umständen zu Irrtümern führen. Das betonen die Autoren sogar selber. Für den praktischen Gebrauch, wobei es auf Einfachheit der Beurteilung bei gleichzeitiger Beschleunigung der Reaktion ankommt, empfiehlt sich daher besser die Verwendung *juveniler* (also weder reifer noch infantiler) Kaninchen. Es kommt dabei auf folgende Momente an: Je weiter eine Follikelbildung und -reifung im Ovarium bereits vorhanden ist, desto leichter und schneller reagiert dieses Ovar mit den typischen Erscheinungen der Follikelblutung (Blutpunkt) und anschließender Luteinisation oder mit dem Follikelsprung und anschließender Corpus luteum-Bildung. Der präformierte Follikel bedarf eines geringeren Pluseffektes an Hormon, um in viel kürzerer Zeit dieselben Erscheinungen zu zeigen wie der noch unreifere oder gar noch primordiale Follikel. Bei den letzteren bedarf es einer größeren Hormonmenge bei gleichzeitig notwendiger gewisser Zeitdauer, bis aus ihnen zunächst einmal ein solcher Follikel gereift ist, wie er im ersteren Falle schon fertig vorliegt. Andererseits darf der eine gewisse Reife aufweisende zum Test gelangende Follikel noch nicht so reif sein, daß eine spontane Ruptur desselben oder spontane Blutungen in ihn nicht ausgeschlossen werden können.

Wir haben im ersten Abschnitt dieser Arbeit angedeutet, wie die Entwicklung vom infantilen zum reifen Ovarium erfolgt. Zwischen infantilen und reifen liegt das Stadium des *juvenilen* Ovars. Es ist klar, daß sich dabei keine scharfe Abgrenzung machen läßt, da der Übergang entsprechend der Entwicklung so fließend wie nur denkbar ist. Zum exakten wissenschaftlichen und in diesem Falle zum praktischen Arbeiten müssen wir aber gewisse Gruppen unterscheiden, in denen die Übergangsstadien nicht eingeschlossen sind. Solche Einteilung halte ich hinsichtlich des Kaninchenovars auf folgende Weise für angebracht:

1. Das *infantile* Ovar, durchschnittlich bei Tieren bis zu 1000 g und etwas darüber zu finden, zeigt nur Primordialfollikel, ist sehr klein, spindelig und glatt (Abb. 95). Nicht zu klein und nicht zu groß, und dabei immer sicher infantil sind die Ovarien der Tiere von 600 bis 800 g Gewicht.

2. Das *juvenile* Ovar, durchschnittlich bei Tieren von 1200 bis fast 1800 g Gewicht zu finden, zeigt bereits mehr oder weniger starke, aber immer noch unvollständige Follikelreifungen. Je mehr sich die Tiere der 1800 g-Grenze nähern, desto reifer die Follikel, makroskopisch ausgedrückt in zunehmender Deutlichkeit der unregelmäßigen Oberfläche mit kleinen Follikelerhebungen. Nicht zu klein

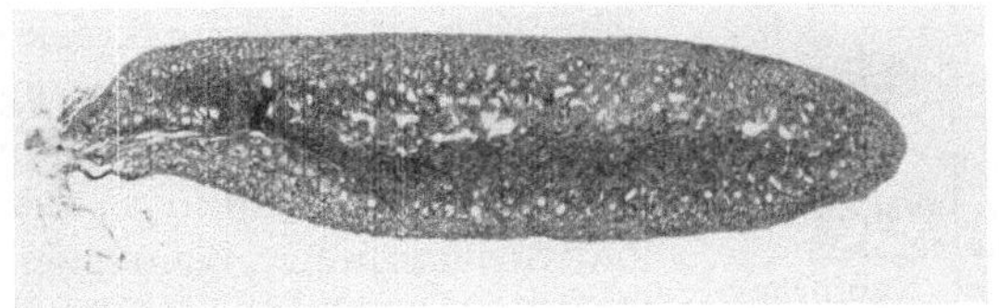

Abb. 95. Infantiles Kaninchenovar.

und nicht zu groß, und dabei immer sicher *juvenil* sind die Ovarien der Tiere von 1200—1600 g Gewicht[1].

Diese Tiere sind deshalb für die beschleunigte Schwangerschaftsreaktion durch einmalige intravenöse Injektion besonders geeignet, weil sie keine Fehldeutungen zulassen. Je *näher* man sich an die *obere* Gewichtsgrenze hält, desto *schneller* ist nach dem oben Gesagten

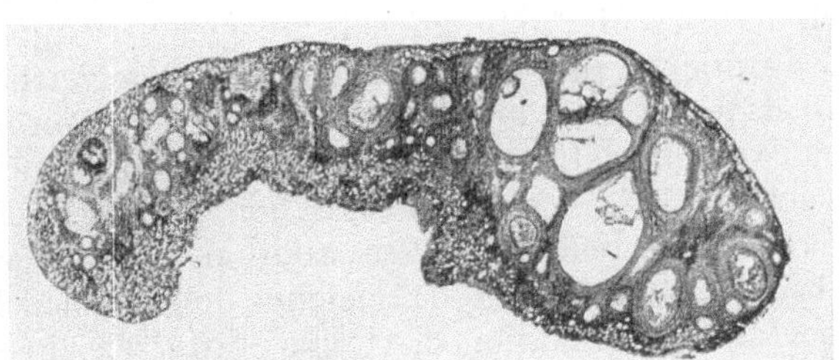

Abb. 96. Juveniles Kaninchenovar.

die Reaktionsmöglichkeit. Kommt es also auf eine Beschleunigung der Reaktion sehr an, so nimmt man ein Tier von 1500 g und mehr Gewicht und injiziert recht viel Urin. Ich habe immer 10 ccm unvorbehandelten Urin (nach Möglichkeit Frühurin) auf einmal in die Ohrvene injiziert. Die Injektion muß langsam erfolgen, dann machen die 10 ccm Urin für die Tiere absolut nichts aus. Ich habe auf diese Weise einwandfreie und meistens schon nach 24 Stunden „ablesbare" Resultate gehabt. Da eine instruktive mikrophotographische Reproduktion weiter unten beim Chorionepitheliom folgt, will ich hier auf eine solche zur Vermeidung einer Wiederholung

---

[1] Ausführliches s. CLAUBERG: Zbl. Gynäk. **1932**, Nr 16.

verzichten, zumal der Effekt ja makroskopisch abgelesen wird (s. unten!). Auffallend ist an den Ovarien eine zunächst auftretende stärkere „wässerige" Schwellung des ganzen Gewebes, die sie wie ödematös erscheinen läßt. Die Tiere werden nicht getötet, sondern operiert. Bei negativem oder scheinbar negativem Resultat wird nach weiteren 12—24 Stunden erneut kontrolliert. In 36 Stunden nach der Injektion muß das Resultat immer entschieden sein. Zur

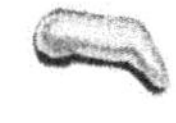 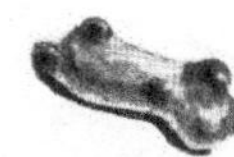

Abb. 97. Links: Juveniles Kaninchenovar negativ.
Rechts: Juveniles Kaninchenovar positiv.
(Natürliche Größe.)

Demonstration des makroskopischen Befundes und der Beurteilung ohne mikroskopische Untersuchung direkt bei der Operation gebe ich das Ovar eines normalen juvenilen Kaninchens (negative Reaktion) und ein solches mit positiver Reaktion in natürlicher Größe in 2 Abbildungen wieder (Abb. 97).

Die Tiere werden mehrfach verwendet, dadurch, daß die Ovarien bei der Operation nicht exstirpiert, sondern nur der Inspektion unterzogen werden. Im Zweifelsfalle bleibt dann immer noch die Möglichkeit der Entnahme nur eines Ovars zur mikroskopischen Kontrolle.

3. Die hormonale Reaktion auf Chorionepitheliom.

Untersuchungen über die Gewichtsverhältnisse von geschlechtsphysiologisch und geschlechtsfunktionell auf gleicher Stufe stehenden Mäusen und Kaninchen und über die zur Erzeugung gleichen Effektes an den Ovarien dieser Tiere notwendigen Dosen Hormon haben mich zu folgendem Ergebnis geführt: Der 6 g schweren infantilen Maus entspricht hinsichtlich der genitalphysiologischen Bedingungen das etwa 600 g schwere Kaninchen. Das also 100mal so schwere infantile Kaninchen bedarf zur Erzielung des gleichen hormonalen Effekts bei gleicher subcutaner Applikation des Urins, unter gleichen zeitlichen Bedingungen in der Verteilung der Dosen wie an der infantilen Maus im typischen ASCHHEIM-ZONDEK-Test, etwa der 100fachen Menge Urin gegenüber der Maus. Man muß also, um mit normalem Schwangerenurin an einem solchen *infantilen* Kaninchen eine der Maus entsprechende einwandfreie Reaktion bei subcutaner Injektion zu erzielen, mindestens 75, besser 100 ccm Urin injizieren. Das Chorionepitheliom mit seiner enormen Hormonausscheidung wird an infantilen Mäusen durch Ansetzen von Serienversuchen mit steigenden Verdünnungen des Urins nachgewiesen. Das ist sicherlich etwas umständlich, und besondere Berechnungen müssen dabei angestellt werden. Auch die Blasenmole produziert unter Umständen riesige Mengen Vorderlappenhormon. Ich konnte jedoch an ganz jungen Blasenmolen und im Vergleich mit den Ergebnissen aus der Literatur und an eigenen Fällen von großen Blasenmolen feststellen, daß die

Menge der Hormonproduktion und -ausscheidung bei dieser Erkrankung proportional der Größe, Quantität und Ausbreitung der entarteten Zotten geht. Beim Chorionepitheliom, der malignen Entartung der Chorionzotten, jedoch ist das anders. Das Chorionepitheliom, wenn es im Uterus sitzt, macht schon bei geringster Ausbreitung oder bei Vorhandensein nur einiger maligner Zotten eine enorme Überproduktion von „Vorderlappenhormon". Wird von dem

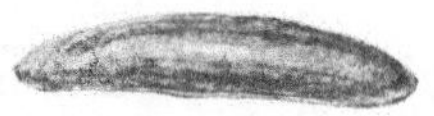

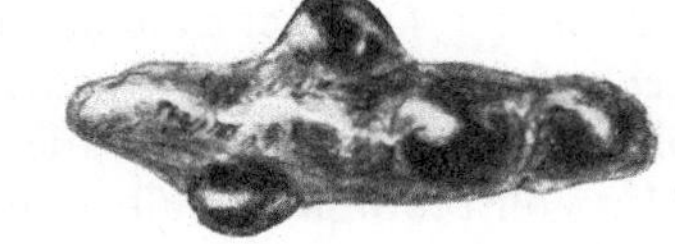

Abb. 98. Infantiles Kaninchenovar. (5fache Lupenvergrößerung.)

Abb. 99. Infantiles Kaninchenovar nach subcutaner Injektion von 2 × 1 ccm Urin eines Chorionepithelioms. Reaktion nach 45 Stunden. (5fache Lupenvergrößerung.)

Urin einer solchen Patientin nur je 1mal an 2 aufeinanderfolgenden Tagen je 1 ccm Urin subcutan am infantilen Kaninchen injiziert, so kommt es innerhalb 48 Stunden, also bis zum 2. Tag nach der 1. Injektion zu einer derartigen enormen Wirkung am Ovar, daß diese Reaktion zur Differentialdiagnose *unbedingt* verwendet werden kann,

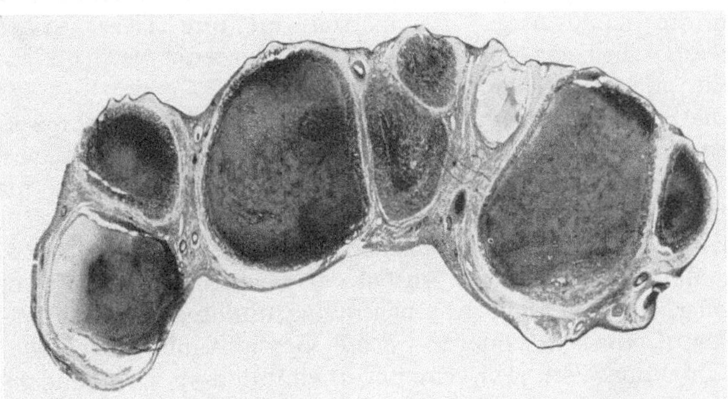

Abb. 100. Schnitt durch das Ovarium einer positiven Chorionepitheliomreaktion am infantilen Kaninchen (nach 48 Stunden).

und zwar bei folgender Fragestellung: Ist der Uterus nur wenig oder noch nicht sehr vergrößert, ergibt das abradierte geringe Material Verdacht auf maligne Entartung im Sinne des Chorionepithelioms, ist jedoch die histologische Entscheidung wegen des geringen Materials nicht zu stellen oder zweifelhaft, so gibt die hier beschriebene Reaktion den unzweideutigen Ausschlag. Es wird Frühurin am *infantilen* 600—800 g schweren Kaninchen in einer Menge von 1 ccm *subcutan* heute und morgen injiziert. Handelt es sich um Chorionepitheliom, so finden wir übermorgen (also nach 48 Stunden) eine derart enorme Reaktion an den Ovarien, wie sie überhaupt nicht zu verkennen ist. Eine Täuschung im positiven Falle ist vollkommen unmöglich, denn mit 2 × 1 ccm Urin subcutan reagiert sonst niemals ein infantiles Kaninchen außer bei einem Falle von *sehr großer*, riesiger Blasenmole. Und eine solche ist ja von vornherein ausgeschlossen worden. Die höchstens zur Differentialdiagnose stehende beginnende oder kleine Blasenmole macht diese Reaktion auf keinen Fall. — Ich gebe die Abbildungen der Reaktion hier wieder.

Der Vollständigkeit halber sei hier ebenfalls das Bild eines mikroskopischen Schnittes durch ein solches „positives" Ovarium wiedergegeben (Abb. 100).

4. Zusammenfassung.

Die uns zu Gebote stehenden einfachen Möglichkeiten der hormonalen Diagnose von Schwangerschaftsprozessen und deren maligner Entartung lassen sich demnach folgendermaßen zusammenfassen:

1. Die *typische Schwangerschaftsreaktion* nach Aschheim-Zondek in den gewöhnlichen Fällen an der *infantilen Maus von 6—8 g Gewicht* (bekannt und häufig beschrieben). Damit lassen sich ebenfalls lebende Chorionreste nachweisen. Es müssen mehrere Tiere verwendet, 6mal *subcutan* injiziert und 100 Stunden abgewartet werden. (Makroskopische und *mikroskopische* Untersuchung!)

2. Die Schnellreaktion auf normale Schwangerschaftsprozesse an *juvenilen Kaninchen von 1200—1600 g Gewicht* durch einmalige *intravenöse* Injektion von 10 ccm unvorbehandelten Urin und makroskopische Ovarienkontrolle nach 24—48 Stunden.

3. Die *Reaktion auf Chorionepitheliom* — bei histologisch zweifelhaftem Material oder durch Ausfall der Reaktion an der infantilen Maus oder am juvenilen Kaninchen begründeten Verdacht — am *infantilen Kaninchen von 600—800 g* Gewicht durch 2malige *subcutane* Injektion von je 1 ccm unvorbehandeltem Urin und *makroskopische* Ovarienkontrolle nach 48 Stunden.

5. Operationsmethodik.

Ich sagte, daß die zur Schwangerschaftsreaktion verwandten Kaninchen nicht getötet werden brauchen, sondern operiert werden. Abgesehen davon, daß es nicht notwendig ist, wäre es sogar verkehrt sie zu töten, weil man dadurch nur ein Augenblickszustandsbild der Ovarien von dem Zeitpunkt der Tötung bekommt, während man im anderen Falle bei der Operation das Ovarium nach 24 Stunden oder früher und dann, wenn nötig, nach insgesamt 36 Stunden oder später beliebig beobachten kann. Die mehrfache Operation des Tieres läßt sich jedoch bedeutend besser vornehmen, wenn man nicht vom Bauch aus, sondern vom Rücken her operiert. Das Vorgehen bei der sehr einfachen Operation soll hier im Bilde demonstriert werden.

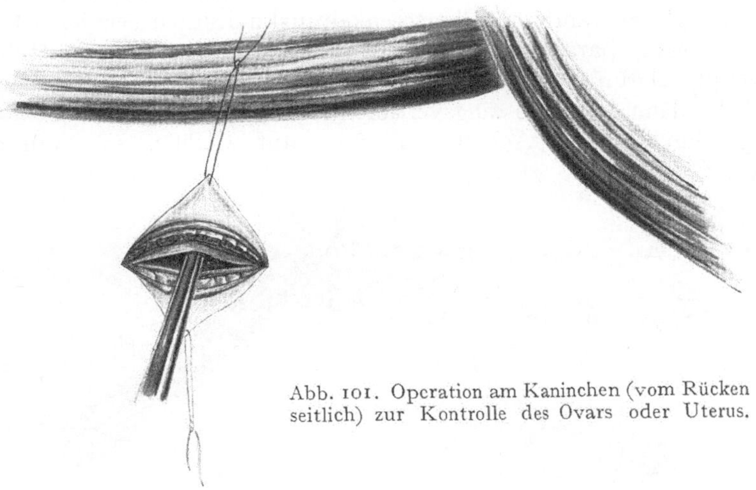

Abb. 101. Operation am Kaninchen (vom Rücken seitlich) zur Kontrolle des Ovars oder Uterus.

Die Abbildungen sind in natürlicher Größe wiedergegeben. Ich gehe folgendermaßen vor: Das an Hinter- und Vorderläufen mit etwas

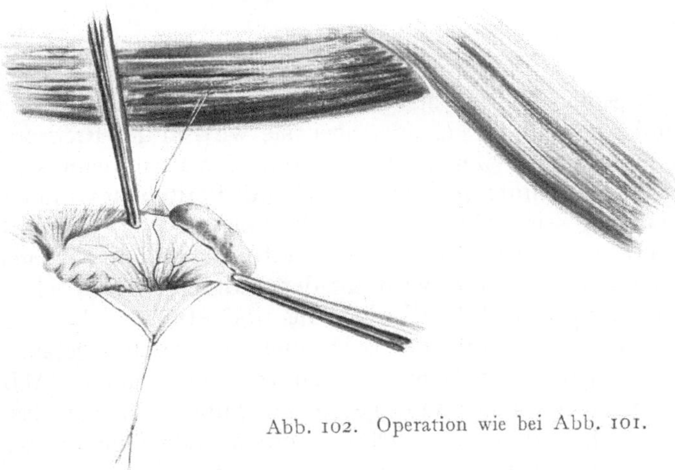

Abb. 102. Operation wie bei Abb. 101.

dickerem Bindfaden in voller Streckung fixierte, auf einer Seite liegende, mit Äther (einfaches Glasgefäß mit äthergetränkter Watte) narkotisierte Tier läßt bei der Betastung deutlich den Rand der Rückenlängsmuskulatur erkennen, wie sie in den Abbildungen schematisch dargestellt ist (Abb. 101—103). Nach hinten zu geht die Oberschenkelmuskulatur mit ebenfalls deutlichem Rand ab. Etwa 1 Querfinger unterhalb des Randes der dicken Rückenstreckermuskulatur der Wirbelsäule und etwa 2 Querfinger breit nach vorne, kopfwärts vom Rande der Oberschenkelmuskulatur wird ein höchstens 2 cm langes, parallel zur Wirbelsäule laufendes Längsschnittchen angelegt. Darunter werden die vielen „Unterhäute" des Kaninchens und die dann folgende längsverlaufende Bauchmuskulatur ebenfalls längs durchtrennt. Achtet man nun auf Gefäße, so kann die

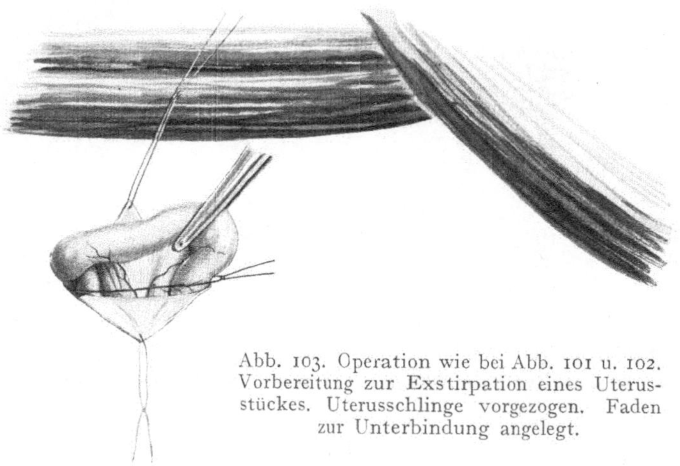

Abb. 103. Operation wie bei Abb. 101 u. 102. Vorbereitung zur Exstirpation eines Uterusstückes. Uterusschlinge vorgezogen. Faden zur Unterbindung angelegt.

darunterliegende 2. Schicht querverlaufender Muskulatur ebenfalls längs durchtrennt werden, oder aber sie wird in der Richtung ihrer Fasern durchgangen. Dabei wird meistens das Peritoneum schon mit eröffnet. Der Schnitt in Muskulatur und Peritoneum braucht nur etwa 1 cm lang sein. Dann wird mit der einen *(scharfen)* Pinzette der obere Rand von Peritoneum und Muskulatur gefaßt und hoch gehoben. Durch die kleine Öffnung wird mit der anderen *(stumpfen)* Pinzette in der Richtung nach der Wirbelsäule und etwas nach hinten eingegangen und das Gebiet der Tube oder Mesosalpinx gefaßt, wobei man vorher gar nicht Ovar oder Tube sehen braucht (Abb. 101). An der in die Schnittöffnung gezogenen Tube wird nun das Ovar, wenn es nicht schon von selbst erschien, allmählich vorgezogen, wobei es häufig aus der es zum Teil umgebenden Bursa peritonei enthüllt werden muß. Das Ovar kann nunmehr nach der Beobachtung, wobei natürlich immer nur Tube oder Mesovarium und nicht das Ovar selbst mit der Pinzette gefaßt und gehalten wird, wieder versenkt werden. Darauf Schluß der Wunde mit einer kleinen fortlaufenden Catgutnaht, wobei unter peinlicher Mitfassung des Peritoneums in 2 Schichten (Muskulatur plus Peritoneum und Subcutis plus Haut) fortlaufend genäht wird. Die ganze Angelegenheit ist bei einiger Übung in 2 Minuten erledigt. Man nimmt später oder bei der 2. Operation desselben Versuches die andere Seite, und nach spätestens 3 Wochen ist dasselbe Tier wieder zu verwenden.

Auf die beschriebene Weise bin ich auch in meinen früheren Untersuchungen über die artefizielle Erzeugung des Genitalzyklus am kastrierten Kaninchen vorgegangen. Die Ovarien- und Uterusstückexstirpationen lassen sich am vorteilhaftesten vom Rücken aus vornehmen. Man muß dabei nur folgendes beachten: Das mit Blutgefäßzufuhr reichlich versorgte Ovarium ist mit der äußersten Spitze der Fimbria ovarica der Tube eng verbunden. Wenn nun Tube und Ovar (am Ligamentum proprium ovarii) gehalten werden, wie im Bilde gezeigt, so läßt sich mit einem ganz feinen Scherenschlag (sehr kleine spitze Schere) das feine Tubenende vom Ovar ein wenig trennen, ohne daß man in ein Blutgefäß kommt (Abb. 102). Nach dieser sehr feinen Lösung der Tube läßt sie sich ohne weiteres vom Ovarium auf die Länge eines Zentimeters stumpf abschieben oder abziehen. Eine feine winkelig gebogene Klemme faßt dann das Mesovarium, über ihr läßt sich das Ovar mit kleiner gebogener Schere abschneiden und unter ihr durch eine Unterbindung das Mesovarium bluttrocken zusammenknüpfen. — Bei der Absetzung eines Uterusstückchens werden Ovarium und Tube in der Bauchhöhle belassen, eine Uterusschlinge vorgezogen und durch einfaches Umbinden mit dickem Faden von der Blutversorgung abgeschnürt (s. Abb. 103) und danach abgeschnitten. Auf diese Weise der Exstirpation eines kleinen Uterusstückchens läßt sich auch im Testversuch für das Luteohormon am infantilen Kaninchen vorgehen; man spart also auch dort schon an Tieren. Die Beschreibung aller dieser Maßnahmen habe ich für notwendig gehalten, weil nur durch ihre Einhaltung Störungen und Verwachsungen bei der Wundheilung zu vermeiden sind und damit die Wiederverwendung der Tiere gesichert wird.

6. Beobachtung der Schwangerschaftsreaktion durch das Hautfenster.

In letzter Zeit habe ich in dem Bestreben der Vereinfachung des „Ablesens" der Veränderungen am Ovar folgende Operation vorgenommen:

Rücken- und Seitenschnitt wie oben beschrieben. Lösung des Ovars von der Tube und Abschieben der letzteren. Rückversenkung der Tube in die Bauchhöhle. Einnähung des Ovars in die Muskulatur durch Nähte, welche Muskulatur und Peritoneum der einen Seite, dann Mesovarium und zuletzt Peritoneum-Muskulatur der anderen Seite fassen und neben dem Ovar geknüpft werden. Auf diese Weise gelangt das Ovar extraperitoneal in eine Muskelfassung zu liegen. Herausschneiden eines kreisrunden Hautsubcutislappens und Einnähen eines ringsherum mit feinen Löchern durchbohrten Uhrschälchens mit flachem Rand aber starker Konkavität in die Haut. Danach läßt sich das in der „Muskelfassung" liegende Ovarium durch das Hautfenster beobachten. Ich habe erst 3 Tiere in diesem Sinne operiert und bin noch zu keinem endgültigen Resultat hinsichtlich der Brauchbarkeit gekommen. Bei 2 Tieren wuchsen nach 14 Tagen von innen her fibrinöse Beläge über das Glas. Immerhin habe ich einige Schwangerschaftsreaktionen auf diese Weise buchstäblich während ihres Ablaufes „unter Sicht" gehabt. Die primäre Einheilung ist ausgezeichnet, zumal nach der in starker Streckung des Tieres vorgenommenen Operation das Uhrschälchen sich sofort verschiebt bei Einnahme der normalen Haltung des Tieres und somit gar nicht auf dem vorgelagerten Ovarium sitzt oder mechanisch reizt. Soll das Ovar beobachtet werden, so wird das Tier wieder in Operationsstrecklage gebracht und der „Ausblick" auf das Ovar ist wieder vorhanden. Wie gesagt, es läßt sich Endgültiges dazu noch nicht sagen. Sollte es gelingen, in solchen Fällen das Operationsgebiet auf längere Zeit reizlos zu erhalten, so würde das eine gute Aussicht zu mancherlei Studien am Ovar bedeuten. Das Wesentliche scheint mir zu sein, daß es sich dabei nicht um ein Bauchfenster im Sinne des Ersatzes eines Stückes Bauchwand, sondern nur um ein *Hautfenster* handelt.

H. Schlußbemerkungen.

Wie aus der hier vorliegenden zusammenfassenden Arbeit hervorgeht, sind wir noch keineswegs am Ende der Sexualhormonforschung angelangt. In manchen Einzelheiten fehlt es noch an der endgültigen Vollkommenheit. Scheinbar in der einen Richtung gelöste Fragen ergaben während ihrer experimentellen Lösung wieder neue andere Fragen von unter Umständen weittragenderer Bedeutung als die ursprünglichen. Dem schließlichen Ziele werden wir aber immer nur, wenn auch schrittweise, nähergebracht durch ein beharrliches Festhalten an den als einwandfrei klargestellten, keine Mißdeutung zulassenden Ergebnissen. Das ist vor allem einmal die normale Funktion des Genitalzyklus in dessen verschiedenen histologischen Zustandsbildern. Der Genitalzyklus ist zweifellos die Basis, auf der die ganze Sexualhormonforschung aufgebaut ist. Nur durch immer wieder vorgenommenes Zurückgreifen und Vergleichen mit den wohlbekannten Faktoren dieser Basis, durch Stellung der neuen Fragen für die weitere experimentelle Forschung unter dem Blickpunkt auf dieselben und durch wohldurchdachte Überlegungen darüber, wie erzielte Ergebnisse sich in das Verständnis des Genitalzyklus eingliedern lassen, kann hier weiteres in der Forschung erreicht werden.

Ich habe mich bemüht, aus der für manche einen Wirrwarr bedeutenden Sexualhormonforschung dasjenige zusammenzufassen, was ich unter der dauernden Blickrichtung und Konzentration auf den Genitalzyklus des Weibes und unserer Experimentaltiere für wesentlich halte, hinsichtlich der Erlangung einer klaren Durchsicht. Dabei habe ich in manchem diese Ergebnisse um meine eigenen Forschungen — veröffentlichte und unveröffentlichte — gesponnen und ihnen dadurch vielleicht eine einseitige Beurteilung angedeihen lassen. Ich habe das jedoch im Interesse des Beabsichtigten getan, dabei vermieden, reine Aufeinanderfolgen von Literaturangaben zu bringen (diese finden sich im Literaturverzeichnis) oder den Leser mit doch bald vergessenen Zahlenunter- und -nebeneinanderstellungen zu belasten, selbst auf die Gefahr des Vorwurfs der Unvollständigkeit hin. Was sich von der Sexualhormonforschung für die Zukunft, abgesehen von den bereits gemachten oder sehr naheliegenden Erfolgen, erhoffen läßt, welche Probleme durch sie ihre endgültige Lösung finden werden, glaube ich gekennzeichnet und den Arbeitsweg zu dieser Lösung angedeutet zu haben.

Literatur.

Albanese, A.: Über das Vorhandensein, den Ursprung und die Bedeutung des sog. Luteinkolloids. Arch. Ist. biochem. ital. **1930**, No 2. — Allen, Edgar: (a) The oestrus cycle in the mouse. Amer. J. Anat. **30** (1922). (b) Endocrine activity of the ovary. J. amer. med. Assoc. **97** (1930). — Allen, W. M.: (a) Physiology of the Corpus luteum. Americ. J. Physiol. **92** (1930). (b) Cyclical alteration of the endometrium of the rat during the normal cycle pseupregnancy and pregnancy. Anat. Rec. **1931**, 48. (c) Amer. J. Physiol. **10** (1932). — Allen, E. u. D. Baker: Erzeugung der Menstruation bei kastrierten Affen durch Darreichung von Ovarialhormon. Amer. J. Obstetr. **20** (1930). — Allen, E., W. P. Maddux u. J. W. Kennedy: Ovarial- und Hypophysenvorderlappenhormone beim schwangeren Affen. Proc. Soc. exper. Biol. a. Med. **28** (1931). — Allen, E., J. P. Pratt, Neewell u. Bland: Hormongehalt menschlichen Ovarialgewebes. Amer. J. Physiol. **92** (1930). — Allen, W. M. and Corner: (a) Physiology of Corpus luteum. 3. Amer. J. Physiol. **1929**. (b) Physiologie of Corpus luteum. 7. Proc. Soc. exper. Biol. a. Med. **27** (1930). — Allen, W. M. and R. K. Meyer: The production of mucification of the vaginal epithelium of rodents by the oestrus hormon. Science (N. Y.), Jan. **1932**. — D'Amour, F. E.: Effekt von Oestrininjektionen auf den Hypophysenvorderlappen. J. of physiol. Chem. **92** (1931). — D'Amour, F. E. u. Gustavson: Eine kritische Untersuchung über die Auswertung von Zubereitungen des weiblichen Sexualhormons. J. of Pharmacol. **40** (1930). — Aranowitsch, G. D.: Über Hormone des Hypophysenvorderlappens im Liquor cerebrospinales. Endokrinologie **7** (1930). — Aron, Max: Action de la préhypophyse sur l'ovair du Cobaye. C. r. Soc. Biol. Paris **108** (1931). — Aschheim, S.: (a) Die

Beziehungen zwischen Hypophysenvorderlappenhormonen und weiblichen Genitalien. Med. Welt **1930**, Nr 14. (b) Die Schwangerschaftsdiagnose aus dem Harne. Berlin: S. Karger 1930. (c) Internat. Kongr. f. Sexualforsch. London 1930. (d) Zit. bei ZONDEK: Die Hormone des Ovariums und des Hypophysenvorderlappens.

BANIECKI: Schwangerschaftshypophyse und Ovarialhormon. Arch. Gynäk. **134** (1928). — BENAZZI, MARIO: Beitrag zur Histophysiologie des Uterus der Säuger mit Beiträgen zur Erkenntnis der pigmentierten Zellen. Arch. ital. Anat. **28** (1930). — BLOTEVOGEL, W.: Zusammenwirken der Inkrete. Anat. Anz. **1931**, Nr 72. — BENDA, C.: Hypophysis cerebri. Anatomie und Pathologie der Spontanerkrankungen der klinischen Laboratoriumstiere. Handbuch von R. JAFFÉE. Berlin: Julius Springer 1931.— BERBLINGER: Über experimentell hervorgerufene Hypophysenveränderungen. Verh. dtsch. path. Ges. München **1914**. — BIEDL, A.: Über die Sexualhormone der Keimdrüsen und des Hypophysenvorderlappens. Med. Klin. **1931**. — BRAHN, B.: Haben homosexuelle Männer mehr Ovarialhormon in ihrem Harn als normale? Klin. Wschr. **1931**, Nr 11. — BROUHA, L. u. CHEVILLARD: Recherches sur le metabolisme gazeux du lapin apres injection du prinzipe gonadotrope de l'urine de femme enceinte. C. r. Soc. Biol. Paris **110** (1932). — BURCH, J., WILLIAMS, J. M. WOLFE u. R. S. CUNNINGHAM: Die gegenseitigen Beziehungen zwischen Hypophyse und Ovarium. J. amer. med. Assoc. **97** (1931). — BUTENANDT, A.: (a) Über Reindarstellung des Follikelhormons aus Schwangerenharn. Hoppe-Seylers Z. **191** (1930). (b) Über physikalische und chemische Eigenschaften des krystallisierten Follikelhormons. Hoppe-Seylers Z. **191** (1930). (c) Über das Pregnandiol, einen neuen Sterinabkömmling aus Schwangerenharn. Ber. dtsch. chem. Ges. **1930**. (d) Über die chemische Untersuchung der Sexualhormone. Z. angew. Chem. **44** (1931). — BUTENANDT, A. u. G. F. MARRIAN: Zur Kenntnis des krystallisierten Follikelhormons. Hoppe-Seylers Z. **200** (1931). — BUTENANDT, A. u. J. STÖRMER: Über isomere Follikelhormone. Untersuchungen über das weibliche Sexualhormon. Hoppe-Seylers Z. **208** (1932). — BUTENANDT, A., J. STÖRMER u. M. WESTPHAL: Beiträge zur Konstitutionsermittlung des Follikelhormons. Hoppe-Seylers Z. **208** (1932).— BUTENANDT, A. u. E. ZIEGNER: Über die physiologische Wirksamkeit des krystallisierten weiblichen Sexualhormons im ALLEN-DOISY-Test. Hoppe-Seylers Z. **188** (1930).

CASTILLO, E. B. DEL: Periodischer Sexualzyklus und Follikulin. C. r. Soc. Biol. Paris **104** (1930). — CASTILLO, E. B. DEL u. R. SAMMARTINO: La greffe de l'ovaire sur le rat male. C. r. Soc. Biol. Paris **109** (1932). — CENTANNI, G.: Der Einfluß des prolongierten Feminismus auf Eierstöcke und Nachkommenschaft. Riv. ital. Ginec. **12** (1931). — CLAUBERG, C.: (a) Das Hormon des Corpus luteum. Zbl. Gynäk. **1930**, Nr. 1. (b) Über das Hormon des Corpus luteum. The proceedings of the second Internat. Congr. for Sex Research. London 1930. (c) Der biologische Test für das Corpus luteum-Hormon. Klin. Wschr. **1930**, Nr 43. (d) Experimentelle Untersuchungen zur Frage eines Mäusetestes für das Hormon des Corpus luteum. Zbl. Gynäk. **1930**, Nr 19. (e) Zur Physiologie und Pathologie der Sexualhormone im besonderen des Hormons des Corpus luteum. Zbl. Gynäk. 1. Mitt. **1930**, Nr 44. (f) Genitalzyklus und Schwangerschaft bei der weißen Maus. Arch. Gynäk. **147** (1931). (g) Zur Physiologie und Pathologie der Sexualhormone, im besonderen des Hormons des Corpus luteum. Zbl. Gynäk. 2. Mitt. **1931**, Nr 8. (h) Zur exakten Testierung des spezifischen Hormons des Corpus luteum. Klin. Wschr. **1931**, Nr 42. (i) Der unvollständige und der vollständige Genitalzyklus der weißen Maus. Klin. Wschr.

1932, Nr 9. (j) Schwangerschaftsreaktion am Ovar des infantilen Kaninchens, eine Erleichterung der hormonalen Diagnose des Chorionepithelioms. Zbl. Gynäk. **1932**, Nr 16. (k) Die Wirksamkeit des Luteohormons, des spezifischen Hormons, des Corpus luteum, am menschlichen Uterus. Zbl. Gynäk. **1932**, Nr 41. — COLLIP, J. B., D. L. THOMSON, J. S. L. BROWNO u. a.: Placental Hormones. Endocrinology **15** (1931). — CORNER, G. W.: (a) The relation between menstruation and ovulation in the monkey. J. amer. med. Assoc. **89** (1927). (b) Physiologie of the Corpus luteum. Amer. J. Physiol. **86** (1928). (c) The hormonal control of lactation. Amer. J. Physiol. **95** (1930). — CORNER, G. W. and W. M. ALLEN: S. unter ALLEN. — COURRIER, R.: Follikulin und die Vorbereitungen der Gebärmutter auf die Implantation des Eies. C. r. Soc. Biol. Paris **104** (1930). — COURRIER, R. et R. KEHL: (a) Sur la duréé de l'activité lutéinique pendant la gestation. C. r. Soc. Biol. Paris **101** (1929). (b) Etude de la Réaktion utérine au cours d'une phase lutéinique arteficiellement prolongée. L'algerie médiciale, Jan. 1930. (c) Le déciduome experimentale chez la lapine gestante. C. r. Soc. Biol. Paris **104** (1930). (d) Neue Untersuchungen über die Wirkungen des Follikulins beim Kaninchenweibchen während der Luteinphase. C. r. Soc. Biol. Paris **107** (1931). — CURTIS, J. M. u. E. A. DOISY: Physiologische Prüfung des Theelols. J. of biol. Chem. **91** (1931).

DANIEL, C., AL. CRAINICEANU u. L. MAOROMATI: Untersuchungen über die Ausscheidung des Eierstockhormons im Frauenurin außerhalb der Schwangerschaft. C. r. Soc. Biol. Paris **106** (1931). — DAVANZO, J.: (a) Ovarialfunktion und Jodstoffwechsel. Giorn. Batter. **5** (1930). (b) Untersuchungen über das Luteinhormon. Giorn. Batter. **7** (1931). — DEANESLY, RUTH: (a) Studien über die Ovulation. Die Wirkung der Hypophysenentfernung auf die Bildung des Corpus luteum. J. of Physiol. **70** (1930). (b) Die Entwicklung und Vascularisation des gelben Körpers bei der Maus und dem Kaninchen. Proc. roy. Soc. London **107** (1930). (c) Die Wirkung von Oestrin auf die pseudoschwangere Maus. J. of Physiol. **72** (1931). — DESCLIN, L. u. L. BROUHA: Die histologischen Veränderungen der Hypophyse während der Scheinträchtigkeit beim Meerschweinchen. C. r. Soc. Biol. Paris **107** (1931). — DINGEMANSE, E.: Über die Zunahme des Gehalts an Follikelhormon (Menformon) im Urin beim Stehenlassen. Acta brevia neerl. **2** (1932). — DINGEMANSE, E., J. FREUD, S. E. DE JONGH u. E. LAQUEUR: Über das Vorkommen von Menformon im Blut von krebskranken Männern. Arch. Gynäk. **141** (1930). — DINGEMANSE, E. u. S. E. DE JONGH: Die Mehrheit der Sexualhormone der Hypophyse; Wirkung auf weibliche Tiere. Pflügers Arch. **226** (1931). — DINGEMANSE, E., S. KOBER, E. H. REERINK u. A. VAN WIJK: Absorptionsspektren von Menformonkrystallisaten verschiedener Herkunft. Biochem. Z. **240** (1931). — DOISY, E. A. u. S. A. THAYER: Darstellung von Theelol. J. of biol. Chem. **91** (1931). — DORFMÜLLER, PH. u. F. DE FREMERY: Die Reaktion ganz junger Ratten auf gonadotrope Hormone aus Schwangerenharn. Untersuchungslab. der Organon A.G. Oss, 1932.

EHRHARDT, C.: Eine artefizielle Schwangerschaftsreaktion bei der nichtschwangeren Frau. Zbl. Gynäk. **1930**, Nr 47. — EHRHARDT, C. u. B. T. MAYES: Beitrag zum Hormongehalt des menschlichen und tierischen Hypophysenvorderlappens. Zbl. Gynäk. **1930**. — EMANUEL, S.: Wirkung der intraperitonealen Implantation von Hypophysen vor der Pubertät kastrierter Ratten. C. r. Soc. Biol. Paris **16** (1931). — EMERY, F. E.: Der auf die Entfernung des einen Ovars folgende Oestrus. Science (N. Y.) **1** (1930). — ENGEL, D.: Krebs und Hypophyse. Med. Klin. **1930**, Nr 48. — ENGEL, PAUL: Über den Menformongehalt des Blutes männlicher Tumormäuse. Zbl.

Krebsforsch. **34** (1931). — ENGELHARDT, E.: Zur Kenntnis des wirksamen Stoffes des Corpus luteum. Arch. Gynäk. **145**, H. 1. — ENGLE, KARL T.: (a) Das präpuberale Wachstum der Ovarialfollikel bei der weißen Maus. Anat. Rec. **48** (1931). (b) The pituitary gonadal relationship and the problem of precociosus sexual maturity. Endocrinology **15** (1931). — EVANS, H., K. MEYER u. M. E. SIMPSON: (a) Beziehungen zwischen Prolan und Hypophysenvorderlappenhormon. Proc. Soc. exper. Biol. a. Med. **25** (1931). (b) Beziehungen zwischen Prolan und Hypophysenvorderlappenhormon. Amer. J. Physiol. **100** (1931). — EVANS, H. u. M. E. SIMPSON: Hormones of the anterior hypophysis. Amer. J. Physiol. **98** (1931).

FEE, A. P. u. A. S. PARKES: Einfluß der Anästhesierung der Scheide auf die Ovulation des Kaninchens. J. of Physiol. **70** (1931). — FELLNER, O.: (a) Experimentelle Untersuchungen über die Wirkung von Gewebsextrakten aus der Placenta und den weiblichen Sexualorganen auf das Genitale. Arch. Gynäk. **100** (1913). (b) Die Feminitherapie auf Grund einer 16jährigen Erfahrung Münch. med. Wschr. **1931**, Nr 4. — FELS, E.: (a) Kongr. dtsch. Ges. Gynäk. Frankfurt 1931 (Bericht im Arch. für Gynäk.). (b) Zur Frage des Corpus luteum-Hormons und seines spezifischen Testes. Zbl. Gynäk. **55** (1931). — FEVOLD, H. L., F. L. HISAW u. S. L. LEONARD: (a) Das keimdrüsenstimulierende und das luteinisierende Hormon aus dem Vorderlappen der Hypophyse. Amer. J. Physiol. **47** (1931). (b) Hormones of the Corpus luteum. The separation and purification of three active substanzes. J. amer. chem. Soc. **54** (1932). — FEVOLD, H. L., F. L. HISAW u. R. K. MEYER: (a) The relaxation Hormone of the Corpus luteum. J. amer. chem. Soc. **52** (1930). (b) Isolierung des Auflockerungshormons aus dem Corpus luteum. Proc. Soc. exper. Biol. a. Med. **27, 28** (1930). (c) Purification of hormon of Corpus luteum responsible for progestational development and other reaktion. Proc. Soc. exper. Biol. a. Med. **27** (1930). — FISCHER, F. G. u. L. ERTEL: Zur Kenntnis der „Hypophysenvorderlappenhormone" aus Schwangerenharn. Z. physiol. Chem. **202** (1931). — FRAENCKEL, L.: Neue Experimente zur Funktion des Corpus luteum. Arch. Gynäk. **91** (1910). — FRANK, ROBERT T.: (a) The Female Sex Hormone. New York 1930. (b) The role of the female sex hormone. J. amer. med. Assoc. **97** (1931). — FRANK, R. T., M. A. GOLDBERGER u. F. SPIELMANN: Eine Methode zum Nachweis des Hypophysenvorderlappenreifungshormons im Blut nichtschwangerer Frauen. Proc. Soc. exper. Biol. a. Med. **28** (1931). — FRANK, R. T., R. G. GUSTAVSON, HELEN McQUEEN and M. GOLDBERGER: The simultaneous production of two Hormons by the Corpus luteum. Amer. J. Physiol. **90** (1929). — FRAZZETTO, S.: Hypophysenvorderlappen und Lactation. Morgagni **1930**, No 35. — FREMERY, P. DE u. PH. DORFMÜLLER: Die Wirkung gonadotroper Hormone aus Schwangerenharn auf weibliche infantile Meerschweinchen. Labor. der Organon A.G. Oss, **1931**. — FREMERY, J. DE, S. KOBER u. M. TAUSK: Erweiterung der Symphysis pubis des weiblichen Meerschweinchens durch Menformon. Acta brevia neerl. **1** (1931). — FREUD, J.: Sind die als „Hypophysenvorderlappenhormon" bezeichneten Stoffe im Harn identisch mit den ähnlich wirkenden Stoffen aus der Hypophyse? Dtsch. med. Wschr. **1932**. — FREUD, J. u. MÜNCH: Menformon als Ko-Substanz des männlichen Hormons. Acta brevia neerl. **2** (1932). — FRIEDMAN, M. H.: (a) Der die Ovulation beim Kaninchen bestimmende humorale Mechanismus. Endocrinology **14** (1930). (b) On the mechanisme of ovulation in the rabbit. Amer. J. Physiol. **99** (1932). — FRIEDMANN, J. L. u. L. B. NICE: Multiple Ovarien und Oestrus. Amer. J. Physiol. **93** (1930). — FLUHMANN, C. F.: (a) Anterior pituitary hormon in the blood during pregnancy. Amer. J. med. Assoc. **92** (1929). (b) Anterior pituitary hormon in the blood of women with ovarian deficiency. Amer. J. med. Assoc. **93** (1929). (c) The interrelationship of the anterior Hypophysis and the ovaries. Amer. J. Obstetr. **18** (1929). (d) The induction of the pseudo-pregnancy vaginal reaktion in spayed mice by the injektion of human blood. Amer. J. Physiol. **95** (1929). (e) The significance of anterior pituitary hormone in the blood of gynecologic patients. Amer. Obstetr. **20** (1930). (f) Hyperplasia of the endomerium and the hormones of the anterior Hypophysis and the ovaries. Surg. etc. **111** (1931). (g) Anteriorpituirary hormone in the blood of women. Endocrinology **15** (1931). — FLUHMANN, C. F. and G. v. KULCHAR: ,,Castration cell'' in anterior Hypophysis of spayed rat following prolonged administration of Estrin. Proc. Soc. exper. Biol. Med. **28** (1931). — FROBÖSE, H.: Beiträge zur mikroskopischen Anatomie des Kaninchenuterus. Z. mikrosk.-anat. Forsch. **30** (1932)

GANDER, G.: Die Histogenese des Uteruswachstums von Ratte und Maus unter der Wirkung von Ovarial- und Hypophysenvorderlappenhormon im Vergleich mit derjenigen während der Schwangerschaft. Path. Anst. Univ. Basel Med. **72** (1930). — GIRARD, A., G. SANDULESCO, A. FRIEDENSON et M. JR. J. J. RUTGERS: Sur une nouvelle hormone sexuelle cristallisée retirée de l'urine des juments gravides. C. r. Soc. Biol. Paris **194** (1932). — GLEY, PIERRE: Die Wirkung gewisser Mineralsalze auf den Ovarialzyklus. Arch. internat. Pharmacodynamie **38** (1930). — GLIMM, E. u. F. WADEHN: Über das Vorkommen von weiblichem Sexualhormon im Harn. Biochem. Z. **243** (1931). — GOLDSTEIN, L. A. and A. TATELBAUM: Physiology of the Corpus luteum. Amer. J. Physiol. **91** (1929). — GOSS, H. u. H. H. COLE: Sex hormones in the blood serum of mares. Endocrinology **15** (1931). — GOSTIMIROVICZ, D.: (a) Weitere Mitteilungen über das Ergebnis der experimentellen Hyperfeminierung. Biol. Zbl. **1930**, Nr 10. (b) Hypophyse und maligne Tumoren. Das Verhalten und die klinische Bedeutung der Prolanausscheidung bei genitalcarcinomkranken Frauen nach Strahlenbehandlung. Münch. med. Wschr. **1931**. — GOTO, NAOSHI: Experimentelle Untersuchung der inneren Sekretion des Ovariums durch Rattenparabiose. Arch. Gynäk. **123** (1925). — GROSSER, O.: Frühentwicklung, Eihautbildung und Placentation des Menschen und der Säugetiere. München: J. F. Bergmann. — GRÜTER, F.: Experimentell-hormonale Beeinflussung der Milchsekretion unter besonderer Berücksichtigung von Kühen und Ziegen. Internat. Congr. Sex Research 1930. — GUTMANN, M.: Untersuchungen über das Hypophysenvorderlappenhormon bei trächtigen Säugetieren. Arch. Gynäk. **141** (1930).

HABERLANDT, L.: Die hormonale Sterilisierung des weiblichen Organismus. Jena: Gustav Fischer 1931. — HAMBLEN, E. C.: Clinical experience with follicular and hypophyseal hormones. Endocrinology **15** (1931). — HAMOND and MARSHALL: Reproduktion in the rabbit, London 1925. — HARTMANN, C.: (a) Menstruation without ovulation in makakus rhesus. Anat. Rec. **35** (1927). (b) Reproductive Phenomena in the monkey. Amer. J. Obstetr. **1930**, Nr 19. (c) Anterior lobe of the pig and the monkey ovary. Proc. Soc. exper. Biol. a. Med. **27** (1930). — HARTMANN, C. G.: Die Wirkung von Hypophysenvorderlappen von Schweinen auf Ovarien von Affen. Proc. Soc. exper. Biol. a. Med. **27** (1930). — HARTMANN, C. G. u. R. R. SQUIER: (a) Die Reizwirkung des Hypophysenvorderlappens des Schweines auf die Follikel des Affenovariums. Anat. Rec. **50** (1931). (b) Die follikelstimulierende Wirkung des Meerschweinchenvorderlappens auf das Ovarium des Affen. Anat. Rec. **50** (1931). — HARTMANN, C. G., M. WARFIELD u. E. M. K. GEILING: Menstruation und Hypophysenvorderlappen. Proc. Soc. exper. Biol. a. Med. **28** (1930). — HARTMANN, H. u. H. OLBERS: Die cyclischen

182 Literatur.

Veränderungen des Cervixepithels beim Meerschweinchen. Zbl. Gynäk.
1931, Nr 15. — HARTMANN, H. u. STÖRRING: Follikelhormon, Corpus luteum-
Hormon und Uterusfunktion. Arch. Gynäk. **145** (1931). — HARRIES, R. G.
u. D. M. NEWMAN: Ein praktischer Test der Wirksamkeit von Gelbkörper-
extrakten. Science (N. Y.) **182** (1931). — HAUPTSTEIN, P.: Über das ovu-
lationsfördernde Hormon des Hypophysenvorderlappens und die Funktion
des Corpus luteum. Endocrinologie **7** (1930). — HEIM, K.: Hormonale
Durchdringung des Körpers in der Schwangerschaft. Klin. Wschr. **1931**,
Nr 22. — HENDERSON, W. R.: Dysfunktion des Sexualsystems bei Adenomen
der Hypophyse. Endocrinology **15** (1931). — HERREN, R. Y. and H .O.
HATERIUS: On the mechanism. of certain ovarian hormonal influences on
the central nervus system. Amer. J. Physiol. **100** (1932). — HERRMANN, E.:
Über eine wirksame Substanz im Eierstock und in der Placenta. Mschr.
Geburtsh. **41** (1915). — HERWERDEN, VAN: Zit. nach JOACHIMOVITS. —
HILL, M. u. A. S. PARKES: (a) Ovulation beim hypophysektomierten Kaninchen durch Hypophysenvorderlappenextrakte. J. of Physiol. **69** (1930).
(b) Die Beziehung zwischen dem Hypophysenvorderlappen und den Keimdrüsen. Proc. roy. Soc., London **107** (1930). (c) Untersuchungen über Ovulation. J. of Physiol. **71** (1931). — HIRSCH, O.: Genitalstörungen bei Hypo-
physentumoren. Wien. klin. Wschr. **1931**, Nr 29. — HIRSCH-HOFFMANN,
H. U.: (a) Über die hormonale Therapie der Amenorrhöe. Zbl. Gynäk.
1931, Nr 28. (b) Über die Ausscheidung der Hormone des Hypophysenvorderlappens im Harn bei endokrinen Erkrankungen. Klin. Wschr. **1932**. —
HISAW, F.: The Corpus luteum hormon. 1. Experimental relaxation of the
pelvic ligemants of the guinea-pig. Physiologic. Zool. **3** (1930). — HISAW, F.
and S. L. LEONARD: Relation of the follicular and corpus luteum hormons
in the production of progestational proliferation of the rabbits uterus.
Amer. J. Physiol. **92** (1930). — HISAW, F. and R. K. MEYER: The oestrous
hormon in the urine of pregnant cows. Proc. Soc. exper. Biol. a. Med. **26**
(1930). — HISAW, F., R. K. MEYER and H.L. FEVOLD: (a) The Corpus luteum
hormone 2. Methods of Extraktion. Physiologic.-Zool. **3** (1930). (b) Production of a premenstrual endometrium in castrated monkeys by ovarian
hormones. Proc. Soc. exper. Biol. a. Med. **27** (1930). — HISAW, F., R. K.
MEYER, S. L. LEONARD and H. L. FEVOLD: Influence of follicular and
corpus luteum hormones on the uterine endometrium of rabbits and monkeys.
Amer. J. Physiol. **93** (1930). — HOHLWEG, W. u. M. DOHRN: (a) Kolpokeratose, ein Test für Vitamin A. Z. exper. Med. **71** (1930). (b) Beziehungen
zwischen Hypophysenvorderlappen und Keimdrüsen. Wien. Arch. inn.
Med. **21** (1931). (c) Über die Beziehungen zwischen Hypophysenvorderlappen und Keimdrüsen. Klin. Wschr. **1932**, Nr 6. — HOHLWEG, W. u.
K. JUNKMANN: Die hormonal-nervöse Regulierung der Funktion des Hypophysenvorderlappens. Klin. Wschr. **1932**, Nr 8.

IKEI, RYUZO: (a) Experimentelle Untersuchung des äußeren Einflusses
auf den Sexualzyklus. Universitäts-Frauenklinik Okayama 1931. (b) Beitrag zur Kenntnis des Geschlechtszyklus bei weiblichen Mäusen und über
die Entwicklungsursache der Hydrometra. Universitäts-Frauenklinik Oko-
yama 1931. — INOUYE, SHIGERU: Über den Einfluß der Ovarialfunktion auf
die Regeneration des Endometriums. Trans. jap. path. Soc. **20** (1930).

JAFFÉE, R. u. RANSWEILER: Über die Beeinflussung des Uteruswachstums. Frankf. Z. Path. **33** (1926). — JANSSEN, S.: Über den wirksamen
Gehalt der Handelspräparate des Hypophysenvorderlappens. Klin. Wschr.
1930, Nr 40. — JANSSEN, S. u. A. LÖSER: (a) Die Wirksamkeit des Hypophysenvorderlappens bei peroraler Darreichung. Arch. f. exper. Path. **159**
(1931). (b) Perorale Wirksamkeit des Hypophysenvorderlappens. Klin.

Wschr. **1931**, Nr 14. — Jares, John J.: Mißerfolg des Versuches, die Ovulation beim Meerschweinchen durch intravenöse Injektion von Schwangerenharn auszulösen. Anat. Rec. **49** (1931). — Joachimovits, R.: Studien zur Menstruation, Ovulation, Aufbau und Pathologie des weiblichen Genitales bei Mensch und Affe. Biol. generalis (Wien) **4** (1928). — Johnson, G. E. and J. S. Challans: Ovariectomy and corpus luteum extract studies on rats and ground squirrels. Endecrinology **16** (1932). — Jongh, S. E. de: Über mehrfaches Vorkommen mehreiiger Follikel im Ovarium der Maus. Acta néerl. Physiol. **1** (1931). — Jongh, S. E. de u. E. Dingemanse: Menformon und Lactation. Arch. néerl. Physiol. **16** (1931). — Jongh, S. E. de, S. Kober u. E. Laqueur: Über Identität des Brunsthormons (Menformon) aus Harn schwangerer Pferde und schwangerer Frauen. Biochem. Z. **240** (1931). — Jongh, S. E. de u. E. Laqueur: (a) Lactation und Menformon. Arch. néerl. Physiol. **15** (1930). (b) Über die Ursache der menstruellen Blutung. Acta brevia neerl. **1** (1931). (c) Über hormonale Fixierung von Geschlechtsmerkmalen. Acta brevia neerl. **1** (1931). — Juhn, M. u. R. G. Gustavson: Ein 48 Stundentest für das weibliche Sexualhormon mit den Kapaunenfedern als Indicator. Proc. Soc. Biol. Med. **27** (1930).

Kaan, R. H.: Notiz zur Frage nach den Oestruszyklen bei der Parabiose. Endokrinologie **8** (1931). — Karphus, J. P. u. O. Peczenik: Über die Beeinflussung der Hypophysentätigkeit durch die Erregung des Hypothalamus. Pflügers Arch. **225** (1930). — Kaufmann, C.: Umwandlung der Uterusschleimhaut einer kastrierten Frau aus dem atrophischen Stadium in das der sekretorischen Funktion durch Ovarialhormon. Zbl. Gynäk. **1932**, Nr. 34. — Kaufmann, C. u. L. Bickel: Über die Behandlung genitaler Blutungen mit Corpus luteum-Hormon. Zbl. Gynäk. **1932**. — Kelly, G. L.: Die Wirkung der Injektion von weiblichem Sexualhormon (Oestrin) auf Konzeption und Schwangerschaft beim Meerschweinchen. Surg. **52** (1931). — Klein, Marc.: Reaktionen des Ovariums auf Injektionen von Placenta. C. r. Soc. Biol. Paris **102** (1929). — Knaus, H.: (a) Zur Physiologie des Corpus luteum. 1. Mitt. Arch. Gynäk. **138** (1929). (b) Zur Physiologie des Corpus luteum. 2. Mitt. Arch. Gynäk. **140** (1930). (c) Zur Physiologie des Corpus luteum. 3. Mitt. Arch. Gynäk. **141** (1930). (d) Zur Physiologie des Corpus luteum. 4. Mitt. Arch. Gynäk. **141** (1932). (e) Der biologische Test für das Corpus luteum-Hormon. Klin. Wschr. **1931**, Nr 16. — Kober, S.: Eine colorimetrische Bestimmung des Brunsthormons (Menformon). Biochem. Z. **239** (1931). — Kolde, W.: Untersuchungen von Hypophysen bei Schwangerschaft und Kastration. Arch. Gynäk. **98** (1912). — Koyama, Ryoshu: Experimentelle Untersuchungen über die Hypophysenexstirpation an Ratten und die Wirkung des Vorderlappenextraktes. Jap. J. med. Sci., Trans. Pharmacol. **15** (1931). — Kraul, L.: (a) Einige neue Beobachtungen über die Wirkung des Hypophysenvorderlappens. Amer. J. Obstetr. **21** (1931). (b) Zur Funktion des Hypophysenvorderlappens. Wien. klin. Wschr. **1** (1931). (c) Die Beeinflussung der Hypophysenvorderlappenfunktion durch hormonale Substanzen und deren praktische Bedeutung. Arch. Gynäk. **148**, H. 1 (1931). — Kraus, E. J.: Welche Zellen der menschlichen Hypophyse erzeugen außerhalb der Schwangerschaft das Vorderlappengeschlechtshormon? Münch. med. Wschr. **1932**. — Kuschinski, G.: Über die Bedingungen der Hypophysenvorderlappensekretion und ihre Folgen für den Ablauf des Zyklus. Arch. f. exper. Path. **162** (1931).

Laqueur, E., Freud u. de Jongh: Paradoxe Wirkung von Menformon. Acta brevia neerl. **2** (1932). — Leonard, S. L.: The nature of the substance causing ovulation in the rabbit. Amer. J. Physiol. **98** (1931). — Leonard, S. L., F. L. Hisaw and H. L. Fevold: Further studies of the Follicular and

Corpus luteum-Hormone relationship in the rabbit. Amer. J. Physiol. **100** (1932). — LEONARD, S. L., R. K. MEYER u. F. L. HISAW: Die Wirkung des Oestrins auf die Entwicklung des Ovariums bei unreifen Rattenweibchen. Endocrinology **15**, 17—24 (1931). — LEOPOLDO, F.: Lipoide und hormonale Sterilisation des weiblichen Organismus. Monit. ostetr.-grinec. **2** (1930). — LEVIN, H.: Der Einfluß des Zykluspräparates Progynon auf die Sexualfunktion. Zbl. Gynäk. **28** (1931). — LEVIN, L., P. H. KATZMAN and E. A. DOISY: Effects of estrogenic substances and the luteinizing factor on pregnancy in the albino rat. Endocrinology **15** (1931). — LIPSCHÜTZ, A.: (a) Hat das Follikulin eine Wirkung auf das Ovarium? Arch. internat. Pharmacodynamie **38** (1930). (b) Unité-Rat et Unité-Souris de Folliculine. C. r. Soc. Biol. Paris **108** (1931). (c) Zur Frage des luteinisierenden Faktors in der Hypophyse des Meerschweinchens. C. r. Soc. Biol. Paris **108** (1931). — LOEB, L.: J. Morph. a. Physiol. **22** (1911). — LOESER, A.: (a) Künstliche Ovulation während der Schwangerschaft mit Hypophysenvorderlappen. Klin. Wschr. **9** (1930). (b) Pharmakologische Methode zur Wertbestimmung der Hypophysenvorderlappenwirkung. Arch. f. exper. Path. **159** (1931). — LOEWE, S. u. Mitarb.: (a) Follikelhormon in Schmetterlingen. Biochem. Z. **244** (1932). (b) Sexualhormongehalt von Krebsgewebe. Biochem. Z. **249** (1932). — LONG and EVANS: The oestrus cycle in the rat, 1922. — LOTZE, A.: Zur Frage der temporären Sterilisierung des weiblichen Tierkörpers. Klin. Wschr. **1931**, Nr 13. — LORCA, C.: Acerca de la titulación de la foliculina. Los Tratamientos Actuales. Nr 41. — Año II. **1932.** — LUDWIG, F. u. J. v. RIES: Aphrodisiaka und Brunsthormon. Schweiz. med. Wschr. **1932.**

MAC CLENDON, J. F. u. Mitarb.: Ovarialhormon und Stoffwechsel. Amer. J. Physiol. **97** (1931). — MACHT, D. L.: Ein neues Anzeichen der physiologischen Tätigkeit des Corpus luteum. Amer. J. Physiol. **93** (1930). — MACHT, D. L. u. A. E. STICKEL: Die Wirkung der Luteinfütterung auf den Oestrus des Meerschweinchens. Proc. Soc. exper. Biol. a. Med. **27** (1930). — MAHNERT, A.: Weitere Untersuchungen über die Beziehungen zwischen Hypophysenvorderlappen und Ovarium. Zugleich ein Beitrag zur Frage der hormonalen Sterilisierung. Zbl. Gynäk. **1930**, Nr 46. — MAINO, M. M.: (a) Die Resorption peroral zugeführten Follikelhormons. Arch. Ist. biochem. ital. **2** (1930). (b) Die Haltbarkeit des Follikelhormons. Arch. Ist. biochem. ital. **3** (1931). — MANDELSTAMM, A. u. W. K. TSCHAIKOWSKY: Hormonale Sterilisierung des weiblichen Säugetiers. 1. Mitt. Zbl. Gynäk. **1931.** — MANZI, LUIGI: Der Einfluß der von verschiedenen Stoffen, Liquor folliculi, Extrakt von Corpus luteum und vom ganzen Ovar in verschiedenen großen Gaben auf das Ovarium ausgeübt wird. Arch. Ostetr. **37** (1930). — MARRIAN, G. F.: Die Chemie des Oestrins. Die chemische Natur der krystallinischen Präparate. Biochem. J. **24, 27** (1930). — MARRIAN, G. F. u. A. S. PARKES: Die relativen Mengen Oestrin, die erforderlich sind, um die verschiedenen Oestruserscheinungen hervorzurufen. J. of Physiol. **69** (1930). — MARTINS, TH.: (a) O cyclo estral dos ratos em parabiose, e os hormonicos do lobo anterior da hypophyse. Mem. Inst. Cruz. (port.) **11** Suppl. (1929). (b) Über das Vorkommen einer in den kyptorchiden Männchen zirkulierende Substanz mit Wirkung auf den Oestrus. Mem. Inst. Cruz. (port.) **12** Suppl. (1929). (c) Über die Fortpflanzungstätigkeit von Mäusen nach Implantation von Hypophysenvorderlappen. Mem. Inst. Cruz. (port.) **12** Suppl. (1929). (d) Parabiose und Ovartransplantation. C. r. Soc. Biol. Paris **14** (1930). (e) Funktionelle Unterschiede der Hypophyse in Abhängigkeit vom Geschlecht. C. r. Soc. Biol. Paris **55** (1930). (f) Vorzeitige Pubertät durch Parabiose und Ovulation. C. r. Soc. Biol. Paris **56** (1931). — MARTINS, TH. u. M. FABIAO: Ovulation beim trächtigen Kaninchen auf Injektion von

Schwangerenharn. C. r. Soc. Biol. Paris **105** (1930). — MARTINS, TH. u A. ROCHA: Einfluß von Kastration, Transplantation und Implantation der Keimdrüsen auf den Hypophysenvorderlappen. C. r. Soc. Biol. Paris **105** (1930). — MATSUI,YOSHOI: Studien über die Wirkung des Ovarialfollikelhormons. Jap. J. med. Sci., Trans. Pharmacol. **5** (1930). — MEYER, R. K., S. L. LEONARD u. F. L. HISAW: Effect of anasthesia on arteficial production of pseudopregnancy in the rat. Proc. Soc. Biol. a. Med. **27** (1929). — MEYER, R. K., S. L. LEONARD, F. L. HISAW u. MART: Die Wirkung des Oestrins auf die gonadenstimulierende Fähigkeit der Hypophyse. Proc. Soc. exper. Biol. a. Med. **27** (1930). — MIKULICZ-RADECKI, F. v.: (a) Zur Physiologie der Tube. Experimentelle Studien über Spontanbewegungen der Kaninchentube in situ. 1. Mitt. Zbl. **1925**, Nr 30. 2. Mitt. **1925**, Nr 42. (b) Experimentelle Untersuchungen über Tubenbewegungen. Arch. Gynäk. **128** (1926). — MONTPELLIER, J. u. L. CHIAPPONI: Die Wirkung des Follikulins auf den Hypophysenvorderlappen. C. r. Soc. Biol. Paris **1930**. — MOORE, C. R. u. D. PRICE: Die Frage des Antagonismus der Sexualhormone. Proc. Soc. exper. Biol. a. Med. **28** (1930). — MORRELL, J. A., H. H. POWERS, J. R. VARLEY u. J. DE FRATES: Ergebnisse von Amniotinfütterung an Affen. N. Y. Endocrinology **14** (1930).

NELSON, W. O.: Vorderlappentherapie bei spontaner Ovarialfunktion. Endocrinology **15** (1931). — NELSON, W. O. u. J. J. PFIFFNER: Eine experimentelle Untersuchung über die beim Wachstum der Milchdrüsen und bei der Milchsekretion wirksamen Faktoren. Proc. Soc. exper. Biol. a. Med. **28** (1930). — NELSON, W. O., J. J. PFIFFNER u. H. O. HATERIUS: Die Verlängerung der Schwangerschaft durch Corpus luteum-Extrakt. Amer J. Physiol. **91** (1930). — NEUMANN, H. O.: (a) Der feminisierende Einfluß des Ovarialhormons. (Unden, Follikulin, Menformon.) Zbl. Gynäk. **1931**, Nr 20. (b) Ein Beitrag zur Frage der hormonalen Sterilisierung. Antihormonale Sterilisierung weiblicher und männlicher Tiere. Klin. Wschr. **1931**, 2253. — NEUMANN, H. O. u. F. PÉTER: (a) Zur Methodik der Hormonspiegelbestimmung im Blut. Klin. Wschr. **1931**. (b) Zur klinischen Bewertung der Hormonmengenbestimmung aus dem Blut. Zbl. Gynäk. **1932**, Nr 7. — NIEUWENKAMP, W. u. S. KOBER: Über Krystallform des Brunsthormons (Menformon). Biochem. Z. **240** (1931). — NOVAK, E.: The bearing of recent work on the anterior pituitary hormones upon gynecological problem, with especial reference to disorders of menstruation. Endocrinology **15** (1931). — NOVAK-Baltimore: The Journal, 1932. — NOVAK, J. u. H. KUN: Über tierexperimentelle Untersuchungen mit „Hypophysenvorderlappenhormon" aus Schwangerenharn und mit Hypophysenvorderlappensubstanz. Wien. Arch. inn. Med. **21** (1931).

OFFERGELD, H.: Die Stellung des Follikelhormons im Inkretsystem. Ther. Gegenw. **1931**, 406.

PAPANICOLAOU, G. N.: Über die Spezifität von Reaktionen, welche durch die Injektion von Harn trächtiger Kühe in unreife Meerschweinchen hervorgerufen werden. Proc. Soc. exper. Biol. a. Med. **28** (1931). — PARKES, A. S.: (a) Die Funktionen des Corpus luteum. Die Beziehungen von Oestrin zur lutealen Phase des Brunstzyklus. Proc. roy. Soc. Lond. **107** (1930). (b) Die Fortpflanzungsvorgänge bei gewissen Säugern. Proc. roy. Soc. Lond. **109** (1931). — PARKES, A. S. u. S. ZUCKERMANN: Der Menstruationszyklus bei den Primaten. 2. Teil. Einige Wirkungen des Oestrins bei Pavianen und Makaken. J. f. Anat. **45** (1930). — PATEL, J. S.: Die Hemmung des Oestrus durch Corpus luteum-Extrakte. Quart. J. exper. Physiol. **20** (1930). — PEARL, C. E.: (a) Eine krystallinische Substanz der Hypophysen, die das Follikelwachstum fördert. Proc. Soc. exper. Biol. a. Med. **27**

(1929). (b) Trennung der Vorderlappensubstanzen und Studium über ihre Einzelwirkungen. Physiologic. Zool. **4** (1931). — PHILIPP, E.: (a) Die biologische Differenzierung der Hypophysenvorderlappenhormone. Zbl. Gynäk. **55** (1931). (b) Die hormonale Wirkung der Placenta. Dtsch. med. Wschr. **1932**, 217. — POLL, H.: Die innere Sekretion der Bauchspeicheldrüse, der Nebennieren und des Eierstocks. Med. Klin. **1931**, Nr 7. — POMPEN, A. W. M. u. C. A. GOMPERTS: Synergismus von Hypophysenhinterlappenextrakt (Pituitrin) und Menformon auf den Uterus; Versuch quantitativer Bestimmungen am Bauchfenster von Kaninchen. Acta brevia neerl. **2** (1932). — PREISSECKER, E.: Weibliche Genitalorgane. Anatomie und Pathologie der Spontanerkrankungen der kleinen Laboratoriumstiere. Handbuch von R. JAFFÉE. Berlin: Julius Springer 1931. — PREISSECKER, E. u. J. STUR: Zur klinischen Anwendung von Progynon Schering. Zbl. Gynäk. **1931**, 2564. REICHERT, F. L., R. L. PEUCHARZ, M. E. SIMPSON, K. MEYER u. H. M. EVANS: Die Unwirksamkeit von Prolan bei hypophysektomierten Tieren. Proc. Soc. exper. Biol. a. Med. **28** (1931). — REISS, M., A. SCHÄFFNER u. F. HAUROWITZ: Über die Inaktivierung des aus Schwangerenharn gewonnenen Vorderlappenhormons durch proteolytische Enzyme. Endokrinologie **8** (1931). — REINHART, H. L. u. E. SCOTT: Eine Modifikation des ASCHHEIM-ZONDEKSchen Schwangerschaftstestes. J. amer. med. Assoc. **96** (1931). — REISS, M.: Über den luteinisierenden Wirkstoff des Hypophysenvorderlappens. Endokrinologie **8** (1931). — REISS, M., K. SELYE u. J. BALINK: Über den luteinisierenden Wirkstoff des Hypophysenvorderlappens. Endokrinologie **8** (1931). — REYNOLDS, S. R. M.: Untersuchungen am Uterus. 3. Die Aktivität der Uterusfistel am nichtanästhesierten Kaninchen nach dem Coitus und während der Scheinschwangerschaft. Amer. J. Physiol. **94** (1930). — REYNOLDS, S. R. M. u. M. H. FRIEDMANN: Die Reaktion der Uterusfistel am nichtanästhesierten Kaninchen auf die Injektion von Schwangerenharn. Amer. J. Physiol. **94** (1930). — RIBIÈRE, M. u. L. CHIAPONNI: Über eine einfache Extraktionsmethode für Follikulin. C. r. Soc. Biol. Paris **15** (1931). — RIDDLE: Diskussionsbemerkung. Intern. Kongreß für Sexualforschung. London 1930. — RIDDLE, O.: Studies on pituitary functions. Endocrinology **15** (1931). — ROBSON, J. M.: (a) Die Muzifizierung bei der reifen Maus durch Oestrin. J. of Physiol. **71** (1931). (b) Die Kontrolle der Schwangerschaftsveränderungen im Kaninchenuterus. J. of Physiol. **72** (1931). (c) Pregnancy changes in the rabbits uterus and their Relation to endocrine activity. Quart. J. exper. Physiol. **22** (1932). ROBSON, J. M. and R. E. ILLINGWORTH: Pregnancy changes in the rabbits uterus and their Relation to endocrine activity. Quart. J. exper. Physiol. **21** (1931). — RODECURT, M.: Mißglückter Versuch hormonaler Sterilisierung beim Manne. Zbl. Gynäk. **1931**, 3004. — RUNGE, H.: Blutungen und Fluor, 1931. — RUNGE, H. u. O. BUSSE: Persönliche Mitteilungen. — RUNGE, H. u. H. HARTMANN: Reaktionen der schwangeren Gebärmutter auf thermische Reize. Klin. Wschr. **1930**, Nr 47.
SAJITZ, S.: Verwendung des Zyklushormones Progynon bei einem Fall von perniziöser Anämie. Münch. med. Wschr. **1931**, Nr 19. — SAKAMOTO, A. u. G. SAITO: Experimentelle Untersuchungen der Hypophysenfunktion beim Kaninchen mittels einer neuen Hypophysenexstirpation. Z. exper. Med. **80** (1932). — SCAGLIONE, S.: Follikelhormon und Ovarium. Riv. ital. Ginec. **11** (1930). — SCHMIDT, A. A. u. E. DERANKOWA: Weitere Beiträge zur Charakterisierung des Hypophysenhormons. Endokrinologie **11** (1932). — SCHNEIDER, P. F.: Die Ovulation beim Kaninchen als diagnostisches Mittel zur Erkennung der frühen Schwangerschaft. Proc. Soc. exper. Biol. a. Med. **28** (1930). — SCHOELLER, W.: (a) Neuere Arbeiten auf dem

Hormongebiet. Dtsch. med. Wschr. **39** (1932). — (b) Persönliche Mitteilungen. SCHOELLER, W., M. DOHRN u. W. HOHLWEG: The Peroral Effect of follicular Hormones. Med. J. a. Rec., Nov. **1930**. — SCHOELLER, W. u. H. GOEBEL: Die Wirkung des Follikelhormons auf Pflanzen. Biochem. Z. **240** (1931). — SCHÖRCHER, F.: Zur Physiologie und Pathologie der Prolanausscheidung im Harn bei Kindern und Jugendlichen. Klin. Wschr. **1931**, 2221. — SCHRÖ-DER, R.: (a) Die Ovarialveränderungen bei Blasenmole. Arch. Gynäk. **124** (1925). (b) Der mensuelle Genitalzyklus des Weibes und seine Störungen. Handbuch von VEIT-STOECKEL, 3. Aufl., Bd. 1, 2. Hälfte. München: J. F. Bergmann 1928. (c) Die klinischen Anwendungsgebiete der Sexualhormon-präparate. Dtsch. med. Wschr. **1929**, Nr 1. (d) La indicationes de la castration roentgenologica en la menopausia. Rev. españ. Méd. **1930**, No 1. (e) Über die Ziele und Erfolge der Sexualhormontherapie. The proceedings of the second Intern. Congress for Sex Research. 1930. (f) Menstruation und ihre Störungen. Neue dtsch. Klin. **7** (1931). — SCHULTZE, G. K. F.: Muskulärer Zyklus der menschlichen Gebärmutter. Klin. Wschr. **1932**, Nr 47. — SCHUSCHANIA, P.: Ergebnisse von Mengenbestimmungen des Sexualhormons. Zbl. Gynäk. **1930**, Nr 31. — SHELESNYAK, M. C.: (a) Die Induktion einer Scheinschwangerschaft bei der Ratte durch elektrische Reizung. Anat. Rec. **49** (1931). (b) The production of placentomata in young rats following gonadal stimulation with pituitary implants. Amer. J. Physiol. **9** (1931). — SIEBKE, H.: Thelykinin und Androkinin, das weibliche und männliche Sexualhormon im Körper der Frau. Arch. Gynäk. **227** (1931). — SIEGERT: Klin. Wschr. **1931**, Nr 16. — SIEGMUND, H.: (a) Über die Abhängigkeit des Uterus von den Funktionsphasen des Ovariums. Arch. Gynäk. **142**, H. 3. (b) Ein Vergleich morphologischer und biologischer Funktionsforschung auf dem Gebiete des Corpus luteum. Arch. Gynäk. **145** (1931). — SIEG-MUND und KAMMERHUBER: Über Unterschiede in der Reaktionslage des Uterus von Kaninchen, Ratte, Maus und Meerschweinchen. Zbl. Gynäk. **1931**, Nr 9. — SILBERSTEIN, F., O. O. FELLNER u. P. ENGEL: Über das Auftreten eines Brunststoffes in Blut und Geweben unter pathologischen Verhältnissen. 3. Mitt. Z. Krebsforsch. **35** (1932). — SKARZYNSKI, B.: Zur Kenntnis des Follikelhormons. Z. physiol. Chem. **196** (1931). — SLAW-SON, CH. B.: Beschreibung der krystallographischen Eigenschaften des Theelols. J. of biol. Chem. **91** (1931). — SMITH, P. E.: (a) Hypophysektomie und die Ersatztherapie bei der Ratte. Amer. J. Anat. **45** (1930). (b) The comparative sensivity of the reproductive tracts of hypophysectomized and ovariectomized rats to follicular hormone. Amer. J. Physiol. **99** (1932). — SMITH, P. E. u. E. C. MAC DOWELL: Die unterschiedliche Wirkung des hereditären Mäusezwergwuchses auf die Hypophysenvorderlappenhormone. Anat. Rec. **50** (1931). — SMITH, G. V. VAN u. O. WATKINS SMITH: (a) Bio-chemische Untersuchungen über die Funktion des Corpus luteum. Bestim-mungen von Blutzucker und des Nichtproteinstoffwechsels beim Kaninchen nach Darreichung von Corpus luteum. Amer. J. Physiol. **44** (1930). (b) The role of progestin in the female reproductive cycle. J. amer. med. Assoc. **97** (1931). (c) Studies on the urinary excretion of oestrin, with especial reference to the effect of the luteinizing hormone and progestin. Amer. J. Physiol. **98** (1931). (d) The excretion of oestrin by women. Amer. J. Physiol. **100** (1932). — SNYDER, F. F. u. G. B. WISLOCKI: Der Einfluß der Injektion von Harn trächtiger Säugetiere auf die Ovulation beim Kaninchen. Bull. Hopkins Hosp. **48** (1931). — SPIEGEL, A.: Beobachtung über den Sexual-zyklus, die Geburt und die Gravidität der Javamakaken. Arch. Gynäk. **142**. — STEINACH, E.: Neue Versuche zur Ovarfunktion. Klin. Wschr. **1931**, Nr 26. — STEINACH, E. u. H. KUN: Luteingewebe und männliche

Geschlechtscharaktere. Pflügers Arch. **227** (1931). — STIEVE, H.: Über angebliche cyclische Veränderungen des Scheidenepithels. Zbl. Gynäk. **1931**, Nr 4. — STRICKER, P. u. GRUETER: Hypophysenvorderlappen und Follikelsprung beim Kaninchen. C. r. Soc. Biol. Paris **104** (1930).

THAYER, S. A., L. LEVIN u. E. A. DOISY: (a) Charakterisierung des Theelols. J. of biol. Chem. **91** (1931). (b) Theelin, einige physikalische und chemische Eigenschaften. J. of biol. Chem. **91** (1931). — TIETZE, K.: Zur Frage der cyclischen Veränderungen des menschlichen Tubenepithels. Zbl. Gynäk. **1929**, Nr 1. — TSCHAIKOWSKY, W. K.: Beitrag zur physiologischen Wirkung des Follikulins auf den schwangeren Uterus. Zbl. Gynäk. **1932**, Nr 7.

VERZAR, F.: Vitamine und innere Sekretion. Schweiz. med. Wschr. **1932**. — VERZAR, F. u. A. v. ARVAY: Die Stoffwechselsteigerung durch Ovarialhormon. Biochem. Z. **240** (1931). — VOSS, H. E. u. S. LOEWE. Maskulinisierung durch Androkinin. Klin. Wschr. **1931**, 1957.

WADE, N. J. u. E. A. DOISY: Der Einfluß von krystallinischem Theelol und Theelin und von Extrakten aus Follikelflüssigkeit auf männliche Ratten. Proc. Soc. exper. Biol. a. Med. **28** (1931). — WAGENEN, G. VAN u. S. B. D. ABERLE: Menstruation in Pithecus (Macacus) rhesus following bilaterial and unilateral ovariectomy performed early in the cycle. Amer. J. Physiol. **99** (1931). — WALLEN-LAWRENCE, Z. u. H. B. VAN DYKE: Über die die Keimdrüsen stimulierenden Substanzen des Hypophysenvorderlappens und des Schwangerenurins. J. of Pharmacol. **43** (1931). — WATRIN, J.: Die verschiedenen Teste für die Wirkung des Hypophysenhormons. C. r. Soc. Biol. Paris **102** (1929). — WEN, I. CHUAN: Über die flimmertragenden und flimmerlosen Zellen im Epithel des Oviducts der Maus während des Brunstzyklus. Chin. J. Physiol. **5** (1931). — WESTMAN, A.: Über die Zirkulationsverhältnisse in der Uterusschleimhaut nach Corpus luteum-Exstirpation. Zbl. Gynäk. **55** (1931). — WICKE A.: Klinische Erfolge bei der Anwendung des Zyklushormons Progynon. Wien. klin. Wschr. **1931**, 1193. — WIESNER, B. P. u. L. MIRSKAIA: Die endokrine Grundlage der Begattung bei der Maus. Quart. J. exper. Physiol. **20** (1930). — WILSON, K. M. and G. CORNER: The results of the rabbit ovulation test in the diagnosis of pregnancy. Amer. J. Obstetr. **22** (1931). — WODON, J. L.: Hypophyse und weibliche Genitalorgane. Ann. Soc. roy. Sci. med. et natur. Brux. **1929**, Nr 9/10. — WOLFE, J. M.: (a) Eine quantitative Studie über die Ovulation beim Kaninchen. Proc. Soc. exper. Biol. a. Med. **28** (1930). (b) Ovulation beim trächtigen Kaninchen. Anat. Rec. **49** (1931).

YODA, TSUTO: Eine Studie über die innere Sekretion des Corpus luteum im Ovarium. Jap. J. med. Sci., Trans. Path. **1930**.

ZIMMERMANN, R.: Die Stellung des Uterus im inkretorischen System. Med. Welt **1930**. — ZONDEK, B.: (a) Hormonale Schwangerschaftsreaktionen aus dem Harn bei Mensch und Tier. Klin. Wschr. **1930**, Nr 49. (b) Beschleunigte hormonale Schwangerschaftsreaktion. 1. Harnentgiftung und Beseitigung von Hemmungsstoffen durch Äther. 2. Harnentgiftung und Beschleunigung der Hormonwirkung durch Traubenzucker. Klin. Wschr. **1931**, Nr 32. (c) Die Hormone des Ovariums und des Hypophysenvorderlappens. Berlin: Julius Springer 1931. (d) Maligne Hodentumoren und Hypophysenvorderlappenhormone. Hormonale Diagnostik aus Harn, Hydrocelenflüssigkeit und Tumorgewebe. Klin. Wschr. **1932**, 274. — ZONDEK, B. u. W. BERBLINGER: Der Eifluß des weiblichen Sexualhormons und der Hypophysenvorderlappenhormone auf die Struktur der Ratten- und Mäusehypophyse. Klin. Wschr. **10** (1931).

Sachverzeichnis.

Die Hormone des Ovariums und des Hypophysenvorderlappens. Untersuchungen zur Biologie und Klinik der weiblichen Genitalfunktion. Von Dr. **Bernhard Zondek,** a. o. Professor für Geburtshilfe und Gynäkologie an der Universität Berlin. Mit einem Anhang: Die hormonale Schwangerschaftsreaktion aus dem Harn bei Mensch und Tier. Mit 121 zum Teil farbigen Abbildungen. X, 343 Seiten. 1931. RM 38.—*

Die Hormone, ihre Physiologie und Pharmakologie. Von **Paul Trendelenburg,** Professor an der Universität Berlin.

Erster Band: **Keimdrüsen. Hypophyse. Nebennieren.** Mit 60 Abbildungen. XI, 351 Seiten. 1929. RM 28.—, gebunden RM 29.60*

Zweiter Band: **Schilddrüse. Nebenschilddrüse. Inselzellen des Pankreas. Epiphyse. Thymus. Darmschleimhaut.**

Erscheint im Sommer 1933

Correlationen II. („Handbuch der normalen und pathologischen Physiologie", Band XVI).

Erster Teil: **Physiologie und Pathologie der Hormonorgane. Regulation von Wachstum und Entwicklung. Die Verdauung als Ganzes. Die Ernährung des Menschen als Ganzes. Die correlativen Funktionen des autonomen Nervensystems. Regulierung der Wasserstoffionen-Konzentration.** Bearbeitet von I. Abelin, G. v. Bergmann, A. Biedl, O. Fürth, K. Gollwitzer-Meier, G. Hertwig, P. Hertwig, R. Isenschmid, O. Kestner, G. Koehler, A. Kohn, O. Marburg, F. Pineles, W. Schulze, H. Staub, J. Wiesel †, H. Zondek. Mit 245 Abbildungen. XIII, 1159 Seiten. 1930. RM 121.—, gebunden RM 129.—*

Aus dem Inhalt: Physiologie und Pathologie der Hormonorgane: Morphologie der inneren Sekretion und der inkretorischen Organe. Von Professor Dr. A. Kohn-Prag. — Chemie der Hormonorgane und ihrer Hormone. Von Professor Dr. O. Fürth-Wien. — Die Physiologie der Schilddrüse. Von Professor Dr. I. Abelin-Bern. — Pathologische Physiologie der Schilddrüse. Von Privatdozent Dr. R. Isenschmid-Bern. — Die Epithelkörperchen. Von Professor Dr. F. Pineles-Wien. — Thymus. Von Professor Dr. J. Wiesel †-Wien. — Die Hypophyse. Von Professor Dr. A. Biedl-Prag. — Die Physiologie der Zirbeldrüse. Von Professor Dr. O. Marburg-Wien. — Nebennieren. Von Professor Dr. J. Wiesel †-Wien. — Pankreas. Von Privatdozent Dr. H. Staub-Heidelberg. — Correlationen der Hormonorgane untereinander. Von Professor Dr. H. Zondek-Berlin und Dr. G. Koehler-Berlin.

Zweiter Teil: **Correlationen des Zirkulationssystems. Mineralstoffwechsel. Regulation des organischen Stoffwechsels. Die correlativen Funktionen des autonomen Nervensystems II.** Bearbeitet von L. Asher, H. Eppinger, A. Fleisch, P. György, W. Heubner, S. Isaac, Chr. Kroetz, R. Meyer-Bisch †, E. Schilf, M. B. Schmidt, R. Siegel, W. H. v. Wyss, W. Zielstorff. Mit 73 Abbildungen. XI, 700 Seiten. 1931. RM 78.—, gebunden RM 86.—*

Der Band ist nur geschlossen käuflich.

Der mensuelle Genitalzyklus des Weibes und seine Störungen. Bearbeitet von Professor Dr. **R. Schröder,** Direktor der Universitäts-Frauenklinik in Kiel. („Handbuch der Gynäkologie", dritte Auflage, Band I, zweite Hälfte.) Mit 193 teils farbigen Abbildungen im Text. XII, 551 Seiten. 1928. RM 62.50, gebunden RM 69.50*

Einleitung. Erster Teil. Der normale Genitalzyklus. Begriffsbestimmung. I. Die zeitlichen Verhältnisse des Genitalzyklus. II. Das Entwicklungsstadium des Körpers beim ersten Auftreten des Zyklus. III. Die Anatomie der am Genitalzyklus unmittelbar beteiligten Gewebe in ihren zyklischen Veränderungen. IV. Zur Phylogenese des Genitalzyklus. V. Zeitliche und ursächliche Zusammenhänge im Ablauf des Zyklus. VI. Die klinischen Zeichen und Begleiterscheinungen des mensuellen Zyklus; die Diätetik während des Zyklus. VII. Das Klimakterium (Die natürliche Menopause). Zweiter Teil. Die Störungen des mensuellen Zyklus. I. Der mensuelle Zyklus bei krankhaften Zuständen des Körpers. II. Die Störungen im ovariellen Zyklus. III. Die Störungen des uterinen Zyklus. IV. Abnorme Begleiterscheinungen des Zyklus.

Auf die Preise der vor dem 1. Juli 1931 erschienenen Bücher wird ein Notnachlaß von 10% gewährt.

Pathologische Anatomie und Histologie der Drüsen mit innerer Sekretion.
⟨„Handbuch der speziellen pathologischen Anatomie und Histologie", Band VIII.⟩ Mit 358 zum Teil farbigen Abbildungen. XII, 1147 Seiten. 1926. RM 165.—; gebunden RM 168.—*

Schilddrüse. Von Professor Dr. C. Wegelin=Bern. — Die Epithelkörperchen. Von Professor Dr. G. Herxheimer=Wiesbaden. — Die Glandula pinealis ⟨Corpus pineale⟩. Von Professor Dr. W. Berblinger=Jena. — Pathologie des Thymus. Von Professor Dr. A. Schmincke= Tübingen. — Die Hypophyse. Von Professor Dr. E. J. Kraus=Prag. — Die Nebenniere und das chromaffine System ⟨Paraganglien, Steißdrüse, Karotisdrüse⟩. Von Professor Dr. A. Diet= rich=Köln und Professor Dr. H. Siegmund=Köln.

Innere Sekretion.
Ihre Physiologie, Pathologie und Klinik Von Professor Dr. **Julius Bauer,** Wien. Mit 56 Abbildungen. VI, 479 Seiten. 1927. RM 36.—; gebunden RM 39.—*

Die innere Sekretion.
Eine Einführung für Studierende und Ärzte. Von Dr. **Arthur Weil,** ehem. Privatdozent der Physiologie an der Universität Halle, Arzt am Institut für Sexualwissenschaft, Berlin. Dritte, verbesserte Auflage. Mit 45 Textabbildungen. VI, 150 Seiten. 1923. Gebunden RM 6.—*

Die Krankheiten der endokrinen Drüsen.
Ein Lehrbuch für Studierende und Ärzte von Dr. **Hermann Zondek,** a. o. Professor an der Universität Berlin, Direktor der Inneren Abteilung des Krankenhauses am Urban. Zweite, vermehrte und verbesserte Auflage. Mit 220 Abbildungen. IX, 421 Seiten. 1926. RM 37.50*

Die Erkrankungen der Blutdrüsen.
Von Professor Dr. **Wilhelm Falta,** Wien. Zweite, vollkommen umgearbeitete Auflage. Mit 107 Abbildungen. VII, 568 Seiten. 1928. RM 42.—; gebunden RM 45.—*

⟦W⟧ Die Erkrankungen der Schilddrüse.
Von Professor Dr. **Burghard Breitner,** Erster Assistent der I. Chirurgischen Universitäts= klinik in Wien. Mit 78 Textabbildungen. VIII, 308 Seiten. 1928. RM 24.—; gebunden RM 25.80

Morbus Basedowi und die Hyperthyreosen.
Von Dr. **F. Chvostek,** Professor der Internen Medizin an der Universität Wien. ⟨Aus: „Enzyklopädie der klinischen Medizin", Spezieller Teil.⟩ XVI, 447 Seiten. 1917. RM 16.—*

Physiologie und Pathologie der Hypophyse.
Referat, gehalten am 34. Kongreß für Innere Medizin in Wiesbaden, 26. April 1922. Von Professor Dr. **Artur Biedl,** Prag. Mit 42 Abbildungen im Text. II, 81 Seiten. 1922. RM 3.—*
